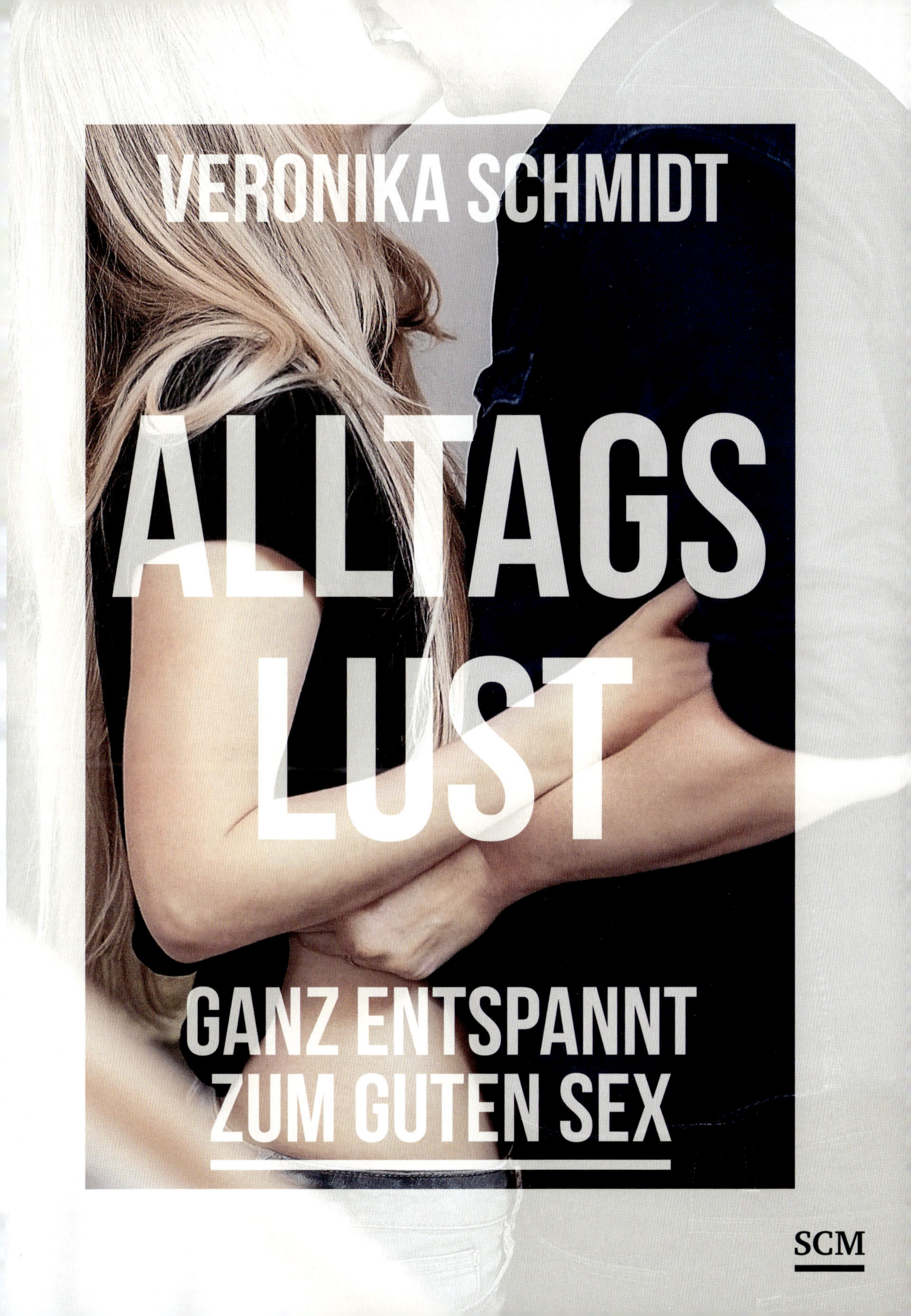

VERONIKA SCHMIDT

ALLTAGS LUST

GANZ ENTSPANNT ZUM GUTEN SEX

SCM

SCM

Stiftung Christliche Medien

Der SCM-Verlag ist eine Gesellschaft der Stiftung Christliche Medien, einer gemeinnützigen Stiftung, die sich für die Förderung und Verbreitung christlicher Bücher, Zeitschriften, Filme und Musik einsetzt.

5. Auflage 2024

SCM-Verlag GmbH & Co. KG • Max-Eyth-Straße 41 • 71088 Holzgerlingen
Internet: www.scm-verlag.de • E-Mail: info@scm-verlag.de

Längere Passagen aus dem Hohelied Salomos wurden nach der Übertragung von Jörg Zink aus seinem Buch *Was bleibt, stiften die Liebenden* zitiert.

Gesamtgestaltung: Kathrin Spiegelberg, Weil im Schönbuch
Bibel- und Bildnachweise: im Anhang
Druck und Bindung: Finidr s.r.o.
Gedruckt in Tschechien
ISBN 978-3-7751-5793-3
Bestell-Nr. 395.793

INHALT

VORWORT

Das Vorwort gehört dem Mann, der mich nicht daran hinderte, mich dahin zu entwickeln, wo mich meine Leidenschaft hintrieb. Der es begrüßt und aushält, neben sich eine starke, unabhängige Frau zu haben. Der so sehr sich selbst kennt und lebt, dass ich mir die nötige Freiheit nehmen kann, meine Ideen und Wünsche zu leben. Der mit den Worten von Jörg Zink wie kein anderer Mensch zu segnen weiß: »Segnen heißt Lebenskraft geben, Leben bejahen. Sagen: Lebe, wie du musst, und sei glücklich.«[1]

Das war und ist nicht immer so einfach, wie es klingt, für beide Teile nicht. Denn manchmal hat man zwar das Sehnen, kann es aber gar nicht in Worte fassen und weiß auch nicht, wie man dahin kommt. Oder man hat das Sehnen, aber auch die Verpflichtungen der jeweiligen Lebensphase, der man sich weder entziehen kann noch entziehen will. Oder es ist einem nicht immer bewusst, dass man nur selbst und in eigener Verantwortung seine Wünsche vorantreiben kann. Und man muss aushalten wollen, dass der andere einen zwar lässt, aber nicht unbedingt alle Schritte dahin nachvollziehen kann. Ich habe in meinem Leben gelernt, darauf zu vertrauen, dass sich Türen öffnen, wenn die Zeit dazu reif ist, ohne zu vergessen, den Traum und die Sehnsucht, für die mein Herz brennt, stets wachzuhalten und zu nähren.

Veronika Schmidt

VORWORT VON ANDREAS SCHMIDT

> »Lieben (...) heißt: dem anderen gestatten, dass er seiner eigenen Absicht nachgeht, dass er seine eigenen Pläne fasst und verwirklicht. Es heißt sehen, wie im anderen etwas aufbricht und sich ausdehnt, von dem man vielleicht noch gar nicht weiß, was daraus werden soll. Es heißt, ihm helfen, dass er das wird, was er werden kann, auch wenn es zunächst fremd ist und anders, als man bisher meinte, ihn zu kennen.«[2]
>
> *Jörg Zink*

Seit Veronika mit ihrem Buch als Sexologin bekannt geworden ist, werde ich immer mal wieder gefragt, wie das denn für mich als ihr Mann sei. Vermutlich denken einige, das müsste mir peinlich sein. Bei anderen steckt die Neugier dahinter, ob das mein und unser persönliches Sexleben verändert hat. Für mich ist Veronika in Sachen Sex eine Kulturvermittlerin und ich bin dafür sehr dankbar. Als Pädagoge in der Leitung einer Stiftung für Pflegekinder erfahre ich täglich, wie entscheidend Vermittlung zwischen unterschiedlichen Kulturen ist. Ich weiß auch, dass die Kultur, in der ich zu Hause bin, entscheidenden Einfluss darauf hat, wie ich etwas interpretiere und Dinge einordne.

Es braucht diese Vermittlung, damit man sich auf das Unbekannte oder Andersartige einlassen und es würdigen kann. Das hebt nicht alle Spannungsfelder auf, aber durch das Verständnis kommt es weniger zu Abwehr oder zum Konflikt. Jesus sehe ich unter anderem auch als einen Kulturvermittler, und zwar zwischen dem Himmel und der Erde. Er zeigte den Leuten Gott als liebenden Vater, ganz im Gegensatz zu den gängigen Vorstellungen eines strengen und strafenden Gottes von damals und oft auch heute. Jesus kam vom Vater und kannte ihn ganz anders. Diesen anderen Gott übersetzte er mit seinem Leben, Sterben und Auferstehen.

Veronika übersetzt für viele Menschen gottgeschaffene Sexualität in ihre Lebenswelt. Das hätte ich mir für meine Jugend auch gewünscht. Ich illustriere das mit einem Beispiel aus meinen Teenagerjahren. Getrieben durch erwachende Sehnsüchte, begann ich irgendwann, mich selbst zu befriedigen. Dadurch geriet ich in einen großen Gewissenskonflikt, denn ich war gleichzeitig auch leidenschaftlich mit Jesus unterwegs und wusste sehr wohl um die Regeln meiner Kultur. Ich war fest überzeugt, dass das, was ich tat, falsch war. Doch sosehr ich mich auch anstrengte, ich schaffte es über Jahre nicht, davon loszukommen. Das ging so weit, dass ich mir wünschte, Jesus würde mein Verlangen nach einer Frau, meine Sehnsüchte und die damit verbundene Triebhaftigkeit von mir nehmen. Zum Glück erhörte er das Gebet nicht!

Wie anders wäre es für mich gewesen, hätte ich neben der bekannten Kultur auch andere Sichtweisen kennengelernt, zum Beispiel die wissenschaftliche Sicht. Sicher hätte ich schneller begriffen, dass Selbsterfahrung für eine gesunde und anhaltende Entwicklung der eigenen Sexualität sogar notwendig und deshalb nicht zu verdammen ist. Ich wäre einer anderen Interpretation für meine Sehnsüchte begegnet und hätte dadurch vermutlich meine sexuellen Antriebe annehmen und mich mit ihnen versöhnen können.

Auch in der Paarbeziehung begegnen sich verschiedene Kulturen der Persönlichkeit und der Herkunft. Bei uns treffen, wie bei vielen Paaren, verschiedene Verhaltens- und Gefühlswelten aufeinander. Ich suche mehr den Frieden, Veronika trägt den Konflikt eher aus. Ihr gelingt es eher, sich mir anzuvertrauen, mir fehlen oft die Worte. Als Paar sind wir herausgefordert, aus den unterschiedlichen Kulturen heraus eine neue, gemeinsame zu entwickeln. Damit unsere Beziehung krisenfest wird, müssen wir uns bemühen, die Kultur des jeweils anderen zu verstehen und Fähigkeiten im Umgang miteinander zu entwickeln. Dazu gehört auch, zu wissen, wo unsere Schwachstellen liegen.

Unsere gemeinsame Entwicklung als Paar, als Mann und Frau, als sexuelle Wesen aus zwei entgegengesetzten Kulturen dauert nun schon mehr als vierunddreißig Jahre. Am Anfang war ich, so glaube ich jedenfalls, stärker die Triebfeder, die Sexualität zu entdecken, typisch männlich, mit intrusiver Energie. Mit der Zeit aber gewannen andere Faktoren an Bedeutung, die Veronika mehr auszeichneten. Ich meine das Empfangende, das Leben Gebärende, das Bewahrende. So war sie es, die vor mir und mit großer Leidenschaft und Intensität zu ergründen suchte, was es braucht, um die Sexualität zwischen uns beiden am Leben zu erhalten. Das war zu einer Zeit, als bei mir das Kraftvolle bereits zurückging, als sich Erektionen beispielsweise nicht mehr einfach so einstellen wollten. Ich wäre diese Tatsache vermutlich einfach pragmatisch angegangen, ganz meiner Persönlichkeit entsprechend. Hätte es als altersbedingt und vielleicht sogar als irgendwie normal hingenommen.

Nicht so Veronika. Mit ihrer Neugierde und dem Wissen über Sexualität, welches sie sich in der Ausbildung zur Sexologin angeeignet hatte, wurde sie für mich zur Kulturvermittlerin. Durch sie kam ich erst auf die Idee, mich mit meiner Sexualität konstruktiv auseinanderzusetzen, mich und meinen Körper tiefer kennenzulernen und hindernde Vorstellungen abzulegen. Heute fühle ich mich richtig zu Hause in meiner männlichen Sexualität und empfinde mich als Mann ganzheitlicher, tiefer und damit freier und glücklicher.

Ich wünsche mir, dass dieses Buch anderen Menschen hilft, als Paar und alleine ihre sexuelle Identität zu entdecken und zu entfalten.

DIESES BUCH

EINE FORTSETZUNG

Dieses Buch ist eine Fortsetzung der Erfolgsgeschichte *Liebeslust*. Mir wurde gesagt – und dem würde ich spontan zustimmen –, dass Beziehungsbücher, Lebenshilfebücher und vermutlich Bücher überhaupt vor allem von Frauen gelesen werden. Offenbar stimmt das für Bücher über Sex nicht, denn bald nach dem Erscheinen von *Liebeslust* stellte ich freudig überrascht fest, dass mindestens ebenso viele Männer wie Frauen das Buch bestellten, sich bei mir per Mail dafür bedankten, dass ich dieses Buches geschrieben hatte, und genauso häufig Fragen stellten im Blog: www.liebesbegehren.ch

Irgendwie fühlten sich die Männer in Bezug auf ihr Bedürfnis nach Sex mit ihrer Liebespartnerin verstanden, weil dieses Bedürfnis sonst oft abgewertet und gegen die romantische Liebe ausgespielt wird. Auch die Frauen nahmen das Buch freudig auf, weil sie darin die Idee von erfülltem und befriedigendem Sex fanden und ein bejahendes Bild der begehrenden Frau. Manche hatten aber auch Angst vor dem Thema und fühlten sich verunsichert. Bei einer Konferenz ließ sich beispielsweise eine Frau nicht von ihrem Mann dazu überreden, meinen Workshop »Ehe-Sex« zu besuchen. Eine andere zog ihren Mann immer wieder vom Büchertisch weg, als er mein Buch kaufen wollte, weil ihr das offensichtlich peinlich war. Manche Männer kommen alleine zu mir in die Beratung, in der Hoffnung, einen Weg zu finden, um mit ihrer Partnerin ins Gespräch über ihr gemeinsames Sexleben zu kommen. In der persönlichsten Beziehung, der Paarbeziehung, sind viele Menschen am sprachlosesten, angreifbarsten und oft auch am unwissendsten – und sie trauen sich nicht, Abhilfe zu schaffen.

Die Fragen, die mir in den beiden Jahren nach Erscheinen von *Liebeslust* am häufigsten gestellt wurden, kann man in drei Kategorien zusammenfassen:

- »Wie komme ich mit meiner Partnerin/meinem Partner über unser Sexleben ins Gespräch und wie wenden wir das alles in unserem Alltagsleben an?«
- »Kann ich dich mal was fragen, ganz konkret?«
- »Wie ordne ich das Thema Sexualität in den Kontext meiner christlichen Lebenswelt ein?«

Diesen vertiefenden Fragen aus dem Liebesalltag will ich in diesem Buch nachgehen, denn Sex geschieht nie automatisch. Sex erfordert Engagement. Sex ist Gespräch. Sex ist spirituell. Wie über das Gebet, die gemeinsam verbrachte Zeit und viele andere Dinge wird über Sex die Verbindung zum Partner hergestellt. Sex definiert uns als Paar. Deshalb ist es wichtig, dass Liebespaare und Ehepaare sowohl körperlich als auch geistig spannend füreinander bleiben.

Ich will mit diesem Buch auch weiter aufklären, denn was mich nach wie vor am meisten überrascht, sind die großen Wissenslücken der Menschen, die sich an mich wenden. Immer noch haben viele Männer und Frauen wenig Ahnung, wo und wie sie sich und ihren Liebespartner berühren, verwöhnen und stimulieren können.

DIE MEISTEN BEZIEHUNGEN SCHEITERN AN DER LIEBLOSIGKEIT, NICHT AM SEX

Paaren, die »nur« wegen Problemen beim Sex zu mir in die Beratung kommen, kann ich oft ganz einfach helfen, mit Gesprächen, Wissen und Übungen. Andere Paare leiden aus ganz unterschiedlichen Gründen aneinander, darunter auch am Sex. Ob sie mit Machtproblemen aufgrund ihrer Beziehungskonstellation oder mit einengenden religiösen Vorstellungen kämpfen, ob sie unter der Belastung der Geburt eines Kindes oder unter der Kleinkinderphase leiden, ob sie unter dem Schaden eines Seitensprungs zusammenbrechen, ob Krankheiten, familiäre oder berufliche Nöte ihre Beziehung in Mitleidenschaft ziehen – der

Veränderungsbedarf ist fast immer der gleiche. Sie müssen sprachfähig werden. Im Zuge dessen geht es für alle Paare darum, in den drei wichtigsten Beziehungsthemen zu lernen:

- Erfahren, wer man selbst ist
- Kommunizieren
- Grenzen setzen und achten

Das Gespräch über Sex ist manchmal der Anfang und eine gute grundsätzliche Übung für viele weitere Paarthemen. Denn es geht darum, als einzelne Personen im Selbstgefühl zu wachsen, miteinander als Paar in der Verbundenheit zu wachsen und sich in gemeinsamen Überzeugungen und Vorstellungen zu finden, miteinander zu lernen für den Alltag, die Familie, die Erziehung und auch für den Sex.

Dieses Buch ist zwar ein Sex-Anwendungsbuch, aber es ist auch ein Buch darüber, wie Beziehung gelingen kann. Leserinnen und Leser werden darin ihre eigene Liebes- und Alltagsbeziehung gespiegelt sehen. Und sie werden mit der Kunst der Liebe als ein Handwerk vertraut gemacht, das sie sich Schritt für Schritt aneignen können.

Wie in *Liebeslust* begleiten dieses Buch Zitate von Jörg Zink. Der große evangelische Theologe ist am 9. September 2016 im hohen Alter von 93 Jahren gestorben. Niemand sonst hat für mich in so tiefen Worten die Liebe in all ihren Facetten und aus geistlicher Sicht beschrieben.

CHRISTEN UND SEX – DAS HEULENDE ELEND

> »Das einzige Mittel gegen Angst und Enge ist Weite.«[3]
>
> *Christina Brudereck*

Liebeslust und der Blog *www.liebesbegehren.ch* lösten ein großes Echo aus. Viele Menschen sind schlicht und einfach dankbar, dass es endlich Informationen und eine Frageplattform für Christen gibt. Der Rückenwind bläst um einiges stärker als der Gegenwind. Und ich fühle mich unglaublich privilegiert, dass ich über Sex reden und Workshops halten darf. Doch da sind auch ein paar skeptische Wächter, die ein moralisches Regelwerk bewahren und verteidigen wollen, das ihrer Ansicht nach in der Bibel verankert ist. Die Selbstliebe, sprich Selbststimulation, ist dabei das allergrößte Politikum. Noch mehr als der Sex vor der Ehe. Und das scheint mir sehr verdächtig, weil Selbstliebe in der Bibel definitiv keine umstrittene Sache ist. Sie kommt nämlich darin überhaupt nicht vor, genauso wenig wie Details zur gelebten Sexualität, außer zwischen den Zeilen im Hohen Lied.

Die amerikanische Ordensschwester und Professorin Margaret Farley äußert sich in ihrem Buch *Verdammter Sex*[4] dazu, dass Frauen in der Selbstbefriedigung große Erfüllung und eigene Möglichkeiten bei der Entdeckung der Lust fänden. Selbststimulation könne Beziehungen durchaus mehr fördern als behindern. Für dieses Buch und ihre »radikalfeministischen Positionen« zu Scheidung und Homosexualität erhielt sie vom Vatikan eine fünfseitige offizielle Rüge, die festhält, dass Masturbation eine »schwer ungeordnete Handlung« darstelle. Margaret Farley ist erst die zweite Frau, die vom Vatikan eine solche Rüge erhielt. Sanktionen bekam sie nur deshalb nicht, weil sie bereits im Ruhestand war.

Die Aversion gegen Selbststimulation ist eine gesellschaftliche, geschichtliche und kulturell gewachsene Fessel, die so nicht in der Bibel enthalten ist. Dabei gehört die Selbststimulation zur natürlichen Entwicklung der Sexualität. Indem wir die Selbstliebe verdammen, beschämen wir die sexuelle Selbstsicherheit und lassen zu, dass die schönste von Gott geschaffene »Nebensache«, der Sex, zur größten Enttäuschung in unserem Leben wird.

Der nachfolgende Brief einer jungen Frau verdeutlicht dies und steht stellvertretend für viele frustrierte Zuschriften, die mich erreichen. Mich machen dieser Brief und Lebensberichte aus meiner Praxis nicht nur traurig, sondern auch wütend. Was mich vor allem betroffen macht, ist die Tatsache, dass es die Stimmen junger Menschen sind. Die nächste Generation verkorkster Menschen im Alter meiner eigenen Kinder sitzt in meiner Praxis, dabei könnte eine vernünftige Aufklärung viel von diesem Elend verhindern.

Liebe Veronika
In meiner christlichen Familie und in der Gemeinde wurde mir immer erzählt, wie schmutzig Sex und Lust sind. Alles, was in irgendeiner Art und Weise erregend sein kann, wurde immer verboten und alles Sexuelle von mir ferngehalten. Meine Mama erzählte mir, dass mein Vater sie sexuell sehr unter Druck gesetzt hat, und so habe ich mich immer sehr geschämt, wenn ich Lust empfand. Seit der Geburt meiner Tochter ist der Sex aus meiner Ehe beinahe ganz verschwunden. Ich fühle mich wie meine Mutter, für die Sex nur etwas Schlechtes ist oder etwas, das nur so brav und harmlos und unerotisch wie möglich sein darf.

Und nun lese ich von Dir und alle Dämme scheinen zu brechen. Ich habe so oft zu meinem Mann gesagt, dass ich mich selbst in meiner Vorstellung ganz anders sehe und gerne freier wäre und sexuell. Warum erzählt man uns Mädchen immer, dass unsere Lust falsch ist und Männer immer nur das eine wollen? Warum sagt uns keiner, dass Sex in einer Ehe voller Lust und Erotik sein soll/darf?!

Das Bild, das vermittelt wird, ist: Okay, habt Sex, ihr seid ja verheiratet, aber schnell, im Dunkeln. Ihr Frauen, haltet hin, Männer brauchen es eben, und wehe ihr tragt reizende Unterwäsche! Ich bin meinem Mann schon beinahe fremdgegangen, weil ich dachte, außerhalb der Ehe ist es eh verboten, dann kann ich das auch ausleben, was ich mir wünsche.

Ich habe in Frauenzeitschriften gelesen, was die Welt über Sex denkt, und ich wollte das auch so gerne. Nun lese ich es noch so viel schöner bei Dir, und es befreit mich so sehr. Mir laufen die ganze Zeit die Tränen übers Gesicht. Ich habe mich immer gefragt, was mit mir los ist, dass ich keine Lust empfinde. Oder nur in meiner Vorstellung, aber nicht körperlich, nicht wenn mein Mann mich berührt. Oft hat es mich sogar geekelt. Aber das konnte ich niemandem sagen und ich konnte niemanden fragen.

Ich hoffe so sehr, dass wir nun endlich den Sex haben können, den wir uns beide wünschen.

Danke, danke, danke! Dass Du, aus christlicher Sicht, genau so über Sex schreibst. Ich kann Dir gar nicht genug danken! Endlich bekomme ich Antworten!

Diesen Brief veröffentlichte ich auf dem Blog mit dem Anliegen, der christlichen Gemeinde die Augen zu öffnen für die Realität von Menschen, die auf diese Weise eingeengt werden, und die Freiheit, die man in der Sexualität erleben kann.

Leider sind viele christliche Eltern und Gemeinden noch wenig sprachfähig in Bezug auf Sex. Und die, die darüber sprechen, tun es meist nur problemorientiert. Sie sind nicht in der Lage, Informationen zu Sexualität hilfreich zu vermitteln. Zu häufig bestimmen Angst und eine rigide Moral die Haltung zu Sex. Und das spiegelt sich dann in vielen Ehen wider.

ES TUT SICH WAS

> »Moral kommt aus dem Vorbild, der Übung und der Verlässlichkeit, nicht aus der Predigt.«
>
> *Thomas Widmer*

Im Laufe der letzten zwei Jahre habe ich hoffnungsvolle, ermutigende Zeichen des Umbruchs gesehen. Es tut sich was auf der Verantwortungsebene in den Gemeinden. Um in so umstrittenen Lebensbereichen wie der Sexualität eine neue Sprachregelung und damit eine neue Haltung zu finden, hilft der Blick zurück in die Geschichte. Jede Zeit hat ihre Tabubrüche. Im Grunde genommen ist jede Entwicklung eine Art Tabubruch. Über manche Entwicklungen sind wir erfreut, andere entsetzen uns. Jedem Fortschritt fällt Althergebrachtes zum Opfer. Oft können wir erst im Rückblick erkennen, was Segen und was Fluch war, und selbst dann ist es eine Frage der Interpretation. Frei nach Zink lässt Paulus uns zu den Veränderungen unserer Lebenswelt Folgendes ausrichten:

> »Was wir von Gott zu wissen meinen, wird eines Tages gründlich überholt sein, was wir reden, wird verhallen. Was wir forschen und denken, wird man vergessen. Stückwerk ist, was wir wissen, Stückwerk, was wir über Gott reden.«[5]
>
> *1. Korinther 13,8-9, Jörg Zink*

Wenn wir meinen, im Bereich der Sexualität so genau zu wissen, was Sünde ist und was nicht, dann nehmen wir für uns in Anspruch, Genaues »zu wissen von Gott«. Doch Paulus sagt, es ist Stückwerk. Die Bibel lässt uns über vieles im Unklaren, aber wir können nicht verleugnen, wie Gott uns geschaffen hat. Diese Dinge können erforscht und erfahren werden, und sie bringen uns Wissen.

> »Viel ist, was wir hier schon verstehen. Dann aber werden wir erkennen mit der Klarheit, mit der Gott uns erkennt.«[6]
>
> *1. Korinther 13,12, Jörg Zink*

Wir sollten endlich berücksichtigen, dass unsere Erfahrung und unsere Auslegung der Bibel sehr kulturell geprägt sind. Torsten Hebel sagt dazu in seinem Buch *Freischwimmer*, er habe erkannt, dass sein »ach so bibeltreuer Glaube in Wirklichkeit konditionierte Glaubenssätze waren.«[7] Er schreibt außerdem: »Theologie ist zu einem großen Teil Biografie.«[8] »Wir werfen mit dem Begriff Gott um uns und füllen ihn ganz unterschiedlich.«[9]

> Nicolai Franz resümiert in seiner Rezension zum Buch: »Man kann noch so viel forschen, Bibel lesen, beten, in die Kirche gehen – am Ende bestimmt auch unser Umfeld und unsere Geschichte, was wir glauben.«[10]

Unser Glaube wird von unserer Einstellung bestimmt. Unsere christliche Gemeinde, unser christliches Elternhaus, wie wir aufwachsen, prägt unsere Denkweise und Mentalität. Dies formt meine Art zu denken, wie ich Dinge sehe, wie ich sie lese und interpretiere. Jeder Mensch interpretiert mit seinen angelernten Fähigkeiten und Möglichkeiten. Die christliche Sexualmoral ist nicht zwingend eine biblische, sondern hat ein zutiefst menschliches Gesicht. Christina Brudereck meint dazu: »Ich meine, wir müssen die Bibel schon ganz genau lesen. Um Gottes und der Menschenrechte willen.«[11]

Ich plädiere für Aufklärung, Wissensvermittlung und Berücksichtigung der Lebenswelt der Menschen in der Auslegung der Bibel. Das werde ich weiterhin tun in aller Beharrlichkeit, gerade weil ich weiß, dass Einstellungsänderungen höchst langsam vor sich gehen. »Das menschliche Gehirn hat den Wendekreis eines Tankers. Um sich zu ändern, braucht es Zeit, ein Ziel und einen klaren Kurs dahin«, so der Psychologe John Hibbing.

Es ist verständlich, dass wir versuchen, zu schützen und zu bewahren, weil wir nur das Beste für uns und unsere Kinder wollen und

Unglück vorbeugen wollen. Ich glaube aber, Bewahrer können einem grundsätzlichen Irrtum unterliegen. Einem pädagogischen Irrtum. Dem Irrtum, dass Regeln und Gesetze allein zur Verantwortung erziehen.

FRAGENSTELLEN BRINGT UNS WEITER

Ich kann sehr gut nachvollziehen, dass Fragen zu Sexualität bei vielen Menschen in den christlichen Gemeinden Nervosität auslösen. Diese Fragen verunsichern und werfen wiederum neue Fragen auf. Mein Hauptberuf ist es, Fragen zu stellen. Fragen regen zum Nachdenken an. Fragen brechen verhärtete Fronten auf. Fragen bringen neue Lösungen. Fragen geben neue Perspektiven. »Was wäre wenn?« und viele andere Fragen helfen Menschen, für ihre ganz spezielle Lebenssituation eine selbstverantwortete Lösung zu suchen und zu finden. Ich mache die Erfahrung, dass es viele Christen nicht gewohnt sind, dass man sie zum Selbst-Denken, zum Selbst-Entscheiden und zum Gott-selbst-Fragen anregt.

Der beste Fragensteller aller Zeiten ist für mich Jesus. Seine wichtigste Frage an uns lautet: »Was willst du, dass ich dir tun soll?« (Markus 10,51; Lukas 18,41). Gute Fragen stellen zu können, ist die höchste Kunst in der Erziehung und in der Menschenführung. Sich selbst gute Fragen stellen zu können, ist die Kunst der Selbstführung. Mir ist es wichtig, eine Fragende zu bleiben, auch wenn es unbequem wird, nervös macht, Steine ins Rollen bringt, mehr auslöst, als in meinem Einflussbereich liegt.

DAS HOHE LIED DER LIEBE

Spräche ich in allen Sprachen der Menschen,
sänge ich in den Tönen der Engel
und liebte nicht,
ich gliche einer dumpfen Glocke
oder einer klingenden Schelle.

Wüsste ich Gottes Gedanken,
schaute ich alles Geheimnis,
erfüllte mich alle Weisheit,
versetzte ich Berge
durch die Kraft meines Glaubens
und liebte nicht,
so wäre ich nichts.

Verteilte ich alle meine Habe,
ginge ins Feuer,
ließe meinen Leib brennen
und liebte nicht,
es wäre vertan.

Die Liebe hat Zeit.
Sie liebt mit langem Atem.
Sie ist freundlich.
Sie erzwingt nichts
und nimmt den Geliebten, wie er ist.

Sie fällt nicht auf
und stellt sich nicht zur Schau.
Sie verletzt nicht.
Sie greift nicht an.
Sie sucht keinen Gewinn.

Sie wird nicht bitter
durch bittere Erfahrung.
Sie rechnet das Böse nicht zu.
Sie trauert über das Unrecht
und freut sich über die Wahrheit.

Die Liebe trägt alles.
Die Liebe glaubt alles.
Die Liebe hofft alles.
Sie beugt sich der Last
und bleibt geduldig gebeugt.

Unvergänglich ist die Liebe.
Menschliches Wissen um Gott wird verwehen,
was Menschen geredet, verhallen,
was sie forschten und dachten, zu Ende gehn.

Stückwerk ist, was wir wissen,
Stückwerk, was wir erkennen.
Nimmt das Vollkommene uns auf,
schauen wir die Fülle,
so endet das Stückwerk.

Einst war ich ein Kind.
Ich sprach wie ein Kind.
Ich war klug wie ein Kind.
Ich träumte kindliche Träume.
Als ich ein Mann ward,
legte ich die Kindheit ab.

Heute ahnen wir Gott
wie unser eigenes dunkles Gesicht
in kupfernem Spiegel,
fremd, verschattet und rätselvoll.
Morgen schauen wir, nahe und klar,
sein Angesicht.

Viel ist, was wir verstehen,
und dennoch: Stückwerk ist es.
Dann aber werden wir schauen in der Klarheit,
in der Gott uns heute erkennt.

Nun aber bleiben
Glaube, Hoffnung, Liebe, diese drei.
Aber die größte unter ihnen ist die Liebe.

1. Korinther 13,1-13, Jörg Zink[12]

1 WIE SEX SEIN KÖNNTE

EINE VISION FÜR GUTEN SEX

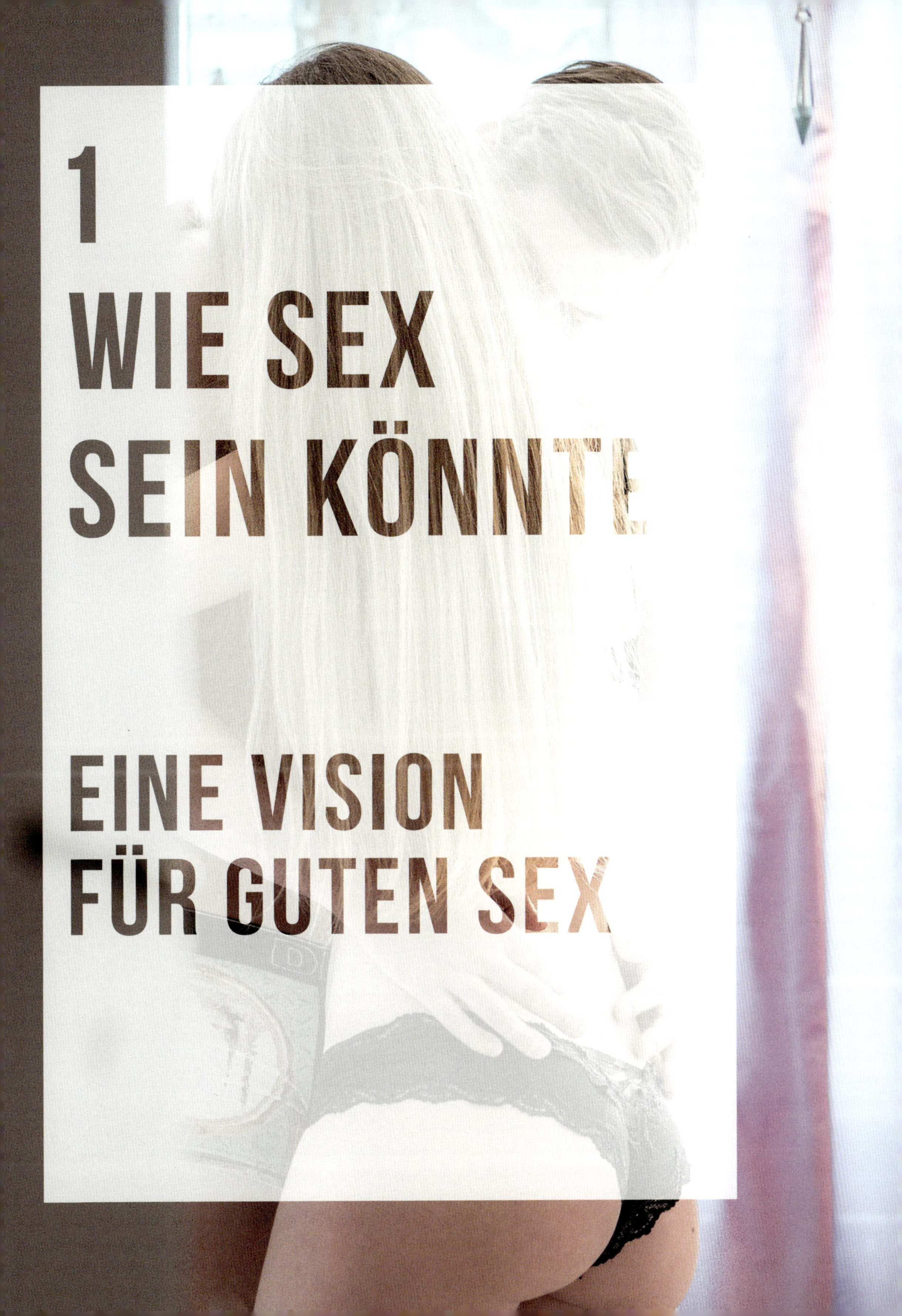

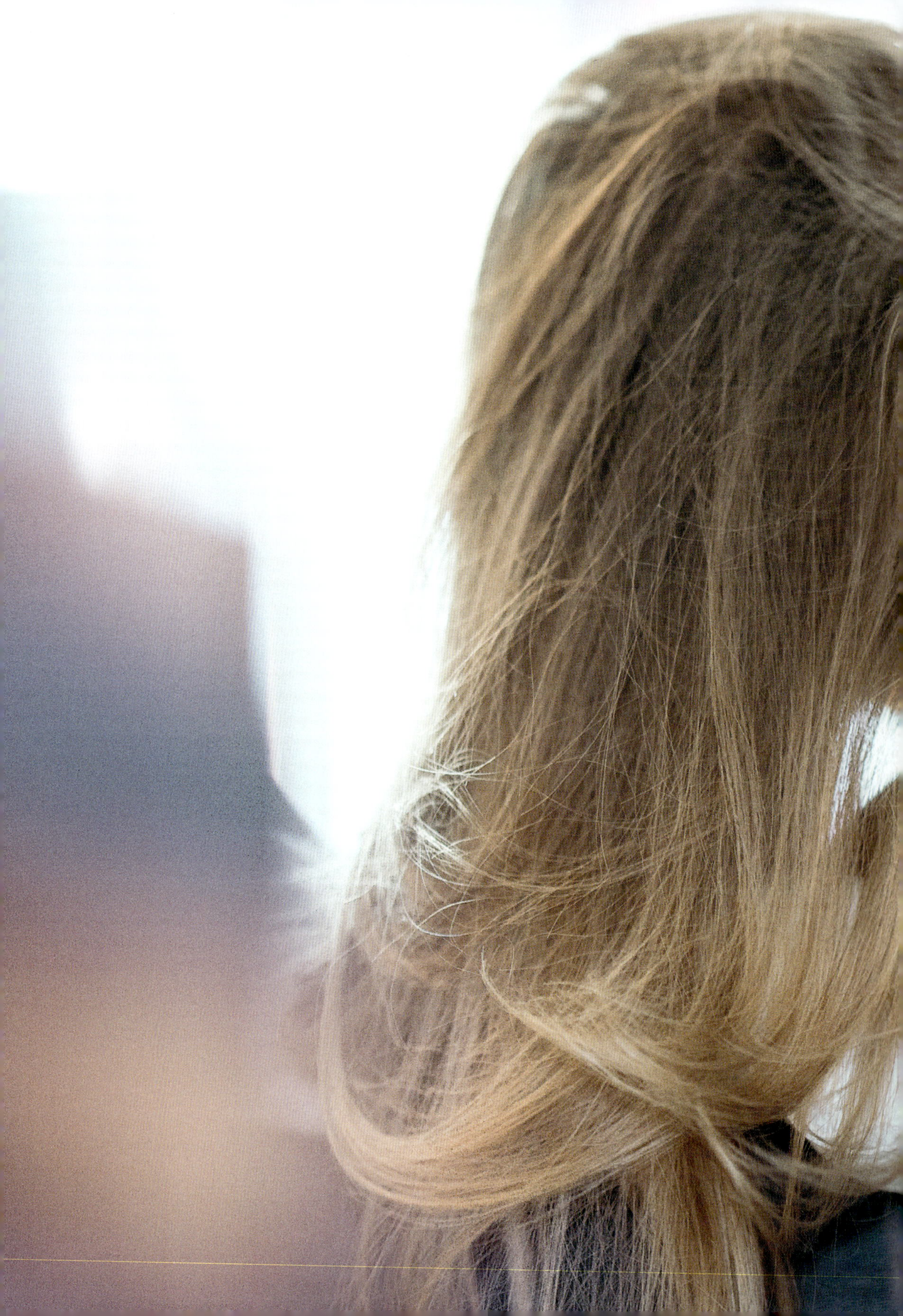

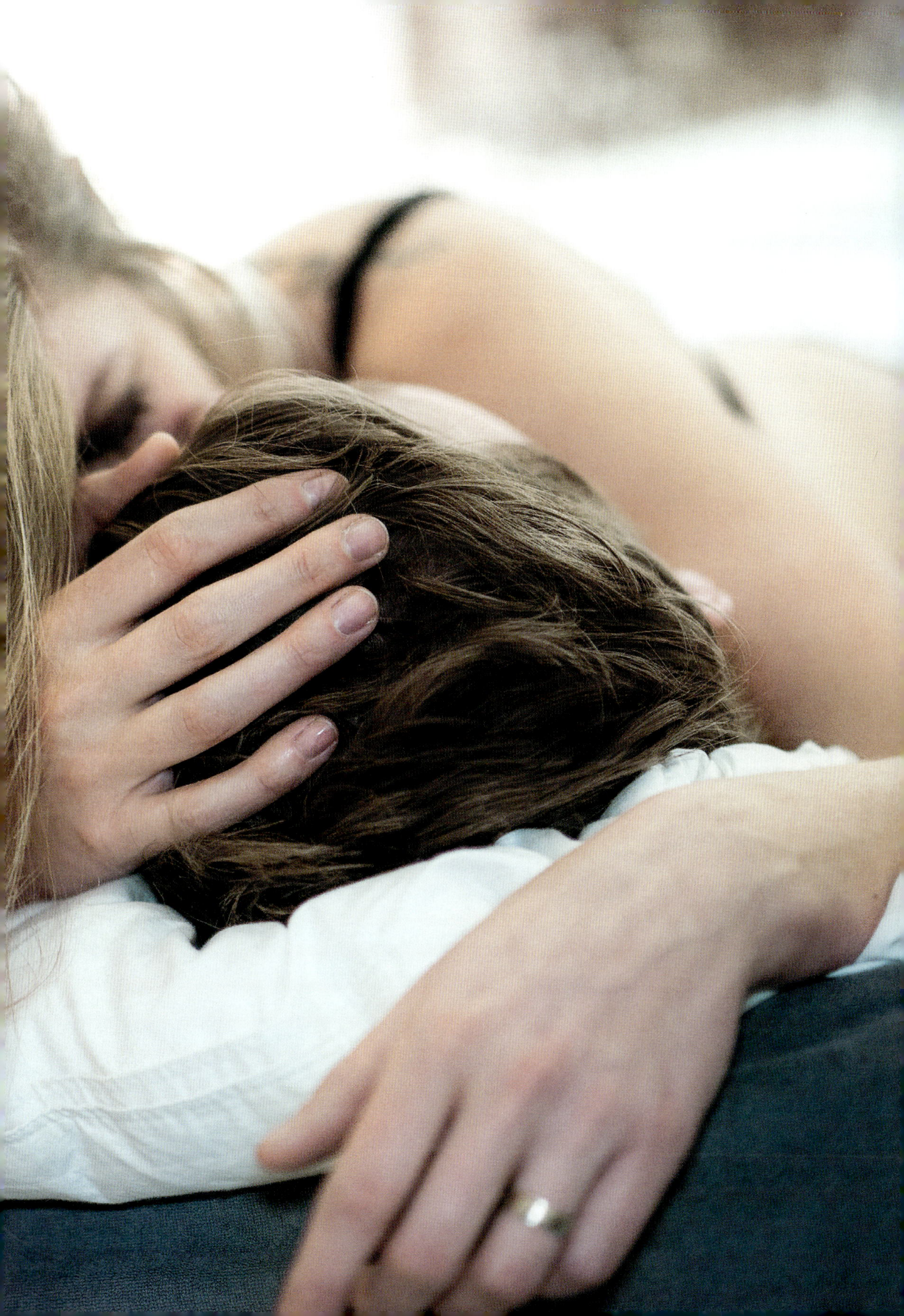

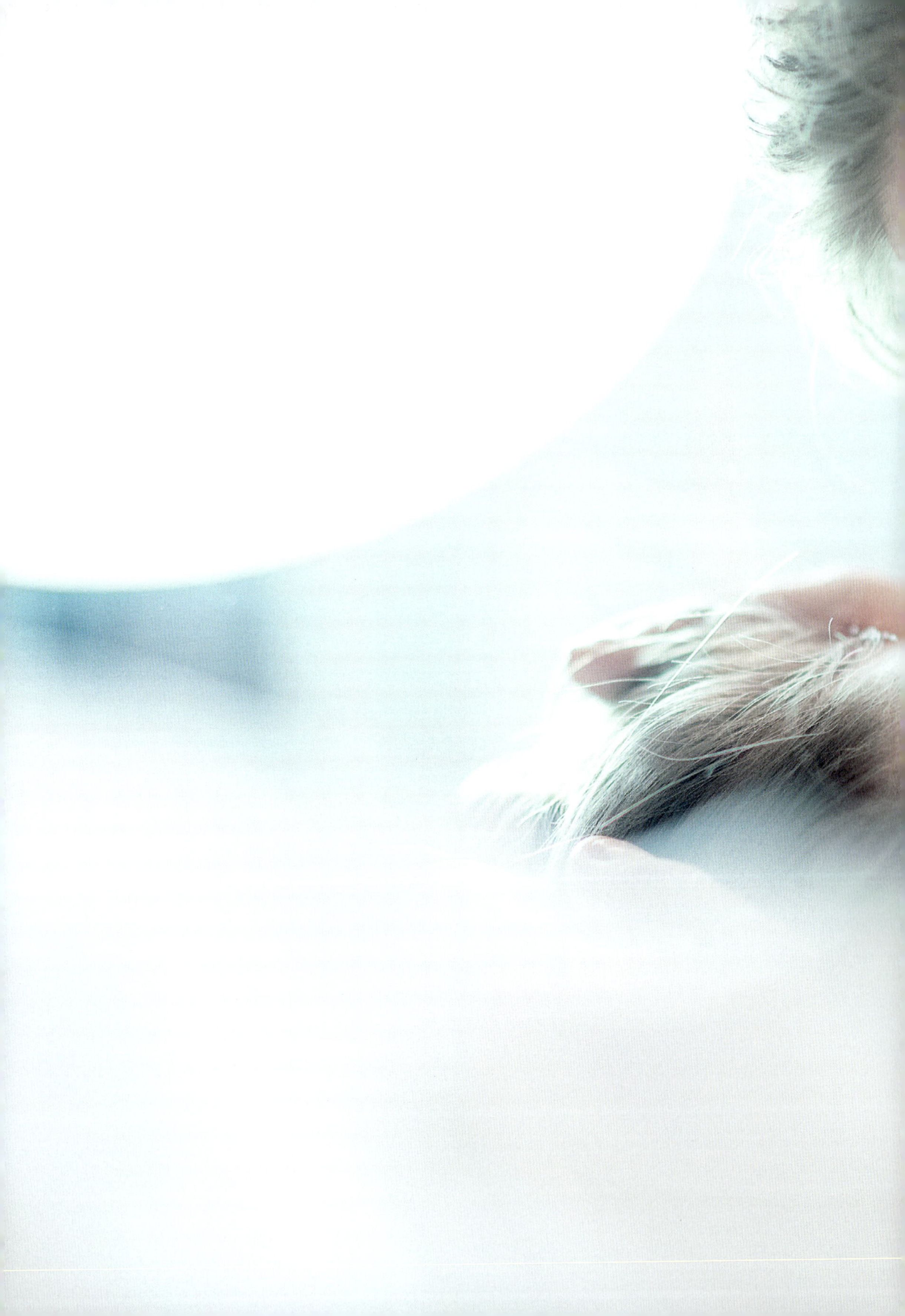

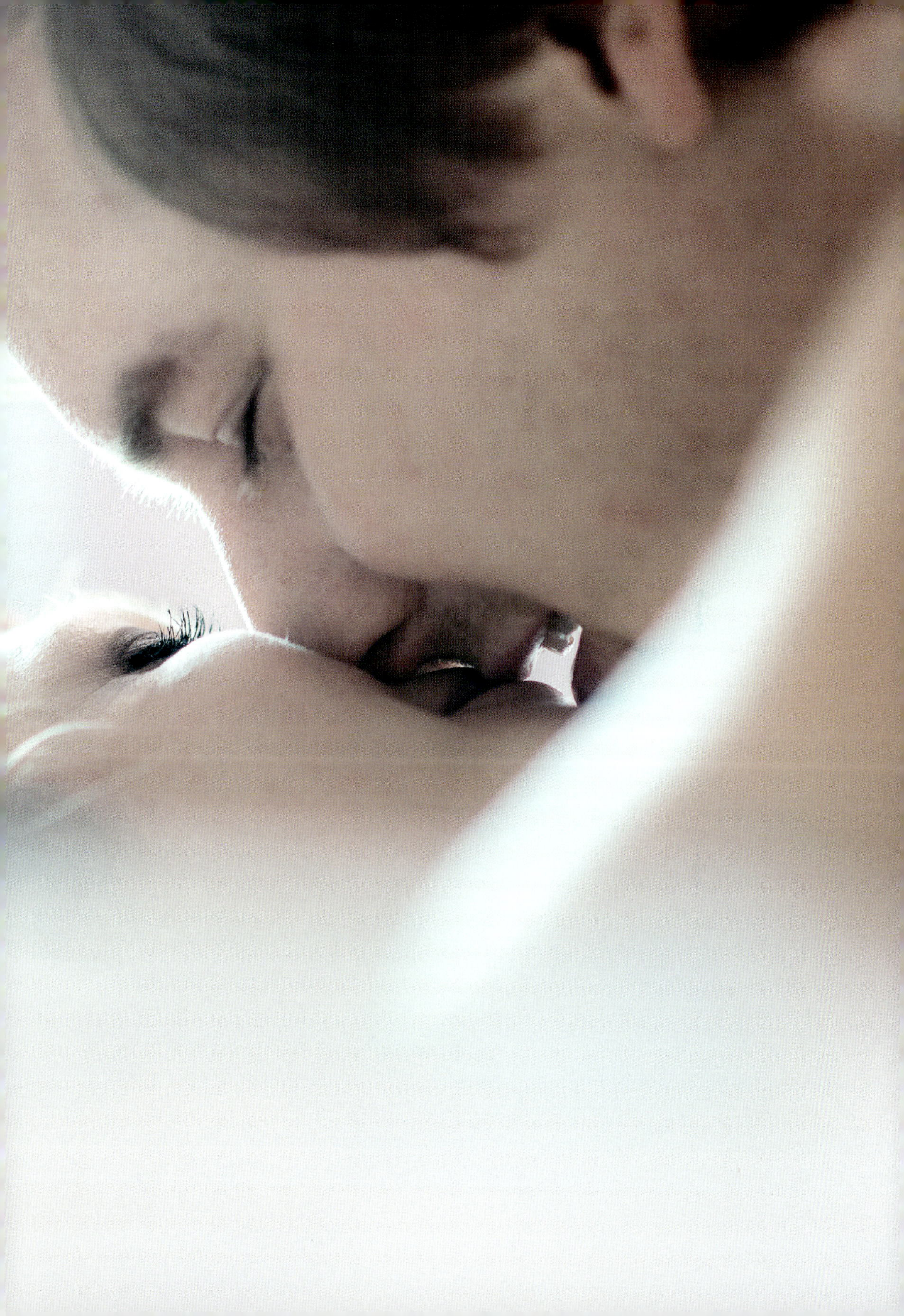

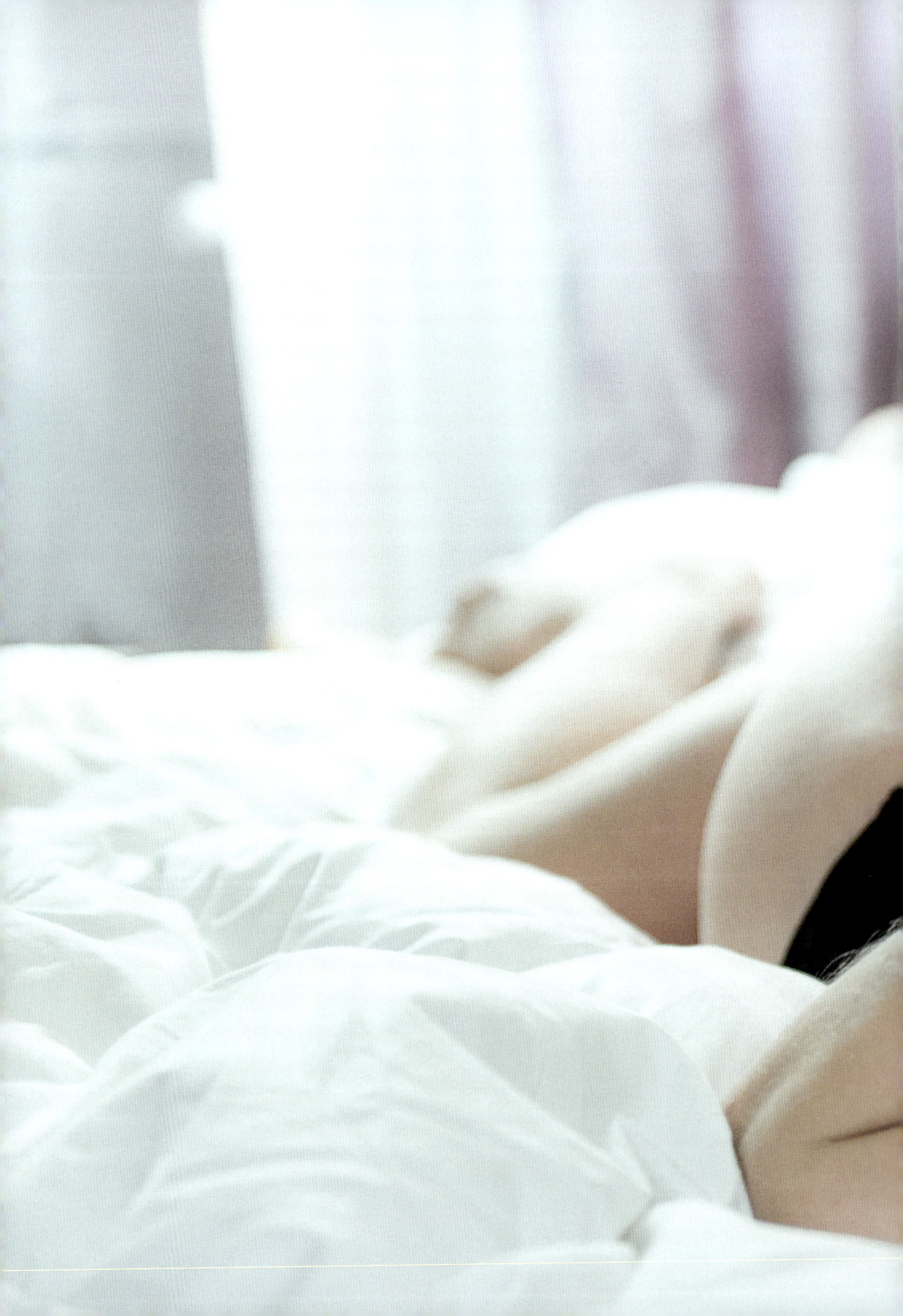

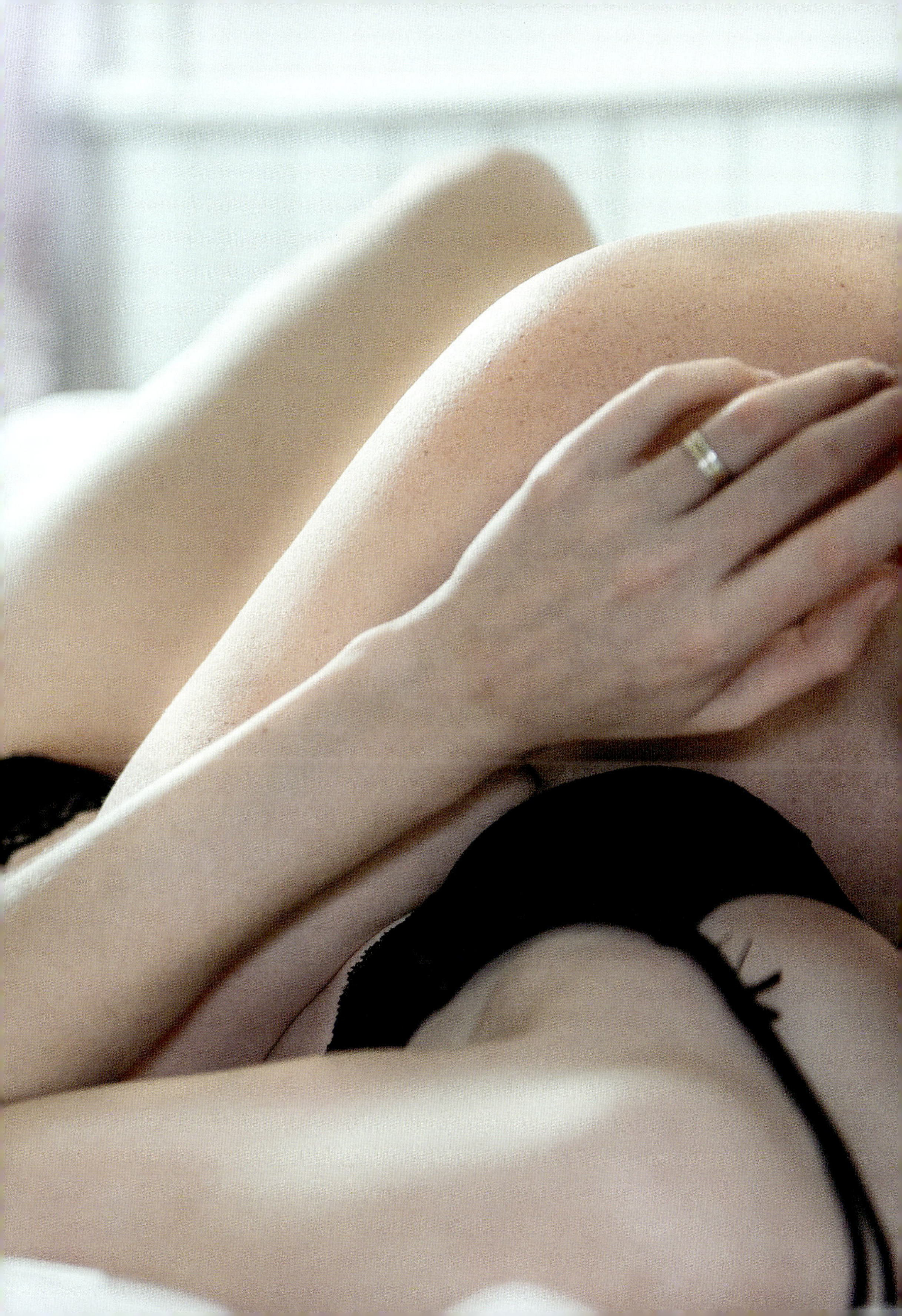

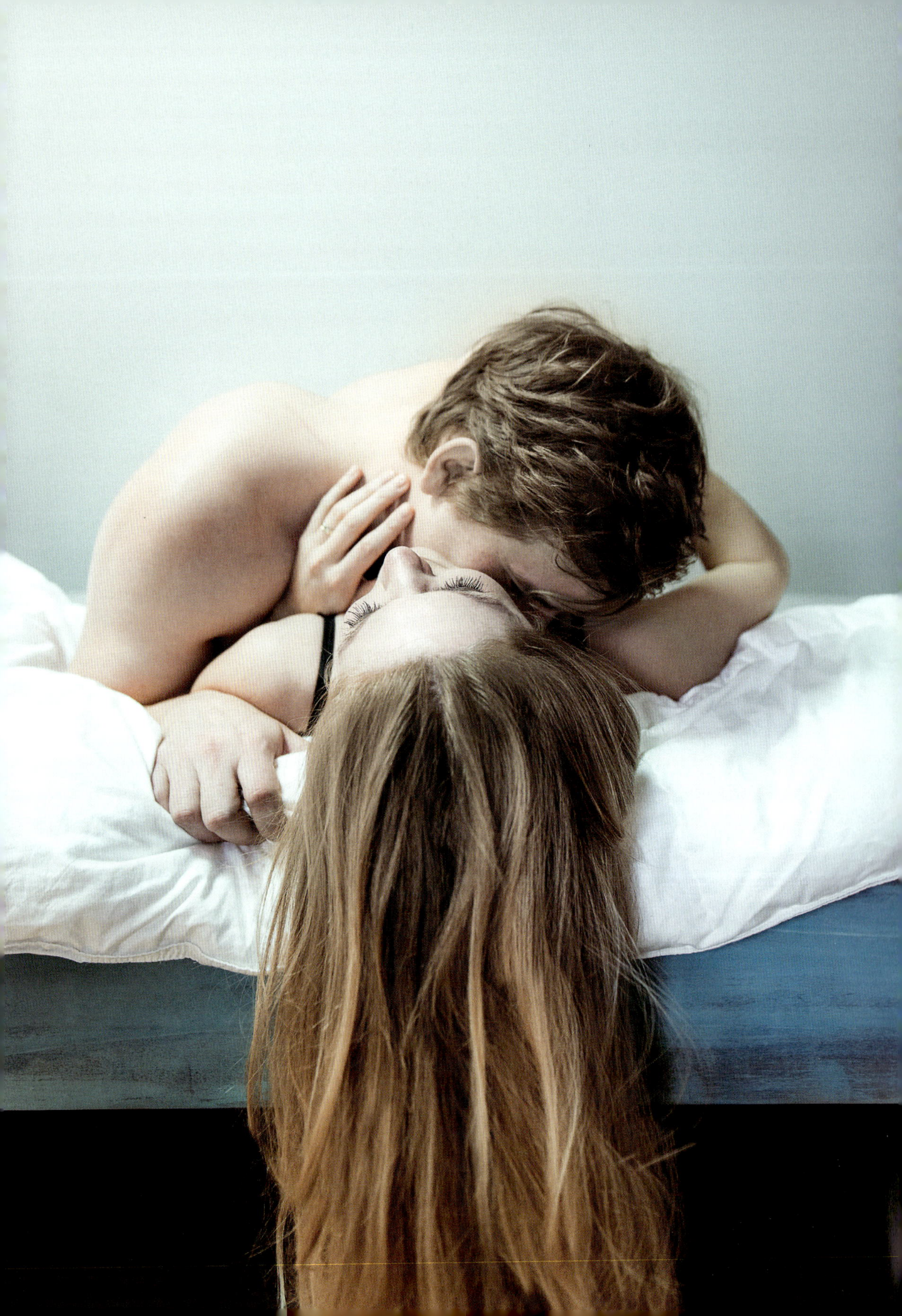

LUST UND GUNST – GUTER SEX IST NICHT LOSGELÖST VON DER LIEBE

Das Klischee sagt: Der Mann sucht für sich die Lust, die Frau sucht die Liebe. Aber es gibt sehr wohl Männer und Frauen, die beides wollen, Lust und Liebe, Sex und Herz. Sex und Herz sind grundlegende Triebkräfte unserer Existenz. Ohne Zwang verzichtet niemand freiwillig auf das eine oder das andere, denn wir brauchen beides, um uns als Mann oder Frau ganz zu fühlen. So erkläre ich mir zumindest, weshalb Paare in die Beratung kommen, die sich eigentlich mit der Sexlosigkeit in ihrer Beziehung abgefunden haben. Bei der Liebe geht es immer auch um Sex und beim Sex geht es auch um Liebe. Sex ist nicht einfach Triebabfuhr, sondern Hingabe an den Lieblingsmenschen, Hingabe in ein erotisches Erleben, das den Traum in sich birgt, eine geistliche, spirituelle Dimension zu haben. Zink drückt es so aus: »Indem wir lieben, erfüllt uns sein Geist.«[13]

Wir sollten nicht unterschätzen, wie wichtig Sex dem Partner ist. Eine Studie zeigt: Dem Mann ist er noch wichtiger, als ihre Partnerinnen glauben. Und Frauen sind keineswegs generell Sexmuffel. Für zwei Drittel der Frauen ist Sex wichtig oder sehr wichtig, manchen ist er wichtiger als ihren Männern. Die Männer wiederum werden oft als sexuelle Analphabeten dargestellt, als plumpe Öfter-schneller-geiler-Dummies, nur weil sie Intimität mehr über Körperlichkeit suchen.

Sex ist zwar omnipräsent, vor allem die sexuellen Extreme. Doch Tatsache ist: Wenn es darum geht, den eigenen Körper und die eigene Sexualität lustvoll zu erleben, sind die meisten wesentlich hilfloser, ratloser und gehemmter, als sie zugeben wollen. Sie wissen nicht wirklich, wie sie Sex bewusst gestalten können. Das nimmt ihnen den Mut, einem lustvollen Liebesleben Priorität zu geben. Guter Sex braucht einen wichtigen Platz in der Beziehung und er braucht Investitionen, allem voran echtes Wissen und Übung.

Die Psychologin und Sexberaterin Caroline Fux meint dazu: »Viele Paare verpassen es, Sex zu einer andauernden Beziehungsaufgabe zu machen und einen Dialog über Sexualität zu führen, der offen und wohlwollend ist. Viele gehen still davon aus, dass das, was für sie persönlich stimmt und lustvoll ist, automatisch auch für den anderen funktioniert. Aber so lieben die Geschlechter aneinander vorbei.«[14]

LUST ODER LIEBE ODER KAMPF?

Beziehungen leben ist ein Kraftakt. Manchmal ein schöner und herausfordernder, manchmal ein zermürbender und entmutigender. Lust und Liebe zusammen können das Leben ganz schön kompliziert machen. Deshalb müssen wir stetig versuchen, aus der frustrierenden Beziehungsroutine auszubrechen. Sonst besteht die Gefahr, dass wir uns aus Mangel an Nähe und Freude im Kampf wiederfinden. Unbewusst kämpfen wir in der Beziehung immer darum, wahrgenommen, verstanden und anerkannt zu werden. Deshalb verkrachen wir uns wegen Nichtigkeiten, manchmal offen gehässig, manchmal subtil zermürbend, manchmal resigniert abtretend, manchmal rücksichtsvoll vermeidend. Dabei realisieren wir nicht, wie zerstörend solche scheinbar banalen Dissonanzen sind. Wie sehr sie verhindern, dass wir das erreichen, was wir uns eigentlich ersehnen. Jeder Streit ist ein Machtkampf um Einfluss, darum, recht zu haben oder die eigene Meinung durchzusetzen. Jede nicht enden wollende Diskussion zeigt nur, dass jeder um sich selbst kreist.

Andauernder Kampf macht müde, ohnmächtig und hoffnungslos. Doch vermeidende Rücksichtnahme ist genauso schädlich wie der Kampfmodus oder ständiges Meckern. Wird es uns zu mühsam, schlagen wir je nach Charakter irgendwann den Weg des geringsten Widerstands ein, sprich, wir gehen einander und den Konflikten aus dem Weg. An diesem Punkt der Beziehung wird es gefährlich. Vor allem falsche Rücksichtnahme droht uns und unsere Beziehung zu ersticken. Am schnellsten bleibt der Sex auf der Strecke. Doch ohne Sex geht meistens die Nähe zum Partner verloren. Oder die emotionale Nähe zum Partner ist schon weg, weshalb man keinen Sex mehr mit ihm haben will. Ganz grundsätzlich gilt im Bett: Der Lustlose kann den sexuell Hungrigen problemlos in die Verzweiflung treiben. Denn der Lustlose bestimmt, was im Bett läuft – nämlich nichts. Die allerwenigsten Männer wollen, dass ihre Frau Sex einfach über sich ergehen lässt. Also werden sie eher verzichten.

Wir können verlorene Nähe wiederherstellen, indem wir unser Innerstes dem anderen öffnen und ihn wieder in unser Leben einbeziehen. Beziehung ist Austausch, teilen, teilhaben lassen, sich begegnen, aktiv sein, Wagnisse eingehen. Doch dafür müssen wir miteinander reden. Wenn wir das nicht (mehr) können, sollten wir uns aufmachen, es (wieder) zu lernen. Paare, die nicht miteinander reden, haben oft weder Sex noch Nähe. Paare, die miteinander reden, haben meistens auch Nähe und Sex.

Für die Frauen gilt hier: Ihr dürft nicht einfach nur auf dem »ach so viel edleren« Gespräch beharren, ohne körperliche Nähe zuzulassen. Denn eure Männer finden die Nähe zu euch über den körperlichen Zugang. Wenn ihr euch auf eine erotisch-sexuelle Entdeckungsreise wagt, werdet ihr auf die von euch so ersehnte Nähe und vielleicht sogar auf die Gesprächsbereitschaft eures Mannes stoßen. Denn dann, so sagen Männer, erwache ihre Neugier und sie können innere und äußere Widerstände nachhaltig überwinden. Umgekehrt verzagen sie leicht, wenn ihre Sexualität als Überforderung oder gar als Bedrohung wahrgenommen wird. Solche verzagten Männer habe ich häufiger gesehen als die, welche aus Verunsicherung heraus Sex aggressiv einfordern. Die gibt es zwar auch, dahinter steckt aber oft nichts anderes als mangelndes Einfühlungsvermögen und ein schwaches sexuelles Selbstbewusstsein.

Sich einzufühlen in sich selbst und sich einzufühlen in den Liebespartner kann ein Schlüssel sein, um das Tor der Liebe zum anderen wieder zu öffnen. Vor allem Männer brauchen ein Umfeld, in dem sie sich grundsätzlich mit ihrer Sexualität willkommen fühlen.

Für die Männer gilt: Ihr müsst es riskieren, das Thema Sex und eure Verzagtheit anzusprechen. Ihr müsst lernen, Konflikte zu führen und zu kommunizieren. Ihr dürft nicht einfach nur Nähe durch Sex herstellen wollen. Ein Mann sagte: »Meine Frau hatte keine Ahnung, wie es in mir aussah, weil wir nie über Sex redeten, erst recht nicht über unsere Wünsche. Sex und Gespräche darüber waren für uns so schambesetzt, dass ich überhaupt nicht auf den Gedanken kam, dass das Schweigen darüber schädlich für unsere Ehe und Gesundheit sein könnte.«

Männer und Frauen fragen mich manchmal: »Wie soll ich denn mit meinem Partner ins Gespräch über Sex kommen?« Es gibt nur einen Weg – tu es einfach! Spring ins kalte Wasser!*

---

* Anregungen dazu im Kapitel »Let's talk about sex«.

LIEBE KANN MAN LERNEN – WIE SEX AUCH

»Lieben heißt, auf dem Weg sich rechtzeitig umsehen, ob der andere auch mitgehen will, es heißt, wenn er nicht will, mit ihm zusammen einen anderen Weg suchen. Einen gemeinsamen.«[15]

Jörg Zink

»Wenn man Sex lernen kann – kann man dann auch lernen, einen Menschen zu lieben?« Diese Frage eines Mannes um die vierzig landete eines Tages in meinem Blog-Briefkasten. Zwischen den Zeilen dieser Frage kommt mir eine Männer-Hilflosigkeit entgegen, die ich aus vielen Beratungsstunden kenne. Es ist nicht so, dass Männer weniger unter dem Verlust der Liebe leiden als Frauen. Sie vermissen etwas, können aber oft selbst nicht wahrnehmen, was es ist.

Manche Menschen sind seit Jahren verheiratet und bemerken irgendwann, dass sie nicht mehr lieben, vielleicht auch nicht mehr geliebt werden, und sie wissen nicht, wie sie zur Liebe zurückfinden können. Oder sie realisieren, dass die Liebe nie da gewesen ist, zumindest nicht so, wie sie sich das einmal erträumt hatten.

Ich bin überzeugt, dass man lernen kann, einen Menschen zu lieben. Man kann lernen, diesen Menschen immer wieder neu zu lieben. Weil Liebe etwas ist, das man nicht einfach »hat«. Man kann die Liebe verlieren und man kann sie wiedergewinnen.

Leider ist es wahr – viele Paare hören auf, sich zu lieben. Sie glauben nicht mehr an die Geschichte ihrer Liebe. Sie haben aufgehört, einander die Geschichte ihrer Liebe zu erzählen.

Es gibt auch in unserer Gesellschaft Paare, die geheiratet haben, ohne sich wirklich zu lieben. Man kann aus vielerlei Gründen heiraten. Um nicht allein zu sein. Um eine gewisse Sicherheit zu bekommen. Um gebraucht zu werden. Um jemanden zu retten oder gerettet zu werden. Weil man sich verpflichtet fühlt. Weil man Sex miteinander hatte. Weil man ein Kind erwartet. Weil man schon so lange zusammen ist. Mangels besserer Alternativen. Gründe über Gründe, vielleicht gepaart mit Verliebtheit, vielleicht auch nicht.

In der Beratung bin ich immer wieder damit konfrontiert, dass Menschen ähnliche Sätze sagen wie: Ich finde meine Partnerin/meinen Partner nicht mehr attraktiv. Eigentlich fand ich sie/ihn noch nie richtig schön. Eigentlich habe ich ein anderes Beuteschema. Unser Sex ist nicht so, wie ich mir das vorgestellt habe. Der andere erfüllt meine Erwartungen nicht. Der andere ekelt mich an. Wir haben gar keinen Sex mehr. Mir ist Sex so wichtig, ich werde mich nach Alternativen umsehen müssen. Ich habe einen Fehler gemacht, ich hätte diese Person niemals heiraten sollen, es waren nicht die richtigen Motive.

Und schließlich gibt es Paare, die einander erst richtig kennenlernen, wenn sie schon verheiratet sind, und dann aus allen Wolken fallen, weil sie ungute Signale im Vorfeld nicht wahrhaben wollten. Oder im Laufe einer Ehe passiert etwas, das die Liebe grundlegend erschüttert und infrage stellt.

LIEBE IST KEIN SELBSTLÄUFER

> »Nur weil jemand deinen Glauben teilt, teilt er noch lange nicht deine Gefühle, Wünsche und Ängste.«
>
> *Unbekannt*

Sieht man sich das Lied der Liebe in 1. Korinther 13 genau an, könnte man durchaus hineinlesen, dass es einfacher sei, in den Sprachen der Menschen und der Engel zu reden, Gottes Gedanken und alle Weisheit zu kennen, durch die Kraft des Glaubens Berge zu versetzen, wohltätig all seinen Besitz zu verschenken und durchs Feuer zu gehen, als zu lieben. Aber genau dazu fordert uns die Bibel heraus.

Wir können es versuchen, das Liebenlernen. Es ist wie beim Sex, wir denken, es müsste von selbst funktionieren. Doch diese Vorstellung ist nicht nur seltsam, sie ist auch falsch. Wir nehmen Autofahrstunden, besuchen Sprachkurse, lernen Sportarten, lesen Fachbücher und Erziehungsratgeber und erwarten trotzdem, dass die Liebe intuitiv und automatisch sei und außerdem beständig. Liebe muss man genauso lernen wie andere Fähigkeiten. Und Liebe ist lernbar.

Erst seit ungefähr drei Generationen ist bei uns Liebe der Hauptgrund, um zu heiraten. Das hat aber die Ehe nicht unbedingt stabiler gemacht – weil Liebe instabil sein kann, weil sie sich ständig erneuern muss, weil sie lebendig ist und nicht statisch. Die menschliche Selbstbezogenheit gefährdet die Liebe dauernd. Nie sind wir davor gefeit, dass wir unsere eigenen Interessen und unsere Unzufriedenheit über den anderen und die gemeinsame Liebe stellen, dass es uns nicht um Liebe, sondern um die Erfüllung unserer Bedürfnisse geht. Alltagsaktuell könnte dann das Lied der Liebe so lauten:

»Und wenn ich von Zärtlichkeit spräche
und von Phantasie im Spiel der Liebe,
und ich dächte vor allem an die Liebe,
die ich vom anderen empfangen möchte,
und nicht so sehr an den anderen, den ich liebe,
wäre ich nichts als ein
kleinkarierter Egoist.

Und wenn ich von Liebe spräche
in den höchsten Tönen
und ließe den Geliebten im Stich,
ich wäre nichts
als ein armseliger Scharlatan.«[16]

Jörg Zink

Ja, manchmal sieht es aus, als hätte in unserer Beziehung alles keinen Sinn und Wert mehr. Als wäre es mehr Egoismus, Eigennutz oder Wahren des Scheins als Liebe. Das muss nicht Trennung bedeuten, sondern aufwachen. Es gibt viele gute Gründe, sich nicht zu trennen, allen voran die gemeinsamen Kinder. Jedes Kind hofft auf die Unzerstörbarkeit der elterlichen Gemeinschaft. Es hofft, dass die Eltern stärker sind als all die Streitereien und klug genug, die Familie zusammenzuhalten. Ja, das kann ein Grund sein zu bleiben, sofern man an der Beziehung arbeitet. Denn, Hand aufs Herz, ist die eigene Liebesbeziehung wirklich so viel unglücklicher als die der anderen? Ist es nicht einfach so, dass wir alle es hin und wieder nicht schaffen, mit uns selbst glücklich zu sein? Paare trennen sich heute oft sehr vorschnell und unüberlegt. Ich habe einige Menschen getroffen, die ihre Scheidung bereuen. Die meisten Paare trennen sich aus Enttäuschung. Die Bibel sagt, dass es krank macht, wenn Erwartungen sich lange Zeit nicht erfüllen. »Hingezogene Hoffnung macht das Herz krank, aber ein eingetroffener Wunsch ist ein Baum des Lebens« (Sprüche 13,12). Das Entscheidende ist, dass wir erkennen, dass Enttäuschung etwas ist, für das wir uns entscheiden.

Es hängt von uns ab, ob wir mit Enttäuschung reagieren oder gelassen bleiben. Niemand zwingt uns dazu, über den anderen enttäuscht zu sein. Ich selbst entscheide, ob ich in enttäuschter Hoffnung verharre und darauf beharre, dass der andere meine Wünsche erfüllen muss, damit ich an ihm einen »Baum des Lebens« habe.

Die meisten von uns erwarten, dass der andere uns gibt, was wir brauchen. Doch wir sollten unseren Mangel bei Gott stillen und selbst gut für uns sorgen. Uns selbst lieben. Uns selbst Wünsche erfüllen. Dann wird es plötzlich möglich, das Liebenswerte im anderen zu sehen und uns gegenseitig gesund zu lieben.

> »Wenn du einen Menschen liebst, dann zeige es ihm. Was du nicht zeigst, kann er nicht empfangen. Wenn du einen Menschen liebst, dann lass dich lieben. Was du nicht annimmst, kann er nicht geben.«[17]
>
> *Jörg Zink*

Nicht nur erfüllte Sexualität, sondern auch Liebe hat sehr viel mit unserer Vorstellungskraft zu tun. Wir können uns vorstellen, den anderen zu lieben. Wir können uns fröhliche Liebe vorstellen. Liebe ist wie ein Echo. Wer als Gestillte und Gestillter liebt, bekommt Liebe zurück. Wer fröhlich ist, bekommt Leichtigkeit. Wer zärtlich ist, bekommt Zärtlichkeit. Wer das Gespräch sucht, bekommt einen Gesprächspartner. Wer eine Unternehmung plant, bekommt Gesellschaft und Erlebnisse. Wer Gutes tut, tut sich damit selbst etwas Gutes. Wer verzeiht, befreit sich selbst. Wer einen Schritt auf den anderen zugeht, bekommt Frieden.

LIEBE DICH SELBST – DANN KANNST DU LERNEN ZU LIEBEN

> »Die Liebe hat Zeit.
> Sie liebt mit langem Atem.
> Sie ist freundlich.
> Sie erzwingt nichts
> und nimmt den Geliebten, wie er ist.«[18]
>
> *Jörg Zink*

Paulus beschreibt eine Liebe, die aushält, was ihr das Leben zumutet, auf der Grundlage von Glaube, Hoffnung und Liebe. Eine Liebe, die glaubt und hofft, ohne aufzuhören. Jörg Zink formuliert es so: »Liebe wird am Ende zum einfachen Sein.«[19] Das hat nichts mit perfektem Lieben und perfektem Sex zu tun, sondern mit einem unvollkommenen Dasein, das sich damit zufriedengibt, zufrieden zu sein. Diese Sicht kann auch eine Ehe retten. Man akzeptiert das unvollkommene Leben und nimmt nach einer Krise den Faden einfach wieder auf.

Ich habe ein Paar begleitet, das ein paar Jahre getrennt war. In dieser Zeit hatten beide andere Partner, dann waren sie wieder alleine und vermissten vor allem dieses einfache Sein mit einer vertrauten Person. Sie wollten nicht allein alt werden. Und plötzlich waren die vielen trennenden Kleinigkeiten und sogar die Affäre nicht mehr so wichtig, sie bekamen Hoffnung, dass man doch Kompromisse und Gelassenheit finden könnte. Sie nahmen wieder zueinander Kontakt auf und kamen gemeinsam zu mir. Längere Zeit wohnten sie noch getrennt, ich begleitete sie, nun leben sie seit einigen Jahren wieder zusammen. Die Hoffnung auf eine Liebe, in der wir einfach sein können, sollte darin bestehen, auf die Veränderung von einem selbst und Gott in einem selbst zu hoffen und nicht auf die Veränderung des Gegenübers.

Glück zieht Glück an, Mangel zieht Mangel an, Fülle bringt Fülle. Der Soziologe Hartmut Rosa nennt diesen Mechanismus »Resonanz« und meint damit Folgendes: Was mich erfüllt, wird wie eine Stimmgabel eine Schwingung in meinen Beziehungen auslösen und uns in Gleichklang versetzen.[20] Unser Glücksempfinden hat nur sehr wenig mit äußeren Ereignissen zu tun, sondern mit unserer Prägung und Weltsicht – unserer Lebenseinstellung. Sind wir ausgeglichen, glücklich und mit uns zufrieden, sind wir bei uns selbst angekommen in einem erfüllten Leben. Wollen wir langfristig ein erfülltes Leben, müssen wir selbst in die Gänge kommen. Es liegt an uns, langfristig Erfüllung in der Liebe zu finden.

Wer sich selbst liebt, macht das Geliebtwerden nicht mehr vom anderen abhängig und verpflichtet ihn nicht, für das eigene Wohlbefinden und Glück zuständig zu sein. Wenn wir in erwachsenen Liebesbeziehungen nachholen wollen, was wir bei den Eltern vermisst haben, überfordert das den Liebespartner und die Liebesbeziehung. Wer sich selbst liebt, kann die überhöhten Erwartungen an den anderen loslassen. Vielleicht sogar alle Erwartungen. Das tut der Liebe gut. Das lässt

Liebe gedeihen. Wir lieben nicht mehr, um geliebt zu werden, sondern um der Liebe willen. Weil wir Liebe leben wollen. Weil wir entspannt sind. Weil wir die Opferhaltung verlassen haben und das Schmollen, Grollen und Beleidigtsein. Weil wir uns zuliebe vergeben wollen. Vergebung macht möglich, dass wir die Liebe des anderen wieder entgegennehmen und annehmen können.

Das ist gar nicht so einfach. Für nachtragende Menschen ist Liebe anzunehmen genauso schwierig wie Liebe zu geben. Sie können oft nicht aufhören damit, ihren Partner immer wieder auf vielfältigste Weise zu »bestrafen« für vermeintlich erlittenes Unrecht. Manchmal kommen Paare in die Beratung, die nur einen Ort suchen, um über den anderen zu klagen. Die von mir bestätigt bekommen wollen, dass sie im Recht sind. Die partout nicht sehen wollen, dass sie ihren Teil dazu beitragen, vielleicht sogar den Hauptteil, dass die Liebe unerträglich geworden ist. Die wütend auf mich werden, wenn ich ihnen zumute, dass sie auf Gerechtigkeit und Wiedergutmachung für erlebte Kränkungen verzichten. Die sich weigern, Liebe zu zeigen und Liebe anzunehmen.

ROMANTISCHE TRÄUME UND VORSTELLUNGEN PLATZEN

Sind wir jung, beschäftigt uns vor allem der Wunsch, überhaupt eine Partnerin oder einen Partner zu finden. Darüber hinaus wünschen wir uns dann, dass sie oder er »die« oder »der Richtige« ist. Das sind unsere großen romantischen Träume. Erst die Suche, dann das Finden, die Aufregung, die Hindernisse und am Ende endlich der Beginn einer festen Beziehung. Das ist der Zeitpunkt, wenn die romantischen Träume sich erfüllen. In unserer romantischen Vorstellung, im Märchen und im Roman endet die Geschichte da, wo die eigentliche Beziehung beginnt. Doch das Leben ist kein Roman. Hinter den Zeilen einer gewöhnlichen Liebesgeschichte stecken Hochs und Tiefs, Kurzweil und Langeweile, Wut und Frieden, Trauer und Spaß, Arbeit und Freude. Wir schaffen es weder andauernd glücklich zu sein, noch können wir ständige Dramen aushalten. Wir brauchen schlicht und einfach eine gewisse Normalität im Alltag. Diese haben wir uns aber in unseren Träumen nicht ausgemalt, weshalb wir sie oft ganz schlecht aushalten. Mir selbst, meiner Familie und den Ratsuchenden muss ich manchmal sagen: »Willkommen im realen Leben!«

Zum Beispiel im ganz normalen Sexleben. Der meiste Sex in unserem Leben wird vermutlich stinknormaler Sex sein. Die Psychologin und Sexualberaterin Caroline Fux antwortete einem Mann, der sich beklagte, er habe zwar zwei- bis dreimal Sex in der Woche, aber nie spontan: »In einem vollgepackten Leben heißt es nun mal meist realistischerweise: diesen oder gar keinen.«[21] Ein realistisches Verhältnis zum Sexleben wird uns von allen Erwartungen »erlösen« und überhaupt erst ein phänomenal unbeschwertes Sexleben bescheren.

Eine kanadische Studie hat die Häufigkeit von Sex in Zusammenhang mit Zufriedenheit untersucht und kam zu dem Schluss, dass einmal die Woche Sex besonders zufrieden macht. Weniger als einmal die Woche macht deutlich unzufrieden, mehrmals die Woche nicht in dem Maß zufriedener, wie sich das viele vorstellen.[22]

Doch etwas in uns will nicht die Realität, sondern die Träume. Frauen und Männer haben Träume – nur oft nicht dieselben. Ihre sind meist romantischer, manchmal ganz ohne Sex. Seine handeln von einem Leben mit einer liebenden Partnerin voller Verständnis, die keine Zickenallüren hat und Sex liebt. Dass er den Sex mitten im stressigen Alltag manchmal nicht mehr will, kommt in seinen Träumen ebenso wenig vor wie in ihren Träumen, dass Alltag und Romantik sich gegenseitig beißen und Abenteuer vorbereitet werden müssen.

Wir müssen uns von der Liebe »enttäuschen« lassen, so der Philosoph de Botton. Wir müssen Illusionen, Wünsche und Begehren, die wir der Liebe angedichtet haben, entlarven. Unsere Wunschträume können unser Liebesverständnis ruinieren. Und dann finden wir uns vielleicht nachts neben unserem Partner wach liegend vor und denken: »Das habe ich mir so nicht vorgestellt. Vielleicht sollte ich mich scheiden lassen.« Alain de Botton gibt zu bedenken: »Ironischerweise handelt der berühmteste Roman des 19. Jahrhunderts, Flauberts ›Madame Bovary‹, genau davon: von einer Frau, die ihren furzenden, Käse mampfenden Mann letztlich vor allem deshalb verachtet, weil ihre Vorstellung einer normalen, gelungenen Partnerschaft durch die Lektüre romantischer Romane deformiert ist.«[23]

Wer sich eine Beziehung wünscht, die ein Leben lang hält, sollte sich nicht in romantischen Träumen verlieren, sondern das Leben so nehmen, wie es ist, und seinen Teil zu einer gelingenden Beziehung beitragen.

ZUR LIEBE FÄHIG

> »Am Anfang ist die Hingabe, und aus der Hingabe erwächst der Mensch, der endlich er selbst ist.«[24]
>
> *Jörg Zink*

Zur Liebe fähig bin ich in dem Maß, wie ich mich selbst und die geliebte Person kenne. Der beste Weg, den anderen kennenzulernen, führt deshalb über mich selbst. Wer sein Innerstes erforscht hat, weiß über Menschsein überhaupt schon recht viel, denn emotional ticken wir alle ziemlich ähnlich. Zur Liebe fähig sind wir nach dem Grad der Herzensbildung, die wir im Laufe unserer Kindheit mitbekommen haben und weiterentwickeln. Herzensbildung heißt Einfühlungsvermögen zu haben, sich selbst gut zu kennen, andere zu respektieren und mitleiden zu können, mit anderen Worten, ein soziales Wesen zu werden. Herzensbildung macht uns zu einem Wohlklang im Gegensatz zu einem »dröhnenden Gong« oder einer »klingenden Schelle« (1. Korinther 13,1; NLB). Sie ist die unverzichtbare Ergänzung zur reinen Wissensvermittlung. Herzensbildung ist das, was Wissen und Wahrheit erträglich macht.

Dietrich Bonhoeffer meint: »Erkenntnis, Wissen, Wahrheit ohne Liebe ist nichts, sie ist nicht Wahrheit – denn Wahrheit ist Gott und Gott ist Liebe – darum ist Wahrheit ohne Liebe Lüge.«[25]

Wir selbst entscheiden, wie sehr wir lieben wollen, wann und wen wir lieben wollen. Jesus fasst die Liebe in Matthäus 22,37-39 als eine Notwendigkeit zusammen: »›Du sollst den Herrn, deinen Gott, lieben mit deinem ganzen Herzen und mit deiner ganzen Seele und mit deinem ganzen Verstand.‹ Dies ist das größte und erste Gebot. Das zweite aber ist ihm gleich: ›Du sollst deinen Nächsten lieben wie dich selbst.‹« Liebe ist also ein Dreiklang: Liebe Gott – Liebe dich selbst – Liebe deinen Nächsten. Mit dem Herzen, mit der Seele und mit dem ganzen Verstand. Das klingt definitiv einfacher, als es ist.

In der Paardynamik gibt es einen weiteren Dreiklang. Unser Liebesleben bewegt sich in einem Dreieck zwischen den drei Polen Liebe, Sex und Bindung/Freiheit. Je nach unserem Stand in der Beziehung und der eigenen Befindlichkeit und unseren momentanen Bedürfnissen tendieren wir abwechselnd mehr zu Liebe, zu Sex und Sinnlichkeit oder zur Dynamik von Bindung und Freiheit. Wenn wir ein erfüllendes Liebesleben führen wollen, sollten wir allen drei Seiten Beachtung schenken. Dies heißt aber nicht, dass wir schön ausnivelliert in der Mitte der drei Pole verharren, zum Beispiel aus lauter Angst, anzuecken oder Widerspruch zu provozieren. Als Einzelperson der Paarbeziehung sind wir zu unterschiedlichen Zeiten und in Zyklen in diesem Dreieck unterwegs, was zwar zu Spannungen führen kann, aber eben auch zu einer lebendigen Dynamik. Sich zwischen diesen Polen immer ungezwungener bewegen zu können, bringt die Beständigkeit und Beharrlichkeit, die eine lange Beziehung braucht.

In dieser Ungezwungenheit entdecke ich meine eigene innere Mitte, wo ich mich selbst finde und mich in Gott finde. Da finde ich einen Ruhepol von Stille und Achtsamkeit mir gegenüber, inmitten vom manchmal turbulenten Beziehungsleben. In meiner eigenen Mitte finde ich das Verständnis und die Akzeptanz für die Unterschiede unserer Persönlichkeiten, Bedürfnisse und Lebensphasen. Aus meiner inneren Gelassenheit heraus kann ich feststellen, wo mein Partner und ich uns jeweils gerade befinden und was jeden von uns im Moment beschäftigt.

> »Man sucht Glück und Frieden nie dort, wo man Glück und Frieden eines anderen erst zertreten muss.«[26]
>
> *Jörg Zink*

Wenn uns Intimität und Vertrautheit in der Paarbeziehung wichtig sind, wartet auf uns ein lebenslanger Lernprozess, der uns herausfordert, immer weniger von der Zustimmung und der Bestätigung des anderen abhängig zu sein. Ein Prozess, in dem wir lernen, loszulassen, weniger zu manipulieren, uns weniger manipulieren zu lassen, nichts mehr einzufordern, nichts zu erbetteln, und so immer mehr als Gegenüber erkennbar werden.

»Sie fällt nicht auf
und stellt sich nicht zur Schau.
Sie verletzt nicht.
Sie greift nicht an.
Sie sucht keinen Gewinn.«[27]

Jörg Zink

Ob wir das können oder nicht, ob wir die Mitte der Ruhe und Gelassenheit finden, hängt oft mit unseren persönlichen Verletzungen zusammen. Es hängt davon ab, wie wir Erlebnisse in unserer Vergangenheit interpretiert haben oder immer noch interpretieren. Zur Liebe fähig zu werden, bedeutet für die meisten von uns, sich mit den Verletzungen der Vergangenheit zu befassen. Auch wenn wir eine schwere Kindheit hatten, wenn wir schon früh in unserem Leben verletzt und beschämt worden sind, emotionalen, geistlichen oder sexuellen Missbrauch erlebt haben, so liegt es dennoch in unserer eigenen Verantwortung, uns auf einen Weg der Selbsterforschung und der Heilung zu begeben. Und wir haben die Freiheit, uns dafür oder dagegen zu entscheiden. Niemand, auch nicht der Ehepartner, kann uns diesen Prozess aufzwingen. Doch wenn wir uns auf diesen Weg begeben, kann unser Gegenüber uns tragen und ertragen.

Nach 1. Korinther 13,7 trägt die Liebe alles, glaubt alles, hofft alles und hält in aller Beharrlichkeit den Stürmen der Beziehung stand.

»Sie wird nicht bitter
durch bittere Erfahrung.
Sie rechnet das Böse nicht zu.
Sie trauert über das Unrecht
und freut sich über die Wahrheit.«[28]

Jörg Zink

Wir können für diesen Weg der Heilung ein Umfeld aufsuchen, in dem wir als Mann oder Frau und als sexuelles Wesen willkommen sind. Das kann die Partnerschaft sein, eine Gemeinschaft, eine Kirche, eine Therapie, eine Männer- oder Frauengruppe, ein Workshop und vieles mehr. Ein Ort, wo wir lernen und erleben können, dass wir durch bittere Erfahrung nicht bitter werden oder bleiben müssen. Wo wir Unterstützung finden, damit wir das Böse nicht mehr aufrechnen müssen und so in die Freiheit kommen. Wo man mit uns über das erlittene Unrecht trauert und sich mit uns über Erfolge freut. Wo wir zu einer Wahrheit über uns selbst finden, die nicht von beschämenden Botschaften geprägt ist, sondern von dem, wer wir in unserem Wesenskern sein könnten und sind in Gott.

DIE FREIHEIT, ZU LEBEN, WIE ES UNS FROH MACHT – ROLLENBILDER

> »Die Liebe ist frei von Gewohnheiten und von Konventionen. Sie muss nicht tun, was man tut. Sie darf nicht immer nur, was man darf. Sie hat ihre eigenen Wege, ungewöhnliche manchmal und gefährliche, und manchmal liebt sie gegen das Recht und gegen die Sitte. Um eines Menschen willen.«[29]
>
> *Jörg Zink*

Sex, Rollenbilder und Gleichstellung haben einen direkten Zusammenhang und beeinflussen Frau und Mann. Doch vor allem für die Frau ist befreite Sexualität entscheidend für eine ganzheitliche Entwicklung. Wer das nicht glaubt, schaue über den Tellerrand in andere Teile der Welt, um festzustellen, wie das Leben von Frauen ohne sexuelle Selbstbestimmung aussieht. Sie haben weder Bildung noch Entwicklungschancen. Eine sexuell freie Frau hingegen ist in ihrer Persönlichkeit, ihrer Partnerschaft und Gesellschaft frei. Für die Würde der Frau, für ihre sexuelle Unversehrtheit und für ihre Gleichstellung kämpfen Frauen seit Hunderten von Jahren rund um den Erdball mit unterschiedlichem Erfolg. Im Laufe der Jahrhunderte hatten nicht viele Männer Interesse daran und nur wenige Frauen die Macht dazu, Grundlegendes zu verändern.

NUR DAMIT DAS KLAR IST – FRAUEN HABEN SICH UNTERZUORDNEN!

In der westlichen Gesellschaft haben wir es recht weit gebracht. Doch in der christlichen Lebenswelt hinken wir Jahrzehnte hinterher. Ein »Wächter der guten Eheordnung« schickte mir eine Auflistung der klassischen Bibelstellen der Unterordnung mit dem Hinweis, er habe mein Buch gelesen und er wolle mir sagen, dass viel Leid vermieden werden könnte, wenn Frauen nichts Falsches gelehrt würde über ihr Frausein als Kinder Gottes und den Männern das Richtige über ihr Mannsein. Der Sexteil im Buch habe ihm gefallen, aber nicht, dass ich von der Frau als Gegenüber des Mannes spreche. Eine junge Frau nannte in einer Bloganfrage diese Art Maßregelung sehr passend »niederbibeln«.

Die Art, wie dieser Mann die Bibel liest, und meine liegen meilenweit auseinander. Liebe »Herrklärer«, wir Frauen wollen nicht länger schweigen und uns einseitig mit aus dem Zusammenhang gerissenen Bibelstellen belehren lassen. Wir stehen längst mit beiden Beinen in der Berufs- und in der Familienwelt einer modernen Gesellschaft. Wir wollen uns nicht ungefragt Gott, die Welt und die Bibel erklären lassen, schon gar nicht, wenn ihr meint, mehr zu wissen als wir, nur weil wir Frauen sind und ihr Männer. Solche Männer gehen davon aus, »dass ein Argument erst eines ist, wenn es von mindestens einem Mann vorgetragen wurde«[30], so Güzin Kar in einer Kolumne im Tages-Anzeiger.

Seit fast 2000 Jahren definiert die christliche Lebenswelt »Unterordnung der Frau« gleich, ungeachtet des jeweiligen Lebenskontextes. Dabei findet sich in der Bibel auch die gegenseitige Unterordnung (Epheser 5,21). Während ich dies schreibe, ist in der westlichen Welt gerade eine Sexismus-Debatte im Gang. Frauen aus Politik, Wirtschaft und Gesellschaft zeigen die ganz alltägliche sexistische Diskriminierung auf, mit der Frauen konfrontiert sind. Die »bibeltreue« Argumentation des oben erwähnten »Herrklärers« sehe ich als Sexismus. Nicht nur unerwünschte Berührungen und anzügliche Sprüche sind Sexismus, sondern ebenso die gezielte Benachteiligung eines Geschlechts, auch, indem Bibelstellen wahllos ohne kulturellen und zeitgeschichtlichen Zusammenhang und ohne den Kontext der Bibel selbst zitiert werden. Ich weigere mich schlicht und einfach, so die Bibel zu lesen!

Ich kenne einen Gott, der großes Interesse daran hat, dass wir uns mit ihm weiterentwickeln, im Sinne einer Horizonterweiterung oder eines Paradigmenwechsels.

»Robert J. Clinton beschreibt, welch wichtige Rolle Paradigmenwechsel auch in der geistlichen Entwicklung von Menschen spielen. Zahlreiche biblische Beispiele zeigen, wie Gott die enge Sicht der Menschen sprengte und sie erweiterte. Es scheint ein geistliches Prinzip (...) zu sein, dass Menschen nur dann zu geistlicher Reife gelangen, wenn sie immer wieder bereit sind, ihre bisherigen Paradigmen (Glaubenssätze, Überzeugungen, Sichtweisen) von Gott korrigieren, in einem bestimmten Bereich erweitern oder manchmal sogar total erneuern zu lassen«[31], so Peter Höhn.

In der Bibel sehen wir eine barmherzige Linie in Richtung Liebe. Gott selbst verfolgte diese Linie und zeigt uns von der vielfachen Vergeltung (Kain, 1. Mose 5,15) über die Verhältnismäßigkeit (Auge um Auge, Zahn um Zahn, 2. Mose 21,24) einen Weg der Barmherzigkeit auf hin zur Vergebung (Jesus), in die wir uns hineinentwickeln sollen – einen Weg, den Gott selbst durch die ganze Menschheitsgeschichte gegangen ist. Dieser Weg ist viel anspruchsvoller und nimmt uns in eine weitaus größere Verantwortung hinein als das Festhalten an Gesetzen und Geboten. Deshalb lese ich die Bibel mit der Brille der Lebenswelt. Ich lese mit der Brille meiner eigenen Geschichte und Erfahrungen mit Gott. Und ich lese ganz bewusst im Vertrauen auf Offenbarungen durch den Heiligen Geist. Ich versuche, aus der damaligen Situation heraus das zu finden, was in meine jetzige Situation spricht. Ich frage mich, was die biblischen Worte damals bedeuteten, als sie geschrieben wurden. Ich frage, was war das für eine Zeit? Wie hat Gott sich damals offenbart? In welcher Situation befand sich der Mensch, von dem gerade erzählt wird? Ich frage nach Zusammenhängen und nach der Heilsgeschichte, die Gott mit dem einzelnen Menschen oder der Menschheit verfolgt.

Die Apostel haben den christlichen Glauben nach bestem Wissen und Gewissen und unter Lebensgefahr verbreitet. Ihre Worte ermutigen Menschen und bezeugen Gott bis heute. Diese Männer waren Männer ihrer Zeit. Doch Paulus war seiner Zeit meilenweit voraus. Er lebte in einer Zusammenarbeit und Gemeinschaft mit Frauen, die Jesus mit seinem Leben, seinem Evangelium und seinem neuen Umgang mit Frauen bereits vorgelebt hatte, weit weg von den damaligen antiken Gesellschaftsstrukturen. Jesus und Paulus haben Frauen in einen für die damalige Zeit spektakulären Stand versetzt. Außerhalb des Judentums waren Frauen und Kinder dem Vieh gleichgestellt. Männer konnten über deren Leben eigenmächtig und willkürlich entscheiden. Auch in der jüdischen Gesellschaft hatten Frauen deutlich weniger Rechte als Männer und waren von der Schulbildung und der theologischen Bildung weitestgehend ausgeschlossen. Rabbis hatten keine Jüngerinnen, bei Jesus war das anders. Durch das Evangelium bekamen Frauen einen Platz in der Gemeinde, zusammen mit den Männern. In Galater 3,28 (NLB) schreibt Paulus: »Nun gibt es nicht mehr Juden oder Nichtjuden, Sklaven oder Freie, Männer oder Frauen. Denn ihr seid alle gleich – ihr seid eins in Jesus Christus.«

MACHTGEFÄLLE IST NICHT GOTTGEWOLLT

> »Wichtiger als deine Gedanken über die Ordnungen, die du von Gott hast, ist das Vertrauen in sein Geheimnis.«[32]
>
> *Jörg Zink*

Wir können nicht aus bestimmten Bibelstellen eine gottgewollte Ungleichstellung der Frau rechtfertigen. Unser Lebenskontext bestimmt, wie wir die Bibel interpretieren. Beziehungen sind heute sehr gut erforscht, ebenso wie Erziehung. Man kann heute wissen, was in der Beziehung guttut und was nicht. Ein Machtgefälle tut definitiv nicht gut, und ich finde das nicht als Gottes Wille im Kontext der gesamten Bibel.

Jedes Rollenverständnis bringt eine ganz eigene Paardynamik mit sich. Und oft bildet das Sexleben das Rollenverständnis ab. Nicht nur in Bezug auf Dominanz und Unterordnung, sondern auch im Sinne von Freiheit und Unfreiheit. Eine in ihrer Sexualität unglückliche Frau oder ein in seiner Sexualität unzufriedener Mann sind keine freien Menschen. Das behaupte ich jetzt einfach mal aus dem Bauch heraus, aufgrund meiner Beobachtung, was passiert, wenn Frauen und Männer in eine befriedigende Sexualität hineinwachsen, wer sie davor waren und wer sie jetzt sind. Die erfüllende Sexualität hat eindrückliche Auswirkungen auf ihre persönliche Lebensgestaltung, aber auch auf die Ausgestaltung ihrer Ehe- und Liebesbeziehung. Hierarchie ist dann einfach kein Thema mehr.

Hingegen ist Hierarchie ein Thema, wo Beziehungen in einem Ungleichgewicht sind. Das Ehejoch scheuert nur, wenn die beiden »Ochsen« mit ihrem Nacken nicht auf gleicher Höhe sind. Jesus sagt: »Denn mein Joch ist sanft, und meine Last ist leicht« (Matthäus 11,30). Balance macht das Ehejoch sanft und leicht. Natürlich geht es hier an erster Stelle um ein geistliches Prinzip, aber geistliche Prinzipien können auch auf den normalen Alltag angewendet werden.

Es ist mir sehr wichtig, über dieses Thema zu schreiben, weil ich in schwierigen Beratungssituationen immer wieder dem Phänomen sturer Rollenvorstellungen begegne. Zum Beispiel, wenn Männer sich weigern, sich zu verändern oder überhaupt ein Problem wahrzunehmen. Entweder geschieht dies aus einer Selbstverständlichkeit heraus, dass gewisse Dinge zwischen Frau und Mann einfach gegeben sind, unreflektiert und unhinterfragt, oder mit der starren Haltung »sie muss sich aber unterordnen«. Und Frauen bewegen sich nicht aus ihrer Schmollecke heraus, weil sie denken: »Er muss jetzt endlich Haupt sein und Verantwortung übernehmen.« Doch beide reflektieren nicht, wie sie zu diesen Haltungen kommen, ob sie lebbar und überhaupt so von Gott gedacht sind. Es sind einfach fromme Sprüche, die sie verinnerlicht haben und die aus dem Kontext gerissen als Waffe verwendet werden.

Aus dieser Haltung entstehen Machtkämpfe und diese sind ein Symptom davon, dass beide nicht mit sich selbst glücklich sein können, sondern das Glück an den anderen delegieren. Das macht nicht nur die unterwürfige Seite, auch die dominante ist nicht wirklich unabhängig, sie wirkt nur so. Sie braucht und missbraucht den anderen, um sich stark, mächtig, überlegen und erfolgreich zu fühlen. Die religiöse Soße darüber macht solche Paarbeziehungen hochexplosiv und eine Paarberatung außerordentlich anstrengend oder sogar unmöglich.

Löst sich die Frau aus einer solchen Ehe, klappen der starke Mann und sein Leben oftmals zusammen wie ein Kartenhaus. Solche Männer können nicht allein sein. Sie suchen sich eine Ersatzbeziehung und werden erstaunlicherweise rasch fündig. Natürlich gibt es auch Macht missbrauchende Frauen, aber es ist doch mehr ein Männerthema. Frauen gehen mit Macht, so sie sie denn haben, in der Regel viel verbindender und entgegenkommender um. Sie sind weniger schnell narzisstisch gekränkt und haben mehr den Nutzen der Gemeinschaft im Auge.

KÄMPFE UM DIE VORHERRSCHAFT ZEUGEN VON EINEM UNGLEICHGEWICHT

Kämpfe und Streit bei einem unglücklichen Paar sind nicht dasselbe wie bei einem glücklichen Paar. Glückliche Paare finden in Auseinandersetzungen eine Lösung und beharren nicht auf ihrem Recht. Unglückliche Partner hingegen bekämpfen sich, ohne eine Lösung zu finden, und wollen vor allem recht behalten und ihr Revier verteidigen. Eine fünfundvierzigjährige Frau schrieb mir: »Ich glaube, wir gehören zu diesen unglücklichen Paaren, die darum streiten, wer das Sagen hat.« Sie bezog sich auf die Aussage in meinem Buch *Liebeslust*: »Hierarchie und Unterordnung, Macht und Kontrolle werden unbedeutend in einer Beziehung, die auf tiefem Vertrauen, Innigkeit, Lebendigkeit und Liebe gründet. Ein glückliches Paar fragt sich nicht dauernd, ob es denn wirklich glücklich ist, es hört auf, darüber zu streiten, ›wer das Sagen hat‹.«[33]

Was wir an Verletzungen in der Partnerschaft erleben, hat sehr viel mit gegenseitiger Hilflosigkeit zu tun und nicht mit der Absicht, dem anderen wehzutun. Meistens gehen wir davon aus, der andere wolle uns mit Vorsatz eins auswischen. Doch wir müssen lernen, Kränkungen loszulassen und dem anderen nichts nachzutragen. Wenn es Streit um die Vorherrschaft gibt, dann geht es oftmals darum, dass sich beide in der Paarbeziehung ihrer eigenen Stellung nicht sicher und bewusst sind. Das heißt, sie nehmen ihren eigenen Platz nicht selbstbewusst und selbstwirksam ein.

Eine Frau über fünfzig schrieb mir: »Mein ganzes verdrehtes Verhältnis zu meinem Körper und zu meiner Sexualität belastete meine Ehe lange Jahre. Zum Glück habe ich einen Mann geheiratet, der ein sehr gutes Verhältnis zu seinem Körper hat. Durch ihn habe ich langsam gelernt, was Körper auch sein kann. Die letzten zehn Jahre habe ich eine Reise nach innen gemacht und viele traumatische Erlebnisse aus meiner Vergangenheit durch verschiedene Therapien und Fortbildungen aufgearbeitet. Doch jetzt, nachdem für mich mein Leben und das Körpererleben stimmen würden, entzieht sich mein Mann. Er sagt, nun sei er an der Reihe, er fühle sich ausgelaugt und brauche Zeit für sich ... Wir streiten uns sehr oft sehr unproduktiv.«

Was diese Frau beschreibt, sind normale Zyklen eines Ehelebens. Paare sind meistens – und zum Glück – nicht immer gleichzeitig hilfsbedürftig, auf der Suche nach sich selbst oder in der Krise. Es ist nicht selten, dass eine erstarkte und veränderte Frau den Mann verunsichert. Ich kann mir gut vorstellen, dass dieser Mann erschöpft ist von den vielen Findungsprozessen seiner Frau. Welche Probleme von seiner Seite dabei auch mitspielen mögen – es ist seine Baustelle, nicht ihre. Sie sollte weder Druck ausüben noch ihn drängen noch ihm ihre Weise der Vergangenheitsbewältigung überstülpen wollen.

Der Weg aus einer Krise, egal wie sich diese zeigt, ob in Kampf oder Verzweiflung, gelingt nur, wenn jeder für sich selbst gut zu sorgen weiß. Wenn wir nicht davon abhängig sind, ob es dem Gegenüber gut oder schlecht geht. Wenn wir den Partner loslassen können. Und wenn wir Zeit und Ruhe geben und akzeptieren, wenn der andere in Ruhe gelassen werden möchte. Druck macht alles schlimmer.

Wenn ich glücklich sein will, muss ich wissen, wer ich bin und was ich will. Für beide Partner bedeutet das, zu ihren Überzeugungen und Vorstellungen zu stehen. Sich in gewisser Weise vom anderen abzugrenzen – sich zu differenzieren. Das bedeutet nach David Schnarch: bei Konflikten oder Unsicherheiten ruhig und gelassen bleiben, sich nicht von Ängsten bestimmen lassen. Sich bemühen, nicht übertrieben zu reagieren; auch wenn das Gegenüber für das eigene Leben von enormer emotionaler Bedeutung ist.[34] Es bedeutet, den anderen nicht unter Druck zu setzen, sich selbst nicht unter Druck zu setzen, sich nicht unter Druck setzen zu lassen, nicht einzuknicken.

STARKE FRAUEN – STARKE PAARE

»Ich denke, Frauen sind töricht, wenn sie so tun, als wären sie den Männern gleich. Sie sind weit überlegen und waren dies eigentlich schon immer. Was immer man einer Frau gibt, sie wird mehr daraus machen. Wenn du ihr etwas Sperma gibst, wird sie dir ein Baby geben. Wenn du ihr ein Haus gibst, wird sie ein Heim daraus machen. Gibst du ihr Lebensmittel, macht sie eine Mahlzeit daraus. Gibst du ihr ein Lächeln, wird sie dir ihr Herz geben. Sie multipliziert und erweitert, was immer man ihr gibt. Wenn du ihr also irgendeinen Mist gibst, dann mach dich darauf gefasst, eine Tonne voll Scheiße zu bekommen!«

William Golding, britischer Romancier, Dramaturg und Poet (1911–1993)
(Übersetzung durch die Autorin)

Mich inspirieren starke Frauen der Zeitgeschichte von gestern bis heute. Frauen, über die ich lese oder die ich erleben darf. Sie alle führen mir vor Augen, welche Kräfte Gott in uns Frauen angelegt hat und wecken will. Diese Beispiele beeinflussen und bestärken mich auf meinem Weg zu der Frau und Ehefrau, die ich sein will.

Wenn ich mir die Brille der Gleichheit in aller Gegensätzlichkeit von Frau und Mann aufsetze und Paarsein als Gegenüber und Ergänzung sehe, entdecke ich die vielen starken herausragenden Frauen in den biblischen Geschichten. Nach zweien von ihnen wurden meine Töchter benannt. Die eine ist die unerschrockene Zippora, die angesichts des Todesengels beherzt ihren ältesten Sohn beschnitt, weil Mose es »vergessen« hatte (2. Mose 4,24-26). Zippora war eine selbstständige Frau, die ihren Mann für seinen großen Auftrag ziehen ließ. Die zweite ist Jemima. Schon dass wir ihren Namen kennen, ist ein Wunder, denn ihre sieben Brüder werden mit keinem Wort erwähnt, dafür aber ihre zwei Schwestern: »Und es wurden ihm sieben Söhne und drei Töchter geboren. Und er gab der ersten den Namen Jemima und der zweiten den Namen Kezia und der dritten den Namen Keren-Happuch. Und so schöne Frauen wie die Töchter Hiobs fand man im ganzen Land nicht. Und ihr Vater gab ihnen ein Erbteil mitten unter ihren Brüdern« (Hiob 42,13-15).

Ein Erbteil, man staune! Von einem solchen Erbteil konnten Frauen selbst Tausende Jahre später nur träumen, auch zur Zeit der Reformation. Martin Luther setzte seine Frau Katharina als Alleinerbin ein, was damals undenkbar und ein großer Vertrauensbeweis war. Aber sein Wunsch wurde nicht respektiert und Katharina musste nach seinem Tod um alle Güter und die Vormundschaft für ihre Kinder kämpfen. Wie kam Luther dazu, seine Frau in diesen Stand zu setzen? Der ehemalige Mönch Luther heiratet die entlaufene Nonne Katharina von Bora, »um den Teufel zu ärgern«. Sie war eine starke Persönlichkeit und das Paar zwei sich liebende Hitzköpfe, die sich zeitlebens respektierten und herausforderten. Die zwei lebten eine von Gnade, Freude und Humor erfüllte Partnerschaft. Das wissen wir, weil Luther seiner Umgebung ungeniert Einblick in seine beispielhaft auf Augenhöhe geführte Ehe gewährte.[35]

Martin Luther war nicht Katharinas erste Wahl. Aber nachdem sie ihre große Liebe nicht heiraten durfte, entschied sie sich für den Mann, der ihr die besten Entwicklungsmöglichkeiten bot. Katharina war gebildet, konnte lesen, schreiben und beherrschte Latein. Sie kam aus der Klosterwelt, in der sie als Frau kein »minderwertiger« Mensch war, wie es das damalige Gesetz behauptete. Sie lebte selbstständig, zielsicher, überlegte nicht lange, bevor sie etwas tat, und hielt sich auch nicht an Konventionen. Das Ehepaar Luther definierte für sich ein unübliches Rollenbild, was vor allem Katharinas »unbeugsamem Selbstbewusstsein« zu verdanken war. Katharina redete mit, brachte sich ein, praktisch und intellektuell. Sie war äußerst erfolgreich, sicherte das wirtschaftliche Überleben vieler Menschen und versorgte alle, die im Hause Luther ein- und ausgingen: Kinder, Studenten, Gelehrte, Fürsten. Luther gab sein altes Frauenbild unter Katharinas Gegenwind bald fröhlich und erleichtert auf.[36]

FLOWERPOWER VERSUS FRAUENPOWER

Wo sind heute die selbstbewussten Katharinas? Seit Jahren werden Frauen bei Frauenevents in wundervoll dekorierter Umgebung ermutigt, sich toll, wunderbar und liebenswert zu finden. Doch wann endlich kommt die Botschaft: »So, jetzt wissen wir alle, wie wunderbar wir sind. Jetzt brechen wir auf zu großen Taten und erobern uns die Welt.« Ich behaupte, diese Botschaft kommt nicht, weil Sex bei Frauenveranstaltungen kein Thema ist. Nicht mal ein Hauch davon. Weshalb ist ein himmlischer Orgasmus kein Frauenthema? Nicht die Männer blockieren das Thema Sex, sondern die Frauen – aus Angst vor sich selbst. Wir müssen erst über Sex, sexuelle Selbstsicherheit und die damit zusammenhängende Selbstbestimmung der Frau reden. Daraus kommt eine weltverändernde Kraft.

Das sah wohl auch Luther so. Er war ein sexueller Rebell, betonte die ungezähmte Natur der Sexualität als ein natürliches Bedürfnis – und zwar in einer deftigen Sprache und mit Witz. Weshalb konnte Luther damals so frei über den Körper und die Sexualität sprechen und schreiben? Weshalb gelang das in späteren Jahrhunderten nicht mehr? Weshalb gab es damals bei ihm keinen Widerspruch zwischen Genießen und Gott dienen? Derselbe Mann konnte die Bibel übersetzen, mit Studenten und Gelehrten über Gott und die Welt philosophieren, über Ausscheidungen schwadronieren und sich zur Häufigkeit von Sex in der Ehe äußern. Die »Luther-Regel« »In der Woche zwier, schaden weder ihm noch ihr, macht im Jahre hundertvier« entspricht laut Umfragen bis heute einer westlichen Lebensgewohnheit.[37] Dabei hatte Luther durchaus nicht nur die Lust des Mannes im Blick, sondern auch die Befriedigung der Frau. »Martin Luther wagte Unglaubliches – unter den zornigen Blicken der Kirchenmächtigen verkündete er, das, was unter ehelicher Bettdecke getrieben werde, sei nur gut.«[38]

Wenn Frauen ihre Sexualität entdecken, in ihrer Sexualität stark werden, dann hat das unmittelbare Auswirkungen auf ihr Selbstbild, ihr Selbstgefühl und ihr Auftreten. Und das wiederum lässt sie zu gleichberechtigten Partnerinnen, starken Freundinnen und selbstbewussten Gemeindegliedern werden. Es gibt für mich nichts Schöneres in meiner Beratertätigkeit, als teilzuhaben an einer solchen Entwicklung. In aller Regel fällt sie auf und hat Auswirkungen. Viele Männer sind stolz auf die Veränderung ihrer Frau. Sie spüren instinktiv, dass Traditionen und starre Rollenbilder zwar eine gewisse Sicherheit geben, aber nicht wirklich glücklich machen, weder sie selbst als Mann noch ihre Frau. In der Folge des Wandels stellen diese Frauen auch Fragen, die sie zuvor nicht zu stellen wagten. Über das Leben allgemein und über Glaubensinhalte im Speziellen. Das löst je nach Gemeinde Unruhe aus. Im besten Fall ist dies für die Frauen eine gute Übung, um in ihrer Persönlichkeit noch stärker zu werden und sich von kleinerem oder größerem Gegenwind nicht umblasen zu lassen. Kürzlich traf ich eine Frau, die bei mir einige Zeit in der Beratung war. Freudestrahlend erzählte sie mir: »Ich setze mich jetzt durch! Ich kann jetzt gut auf mich selbst und meine Bedürfnisse achten.«

GLÜCKLICH KOEXISTIEREN – INDEM ICH WEISS, WER ICH BIN

> »Den Leib sorglos annehmen, sich an ihm freuen und doch seinen ungereimten Wünschen um des anderen willen sich nicht fügen, Partnerschaft also in sorgender Sorglosigkeit – könnte eine Ehe heißen.«[39]
>
> *Jörg Zink*

Ein Paar findet sich, wenn die Frau zu sich als Frau findet, der Mann zu sich als Mann und die beiden so als Paar gut miteinander sein können. Dafür muss ich mich an mir selbst festhalten können. Das ist gar nicht so einfach. Mich an mir selbst festhalten, um als Paar friedlich nebeneinander und miteinander glücklich zu werden, wie mache ich das? Vertraue ich mir selbst? Kenne ich mich dafür gut genug? Weiß ich, was ich überhaupt mit meinem Leben will? Übernehme ich die Verantwortung für die Befriedigung meiner Wünsche in erster Linie selbst? Oder mache ich meinen Partner dafür verantwortlich?

Um all das zu wissen, müssen wir lernen, unsere Bedürfnisse ernst zu nehmen. Frauen müssen lernen, nicht nur zu wissen, was sie nicht wollen, sondern auch zu wissen, was sie wollen. Und dann sollten sie ihre Bedürfnisse auf eine faire Weise und klar mitteilen und nicht indirekt und manipulativ. Die Männer wiederum müssen lernen, ihre eigenen Bedürfnisse wahrzunehmen. Viele Männer spüren sich überhaupt nicht. Sie können sich nicht eingestehen, dass sie Bedürfnisse haben, die über das materielle oder sexuelle hinausgehen. Zum Beispiel das Bedürfnis, wertgeschätzt und geliebt zu werden. Männer sollten sich Gedanken darüber machen, wie sie sich denn wertgeschätzt und geliebt fühlen, und zwar in erster Linie von sich selbst. So geliebt, dass sie sich nicht pausenlos in Pflichten und Aufgaben stürzen, sich nicht andauernd in sich selbst zurückziehen oder Liebe an allen Ecken und Enden suchen, nur nicht bei ihrer Frau.

Wir haben die Verantwortung, uns selbst zu entwickeln und zu fördern, unsere Gaben zu entdecken und Gelegenheiten zu suchen, diese auszuleben. Doch dafür müssen wir uns trauen, unserer inneren Unzufriedenheit nachzuspüren, diese überhaupt zuzulassen. Dafür müssen wir lernen, Entscheidungen zu treffen. Dies gilt vor allem für Frauen, denn Frauen treffen oft lieber gar keine Entscheidung als eine falsche. Es ist gut, wenn wir uns als Paar über unser Wesen und über unsere Lebensrollen klar werden. Wenn wir das Risiko eingehen, nach uns selbst zu suchen. Mein Mann und ich haben über die Jahrzehnte einige Persönlichkeitsmodelle kennengelernt und uns immer wieder damit auseinandergesetzt, um uns besser zu verstehen. Das, was uns am nachhaltigsten begleitet und alle anderen Modelle ergänzt, ist das Enneagramm. Das Enneagramm teilt die Menschen nicht in vier Persönlichkeitstypen ein wie die Antike, sondern in neun. Es wird damit aus meiner Sicht nicht nur der Vielfalt besser gerecht, sondern vermittelt eine differenzierte und philosophische Sichtweise auf die komplexen wechselseitigen menschlichen Beziehungen. Es gibt verschiedene Bücher dazu, wir mögen das Buch »Die Weisheit des Enneagramms«[40] von Don Richard Riso und Russ Hudson am liebsten.

Ein solcher Selbstfindungsprozess begleitet einen ein ganzes Leben lang. Er wird vielleicht unspektakulärer, je älter man wird, je lieber man sich mag. Aber man sollte nie aufhören, ihn zu suchen. Er ist wie das Leben dauernd im Fluss und verändert sich. Ungeahnte Fähigkeiten, Möglichkeiten und Gelegenheiten können sich laufend entwickeln. Entscheidend für einen solchen Prozess ist, dass wir uns als Paar gegenseitig gute Weggefährten sind, einander ermutigen, uns mit inspirierenden Freunden umgeben oder uns sogar einmal von einer Fachperson beraten lassen.

An uns selbst festzuhalten bedeutet, dass wir uns in erster Linie selbst stärken. Dass wir selbstbewusst und selbstverantwortlich einen Lebensentwurf gestalten, der uns einerseits innerlich unabhängig macht und es andererseits erst möglich macht, dass wir uns von einer Person abhängig machen können, ohne uns selbst zu verlieren oder den anderen zu unterjochen. Diesen Zustand könnte man »glücklich koexistieren« nennen.

2

WAS DEM SEX GUTTUT

WAS BEZIEHUNG MIT DEM SEX MACHT

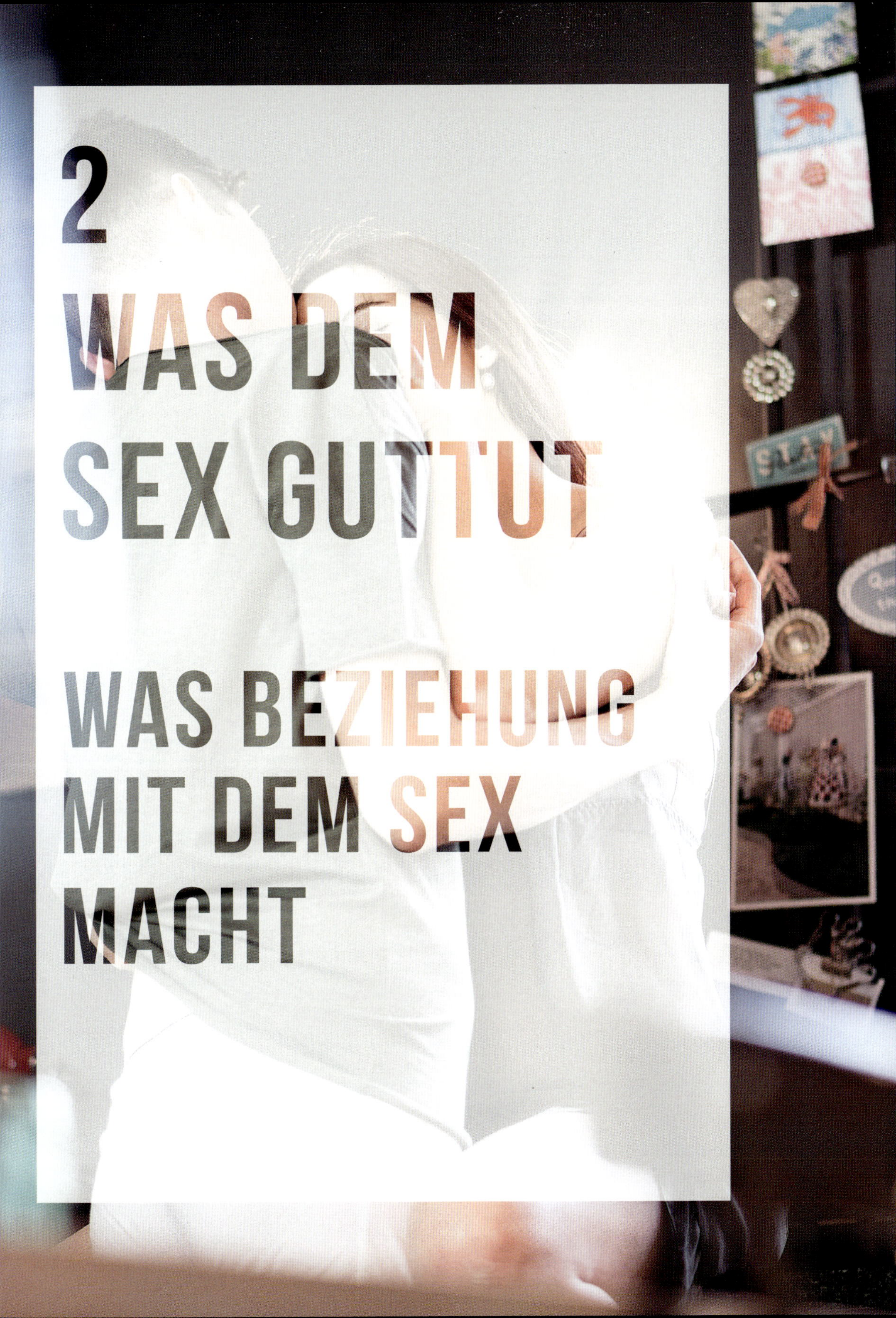

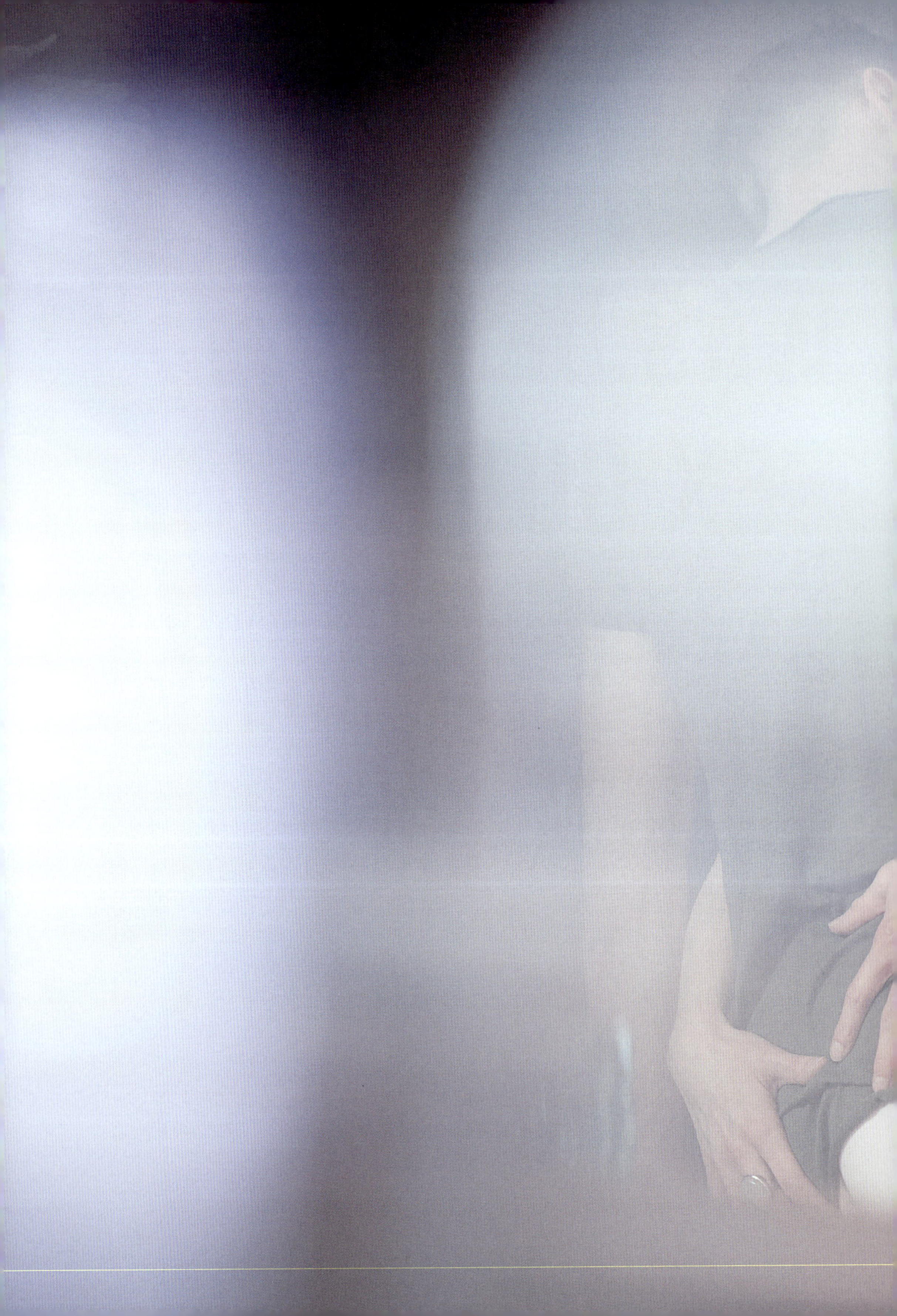

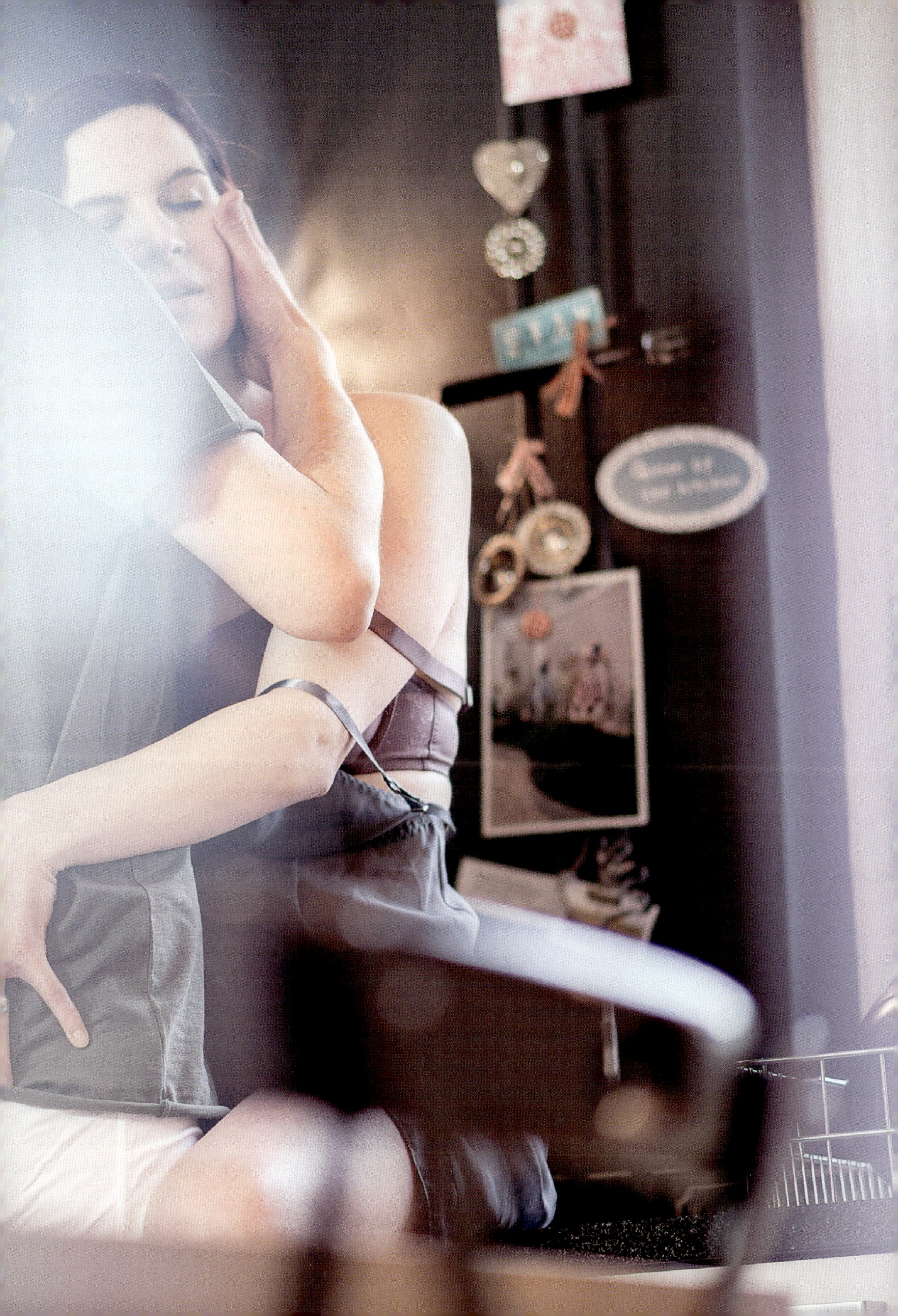

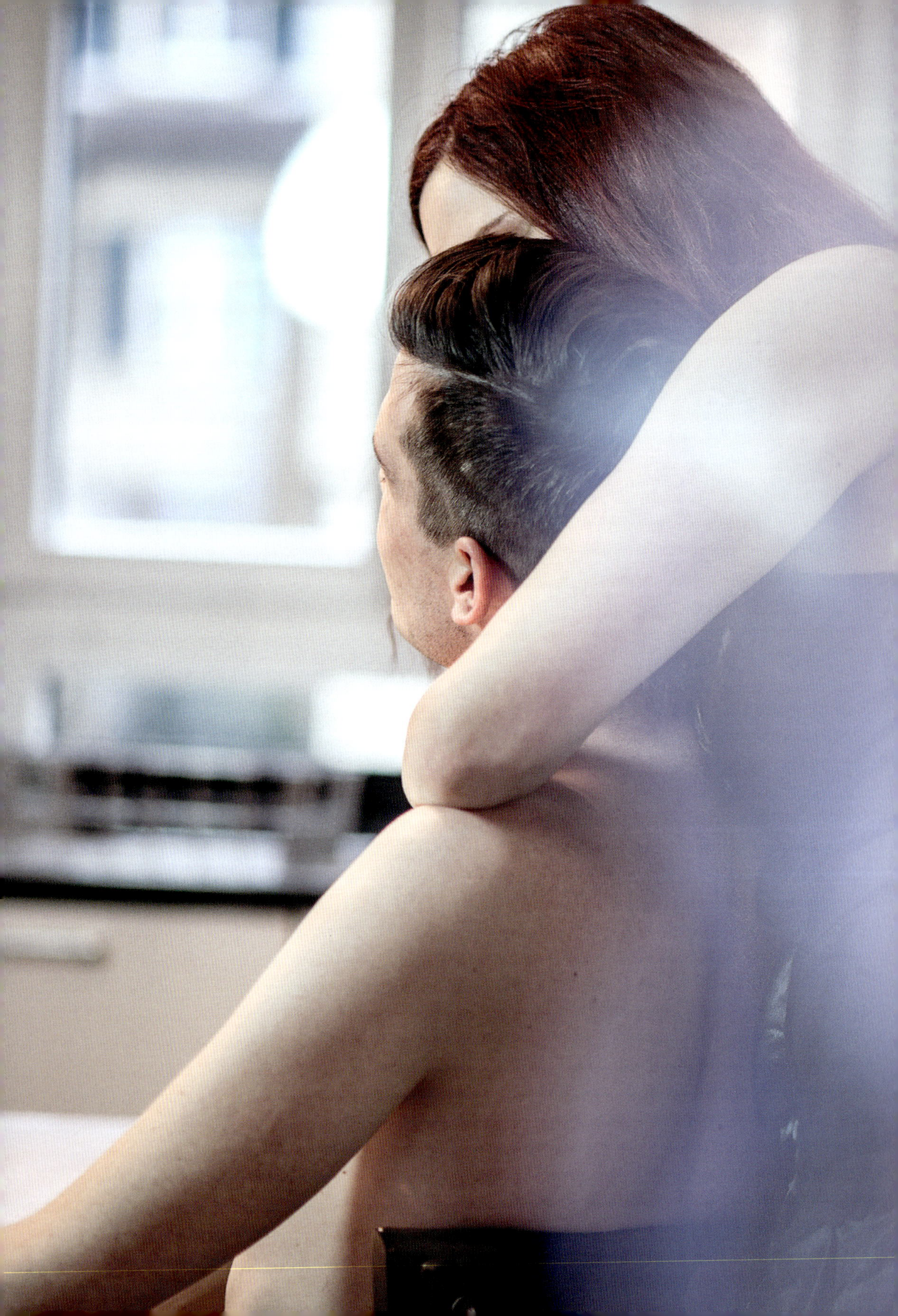

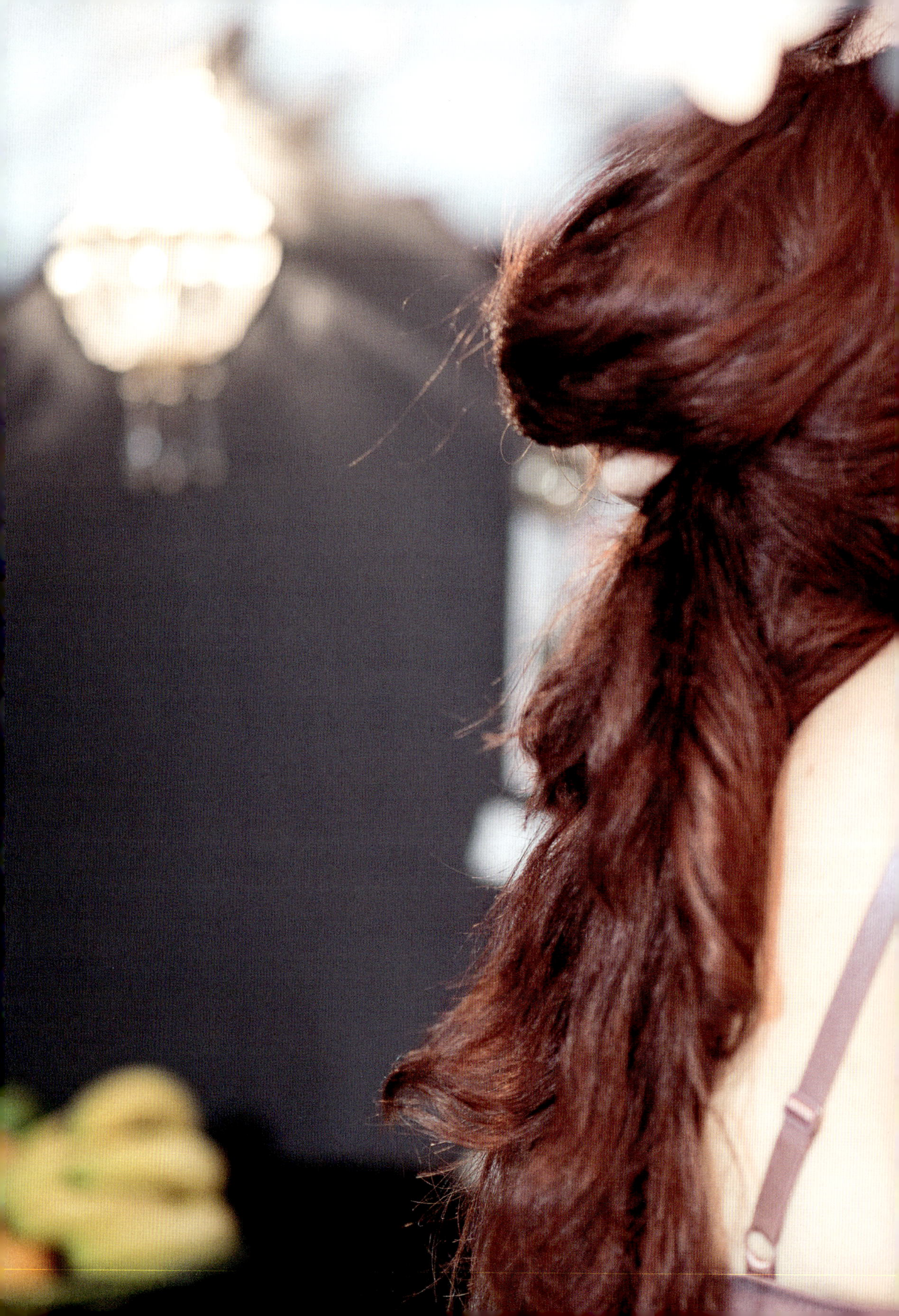

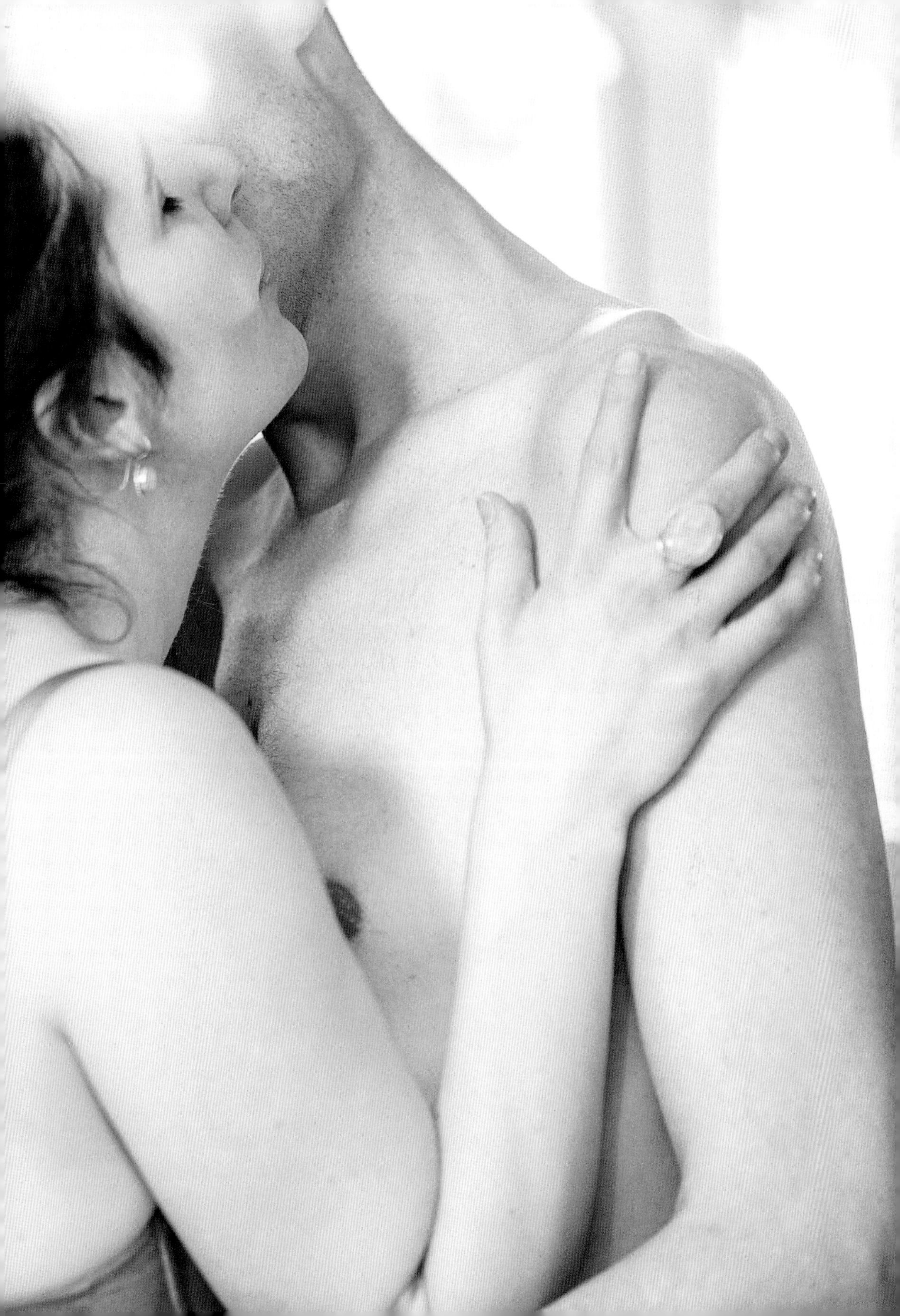

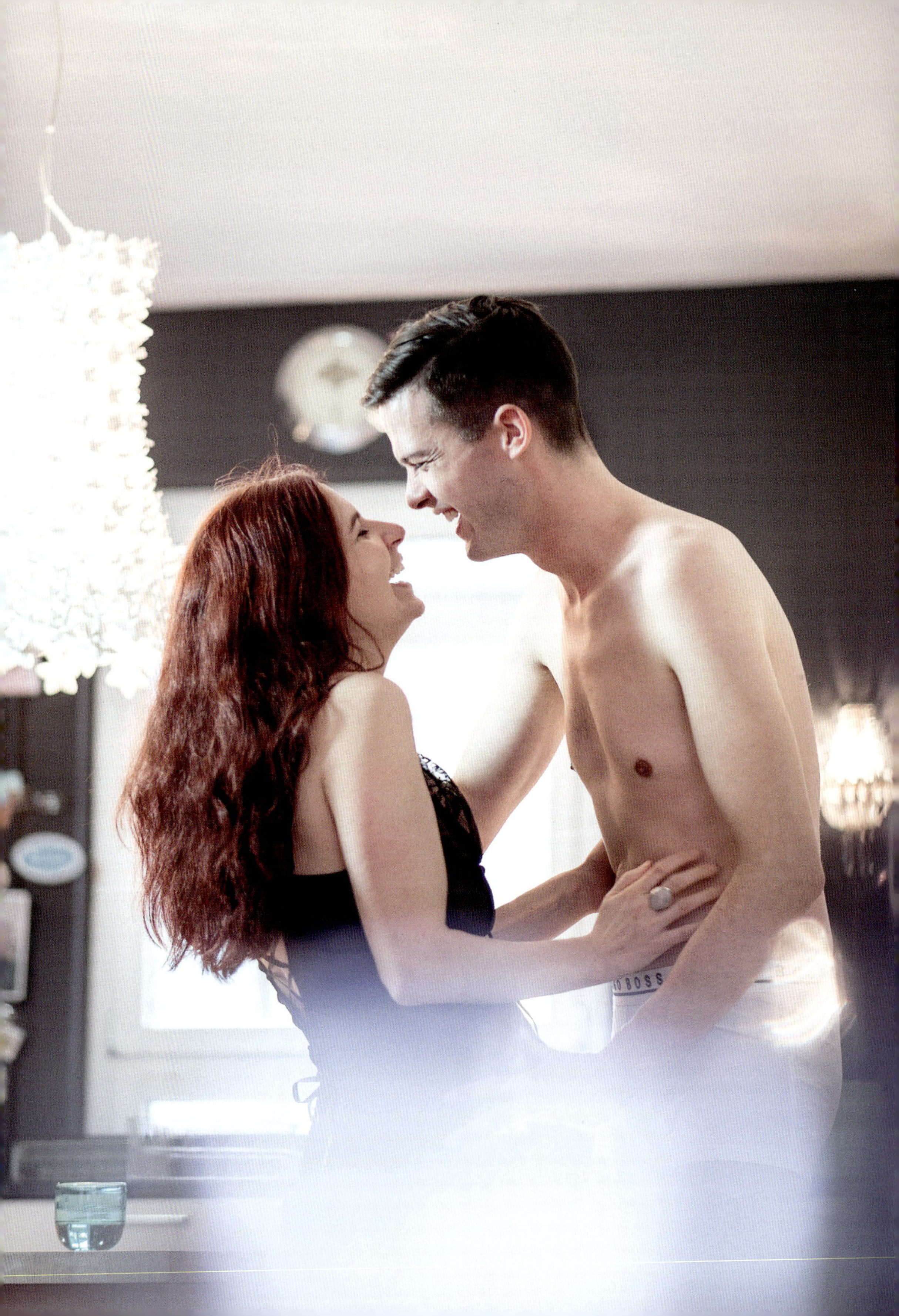
BOSS

MÄNNER – EINFACH GESTRICKT?

Die unkomplizierte Männersexualität ist ein Mythos. Solange Sex und Beziehung gut funktionieren, mag der Eindruck stimmen, dass Männer einfach gestrickt sind. Ich behaupte das ja auch im Buch *Liebeslust*[41], worauf ein Freund prompt aufbegehrte – zu recht. Männliche Lust ist nicht weniger kompliziert als die der Frau. Mit der Aussage in *Liebeslust* meinte ich lediglich die Funktion des männlichen Geschlechtsorgans im Vergleich zum weiblichen. Doch wenn wir mit dem wichtigsten Sexualorgan von Frau und Mann den Kopf meinen, dann entspricht der Mythos der unkomplizierten Männersexualität sicher nicht der Realität.

Wie ein Mann begehrt, ist praktisch nicht untersucht. Laut Ulrich Clement hat sich das wissenschaftliche Interesse am sexuellen Begehren in den vergangenen Jahrzehnten einseitig nur auf die Frau konzentriert. Somit gibt es praktisch keine nennenswerte Studie zur Lust des Mannes. Es gibt bisher nur zwei Dinge, die Wissenschaft und Medizin in Bezug auf den Mann interessieren: die Erektionsstörung und die vorzeitige Ejakulation.[42] Und obwohl die PDE-5-Hemmer (Viagra, Cialis, Levitra etc.) eine neue Epoche in der Behandlung der Erektionsstörung eingeläutet haben, interessiert sich die Forschung immer noch nicht für das männliche Begehren und dafür, wie es funktioniert. Erektion gut – alles gut!

Die Fachliteratur zur weiblichen Sexualität hingegen boomt. Sehr gute Bücher, Studien und interessante Perspektiven bringen uns die Lust der Frau näher und nicht wenige Männer interessieren sich erfreulicherweise ebenfalls dafür, wie die weibliche Sexualität funktioniert. Doch damit sind wir bereits beim ersten Dilemma des Mannes. Viele Männer denken, sie dürften im Bett nicht egoistisch sein. Das Bedürfnis der Frau ist ihnen Verpflichtung. Sie glauben, dass sie dazu da sind, die Bedürfnisse der Frau zu befriedigen. Doch sexuelle Erregung bedeutet gerade, für einen Moment selbstbezogen zu sein und sich nicht um das Vergnügen des anderen kümmern zu müssen, sondern die eigene Lust ohne Schuldgefühle spüren zu können.

WAS IST EIN »RICHTIGER« MANN?

Was ist ein »richtiger« Mann, ein normaler Mann? Gibt es *den* Mann überhaupt? Mein Mann auf jeden Fall hasst es, wenn ich in der Schnelle ein paar Plattitüden zum Thema Mann fallen lasse und von »den Männern« rede. Einem Männerideal entsprechen zu wollen, ist vergebliche Mühe. Selbstverständliche Rollenbilder von vor sechzig Jahren sind nicht mehr wünsch- und lebbar. Männer definieren sich heute weniger nur über ihre Arbeit. Sie leben mehr in Kontakt zu ihren Kindern, sie spüren und zeigen ihre Gefühle deutlicher. Sie können besser zu ihren Schwächen stehen und verweigern sich in der Beziehungskrise nicht mehr generell einer Beratung. Bei mir suchen häufig die Männer den Erstkontakt für eine Paarberatung.

Trotzdem sind viele Männer verunsichert, wer sie sein sollen, sein dürfen, sein müssen. Der Sexologe Jean-Yves Desjardins sagte einmal: »Männer sind Riesen auf tönernen Füßen – sehr fragil.« Viele Männer in den Gemeinden wollen allzu gerne allen Rollenvorstellungen von Christ, Ehemann, Liebhaber, Vater, Berufstätiger, Gemeindemitglied und Verantwortungsträger entsprechen. Sie strampeln sich ab, aber fühlen sich nie gut genug. Weshalb ist das überhaupt so schwierig? Weil nicht, wie im Bereich Partnerschaft vermutet, Sexualität die größte Herausforderung für den Mann ist, sondern das Thema Selbstwertgefühl und seine Identität als Mann.

Das bedeutet, dass Frauen und Männer an derselben Sache leiden – sie wissen nicht, wer sie sind, sind nicht stolz auf sich und erleben sich nicht als liebenswert, sie empfinden keine sexuelle Selbstsicherheit und fühlen sich in ihrem Geschlecht nicht zu Hause. Frau und Mann wollen dieselben Defizite vom anderen gestillt bekommen – wodurch sie sich leider oft gegenseitig zu sehr fordern und damit überfordern.

Männer sind genauso gefordert wie Frauen, ihren eigenen, ganz persönlichen Weg zu suchen und zu gehen. Es gibt ihn nicht, *den* Mann. Es gibt nur den vielfältigen Mann mit seinen eigenen Erlebniswelten und Ausdrucksformen, der lebt, was seinem ganz persönlichen Wesen entspricht. Männer haben zwar Angst, ihre Verletzlichkeit zu zeigen, gleichzeitig aber eine Sehnsucht danach, diese zugeben zu dürfen und trotzdem ganz Mann zu sein. Auf diesem Weg zu sich selbst und zu ihrer Selbstsicherheit sollten sich Männer miteinander vernetzen, damit sie sich gegenseitig unterstützen und ermutigen können, so wie es Frauen seit über hundert Jahren tun. Die Entwicklung der Frau ist nicht schuld daran, dass Männer heute nicht wissen, wer sie sind. Schuld daran ist, dass Männer sich bisher kaum aktiv in eine veränderte Gesellschaft hineinentwickeln und nicht selbst definieren, wer sie sein wollen.

Die veränderten gesellschaftlichen Beziehungen der Geschlechter haben einiges in Bewegung gebracht. Viele Männer verabschieden sich heute durchaus gerne vom patriarchalen Rollenverständnis und sind erleichtert, dass sie die Verantwortung teilen dürfen. Dass sie gleichberechtigte Frauen als Gegenüber haben dürfen. Dass es nicht einfach richtig oder falsch gibt in der Rollenfrage, der Familienarbeit und der Erwerbstätigkeit, sondern nur das, was der ganz persönlichen Situation und den einzelnen Gaben und Talenten des Paares entspricht. Ihr Anteil nimmt stetig zu, weil sie sehen, dass sie als Paar und nicht zuletzt die Kinder davon profitieren. Aus dieser Perspektive könnte man sagen, ein »richtiger« Mann ist ein ganz realer Mann – ein greifbarer Mann – ein authentischer Mann.

Mannsein bedeutet also, das zu leben, was einem wichtig und wesentlich erscheint. Es bedeutet, emotional in gewisser Weise unabhängig zu sein, in sich selbst zu ruhen, sich selbst akzeptieren, sprich: einen gefestigten Charakter und genug Selbstbewusstsein zu haben, um sich nicht ständig selbst beweisen oder es irgendwem recht machen zu müssen. In jedem Mann stecken Entwicklungsmöglichkeiten, aber um diese zu nutzen, braucht es Mut. Doch die Anstrengung wird mit einem ganzheitlichen Leben belohnt, einer lustvollen Entdeckungsreise zu ihm selbst, zu seinen tiefen Sehnsüchten und zu neuen Ufern einer ganz für ihn selbst definierten Männlichkeit, inklusive seiner Sexualität.

DAS SEXUELLE MÄNNERBILD

Nicht nur über Weiblichkeit werden im Alltag Witze gerissen und abfällige Bemerkungen gemacht, sondern auch über Männlichkeit und männliche Sexualität. Sie wird auf eine Weise dargestellt, die verantwortungs- und respektvolle Männer abwertet und ihre Lust fragwürdig erscheinen lässt. Dieses Gefühl beschleicht viele Männer auch angesichts stumpfsinniger Pornografie, sexuellen Missbrauchs und sexueller Gewalt. Selbst wenn das alles mit ihnen nichts zu tun hat, sind ihnen die unübersehbar krassen Schattenseiten der Männersexualität bewusst. Doch verbale Angriffe auf Männer und Herabwürdigungen ihrer Sexualität machen die Situation nicht besser, weder für Frauen noch für Männer noch für nachfolgende Generationen.

Sexuelle Menschenbilder sind kulturell geprägt und haben sich über Jahrhunderte hinweg verändert. Vom alten Griechenland bis ins Mittelalter galt die weibliche Sexualität als um ein Vielfaches triebhafter als die männliche, weshalb Frauen strengen Regeln unterworfen und »domestiziert« wurden. Dies zeigt zum Beispiel der »Hexenhammer« des Dominikaners Heinrich Kramer. Doch ab etwa 1850 galt dann in der westlichen Gesellschaft plötzlich die männliche Sexualität als ausschweifend. Das nehmen die einen heute als Ausrede, andere bringt es unter Druck.

Wenn sich etwas in der männlichen Sexualität verändern soll, dann sollten Männer angeregt werden, sich selbst, ihre Empfindungen, ihren Körper, ihre sexuellen Vorlieben und Verhaltensweisen wahrzunehmen, und zwar mit Offenheit und Wertschätzung. Ein Mann sollte sich nicht ständig für seine Bedürfnisse rechtfertigen müssen. Er braucht ein wohlwollendes Umfeld, wo er sich mit sich selbst, seiner Lust, seinen Ängsten und seiner Geliebten auseinandersetzen darf. Auch seine sexuelle Lerngeschichte ist wichtig, denn was prägt, ist vor allem das Vorbild in der Familie. Deshalb ist es wichtig, die eigene sexuelle Lerngeschichte zu reflektieren und einen Weg zu einer befreiten Sexualität zu finden.

FRAUEN VERSTEHEN DIE MÄNNLICHE SEELE ZU WENIG

Am Beginn eines jeden Männerlebens steht eine Frau. Dies soll keinesfalls heißen, dass Mütter an allem schuld sind, aber sie beeinflussen maßgeblich, wie sich ein Mann entwickelt. Wenn man darum weiß, hilft das beiden Geschlechtern, Männer besser zu verstehen. Das Männerbild von Müttern und Frauen formt als Erstes das Mannwerden des Jungen. Tief im Herzen richten sich Männer am Bild von Frauen aus, in der Hoffnung, von der Frauenwelt angenommen und in ihr ein kleiner Held zu sein. Sie wollen geliebt und in ihrer Sexualität ernst genommen werden. Im Grunde genommen wollen Männer imponieren und gefallen, aber gleichzeitig nicht dominiert werden. Oft blockieren Männer in der Paarbeziehung, um sich vor der Beeinflussung der Frau in Sicherheit zu bringen. Sie mögen es überhaupt nicht, wenn sie von irgendjemandem, vor allem nicht von ihrer Frau, kritisiert, belächelt oder diszipliniert werden. Wenn ein Mann von seiner Frau wenig Anerkennung erhält und sie seinen Einsatz nicht würdigt, erinnert ihn das an seine eigene Mutter.

Ein Junge sollte aber nicht nur unter einem Frauenblick zum Mann werden. Doch leider ist der Alltag von Jungen häufig von Frauen geprägt, weil die Väter abwesend sind. Wenn sie anwesend sind, sind sie oft dennoch nicht präsent. Ein Junge braucht Männerleitbilder, allen voran den Vater, damit er sich in gesunder Weise von der Frauenwelt lösen und die Männerwelt betreten kann. Er muss sich abnabeln von der weiblichen Welt der Mutter und in die Welt der Männer gelangen. Diese Ablösung ist keine leichte Aufgabe, weil Jungen die geliebte, umsorgende Mutter nicht vor den Kopf stoßen wollen. Doch um zum Mann zu werden, müssen sie sich von der weiblichen Gegenwelt distanzieren. »Für Jungen heißt aufwachsen nicht einfach, männlich zu werden, sondern nicht weiblich.«[43] Deshalb können Frauen (und Mütter) den Männern keinen größeren Gefallen tun, als mit ihrem eigenen Leben und Frausein glücklich zu sein. Dann müssen Männer keine Schuldgefühle haben und ihre Männlichkeit nicht herunterspielen und verleugnen.

Angekommen in der Männerwelt bemerkt der Junge schnell, dass seine Vorbilder sich schwertun mit ihrer inneren Welt und damit, sich verletzlich zu zeigen. Doch Verletzlichkeit ist ein wichtiger Schlüssel für echte Intimität, die zuerst in Männerfreundschaften gelebt wird, dann aber auch in der Begegnung mit der Frau. Zunehmend wünschen Männer sich die Vielfalt ihrer Gefühle herbei. Sie wollen Unsicherheit, Angst, Wut, Trauer, Liebe, Glück und Freude fühlen können. Diese Gefühle weisen ihnen den Zugang zu ihrer Innenwelt und zu ihrer Lust. Damit könnten sie das ganze Spektrum Sex vielfältiger erleben, in allen gefühlsmäßigen Zwischentönen auf dem Weg zum Orgasmus. Gefühle bringen Innehalten, intimen Augenkontakt, Äußerung von Emotionen und eine Vielfalt von erotischen, körperlichen, lustvollen und orgastischen Erlebnissen, die auf lange Sicht entscheidend für eine lebenslange Sexualität sind. Auf diese Weise erleben sich Männer bildlich stolz aufgerichtet in einer Männlichkeit, die nicht einfach steht und fällt mit der Fähigkeit zu einer harten Erektion und der daraus folgenden Ejakulation.

MÄNNER WOLLEN WILLKOMMEN SEIN

Lange Phasen ihres Lebens kreisen Männer, von ihren Frauen oft unbemerkt, ums Thema Sex. Sie erleben Höhen und Tiefen, fühlen sich nicht willkommen, verunsichert, hilflos und passen sich an. Es fällt ihnen schwer, abzuschätzen, ob, wie und womit sie sexuell willkommen sind. Zwar sollen Männer nach wie vor die Initiative ergreifen, aber wehe, sie erwischen die falsche Situation oder erscheinen den Frauen in der Art oder ihren Wünschen »daneben«. Dabei wollen sie einfach samt ihrem Sexualorgan wertgeschätzt werden und himmlische Lust bringen, sich selbst und der Frau.

Sexuell nicht willkommen zu sein, trifft den Mann tief in seiner männlichen Identität. Das Grundgefühl vieler Männer ist, dass Frauen eigentlich nur ihnen zuliebe Sex haben. Man könnte daraus die steile These aufstellen, dass die männliche Lustlosigkeit im Grunde genommen die Angst ist, nicht willkommen zu sein.

Viele Männer in der Beratung sind voller Selbstzweifel, total unglücklich über ihr Sex- und Liebesleben und unterdrücken ihren Wunsch nach Spaß. Sie begraben ihre jugendlichen Träume und Vorstellungen, kiffen, trinken Alkohol, konsumieren heimlich Pornos, werden vielleicht aggressiv, doch in den allermeisten Fällen resignieren sie einfach und fahren die Gefühlswelt zurück. Falls sie in der Beratung ihre Gefühle wieder hochfahren, überfällt sie zuerst Schmerz und Enttäuschung, weil nicht sofort alles besser und lustvoller wird.

Doch genau vor Schmerzen fürchten sich Männer am allermeisten. Ein Klient in meiner Beratung, der seit einigen Jahren keinen Sex mehr will, begründete dies folgendermaßen: »Ich bin meine ewige Bettelei leid. Ich will mich auf keinen Sex mehr einlassen.« Seine Frau hat in der Kindheit sexuellen Missbrauch erlebt und kann sich kaum vorstellen, wieder Sex zu haben. Und doch kommen die beiden in die Beratung, weil sie merken, dass ihrer Beziehung etwas fehlt. Weil sie die Nähe zueinander verlieren. Weil sie sich nicht mehr in den Arm nehmen, zärtlich sind und schon gar nicht mehr küssen. Weil sie aus Mangel an Hautkontakt seelisch zu vertrocknen drohen. Und sie finden sich immer öfter miteinander in einem gereizten, genervten und bitteren Kleinkrieg verstrickt.

MÄNNER WOLLEN IHRE PARTNERIN NICHT VERLETZEN

Liebe und Beziehung sind Männern genauso wichtig wie das Erlebnis Sex. Aber der Zugang zur Liebe eröffnet sich ihnen oft eher über den Sex. Dass Männer Sex über die Liebe stellen, ist ein Mythos. Doch genau diesen Mythos glauben sie oft selbst. Laut Ulrich Clement verleitet dies Männer zu der Annahme, dass sie ihre Frau verletzen und brüskieren und diese sie in der Folge mit Ärger und Zurückweisung bestrafen wird, wenn sie auf ihre eigenen Bedürfnisse achten und ihre Wünsche äußern. Leider bestätigen nicht wenige Frauen diese Annahme durch ihr Verhalten. Deshalb vermeiden Männer oft Intimität und emotionale Verbundenheit mit ihrer Partnerin und scheuen ihre eigenen Emotionen.[44] Ulrich Clement schreibt in seinem Buch *Dynamik des Begehrens*: »Der Mann nimmt bereitwillig Schuldgefühle auf sich und die Frau unterstützt das, indem sie findet, der Mann hätte das wegen seiner Rücksichtslosigkeit auch verdient.«[45]

Vor allem Männer, die sich selbst wenig spüren, erliegen der Versuchung, sich emotional nach der Partnerin auszurichten, besonders wenn sie das fordert. Sie wollen es ihr recht machen, nicht nur auf sexueller Ebene. Der Versuch, allein die Bedürfnisse des anderen zu befriedigen, ist zwar gut gemeint, aber eine Sackgasse. Dadurch verliert die Beziehung an erotischer Anziehung. Den Mann hindert diese Ausrichtung an der Partnerin daran, sich selbst spüren zu lernen und (sexuelles) Selbstbewusstsein zu entwickeln. Vielen Männern muss man explizit in Erinnerung rufen, dass sie die Fähigkeit brauchen, sich bewusst zu spüren und ihre Bedürfnisse zum Ausdruck zu bringen, um erotische Spannung in der Liebesbeziehung zu erleben und aufrechtzuerhalten.

Doch weshalb tun sich Männer so schwer, ihre sexuelle und emotionale Befindlichkeit überhaupt wahrzunehmen, sich dafür zu interessieren? Weshalb holen sie sich so wenig Unterstützung? Weshalb bringen sie zwar ihr Auto regelmäßig zum Service, sorgen für Muskelaufbau, aber reagieren panisch, wenn sie ihren Körper medizinisch durchchecken lassen sollen oder Herz und Sexualität offenlegen müssen?

Das konventionelle Männerbild, hohe Anforderungen im Beruf und das traditionell höher bewertete Denken gegenüber dem Fühlen können eine Erklärung sein für mangelnde Gefühle und ein mangelndes Gespür der Männer. Trotzdem erläutert dies nicht, weshalb Männer sich nicht um Veränderung bemühen, wenn sie darunter leiden. Ich habe mehrmals in der Praxis erlebt, wie Männer den Kopf in den Sand stecken und einfach so verharren in der Hoffnung, der Sturm würde sich von selbst legen, ganz gleich, ob es sich um einen von ihnen oder von ihrer Frau ausgelösten Sturm handelt. Sie lassen sich gar nicht erst darauf ein, zu schauen, was der Beziehung fehlt oder welche inneren Konflikte sie selbst haben.

ZU NEUEN UFERN DURCH DIE KRISE

Den Impuls, zu neuen Ufern aufzubrechen, wählen Männer meist nicht freiwillig. Oft braucht es Ereignisse wie Arbeitslosigkeit, Burn-out, Krankheit, Erektionsstörungen, Trennung oder den Tod eines nahestehenden Menschen, damit Männer sich mit ihrer Sexualität und ihrem Innenleben beschäftigen. Doch selbst dann tun es nicht alle. Warum scheuen so viele davor zurück? Vielleicht, weil sie sich dann eingestehen müssten, dass offenbar nicht funktioniert, was sie bisher praktiziert haben. Damit haben viele Probleme. Außerdem wollen die meisten auch wissen, was es ihnen bringt, sich auf die Mühen des Abenteuers »innere Entwicklung« einzulassen.

Nach meiner Erfahrung weicht der erfolgsorientierte, nach außen von sich selbst überzeugte Mann dem aus. Er überschätzt sich – und die Situation – falsch ein. Geht er zudem fremd, unterschätzt er das Risiko und verdrängt erfolgreich die drohenden Konsequenzen. Entweder ist er es vom Beruf her gewohnt, sich großartig zu finden, oder er gibt sich großartig, gerade weil er im Beruf scheitert. Doch dann bröckelt die Fassade, weil auffliegt, dass er offenbar doch Ängste hat, die er mit Alkohol, Medikamenten oder Prostituiertenbesuchen kompensiert. Trotzdem meint er immer noch, alles im Griff zu haben. Weshalb sollte er den bedrohlichen Weg nach innen auf sich nehmen? Weshalb sollte er auf den Druck seiner Frau reagieren? Weshalb sollte er seine eigene (sexuelle) Unzufriedenheit ansprechen? Selbst eine ernsthafte Beziehungskrise und ein temporärer Rauswurf genügen manchmal nicht, um Männer zu einer Veränderung zu bewegen. Viele Männer wollen zwar keine Trennung, unternehmen aber nichts, um diese abzuwenden, obwohl ihnen im Gespräch völlig klar ist, was zu tun wäre.

Niemand kann uns zwingen, uns weiterzuentwickeln. Wenn wir uns nichts Lohnendes davon versprechen, werden wir es nicht tun, und konsequent gedacht ist das sogar unser gutes Recht. Aber offensichtlich gibt es Männer, die sich auf das Abenteuer innere Entwicklung eingelassen haben. Und es gibt viel mehr davon, als wir denken. Doch sie brauchen Mut und die Bereitschaft, Neuland zu betreten.

AN DEN MANN

Manchmal denken Männer, mit der richtigen Partnerin wäre alles nicht so kompliziert und schwer. Ich habe mehr als einen Mann euphorisch in die Arme einer neuen Frau rennen sehen mit dem Gedanken, dass nun alles anders werden würde. Sie glauben, diese sei jetzt die Richtige. Sie wollen nicht hören, dass sie sich selbst mitnehmen und dass das Zusammenleben von Mann und Frau per se einfach manchmal schwierig ist. Sie wollen nicht hören, dass es besser wäre, sich erst mit sich selbst auseinanderzusetzen, bevor sie sich in eine neue Beziehung stürzen.

Die richtige Partnerin ist diejenige, die ihren Mann mit seinen (und sich selbst mit ihren) Defiziten konfrontiert, weil er ihr wichtig ist. Das kann zwischenzeitlich etwas ungemütlich werden. Doch die zeitweiligen beklemmenden Gefühle lohnen sich, wenn einem Mann klar wird, dass er sich glücklich schätzen kann, eine Frau zu haben, die nicht so schnell lockerlässt und beharrlich an Veränderungsprozessen festhält.

AN DIE FRAU

Es ist für den Seelenfrieden von uns Frauen dringend nötig, dass wir uns in die Befindlichkeit unserer Männer hineinfühlen und uns über uns selbst die Augen öffnen. Denn wir stehen in großer Gefahr, zu viel von unseren Männern zu verlangen, einfach, damit es uns gut geht. Doch für unser Wohlbefinden müssen wir selbst sorgen. Das ist kein Appell, in alte Rollenmuster zurückzukehren, ganz und gar nicht. Es ist ein Appell für Selbstverantwortung, weg davon, unsere Männer für alles, was sich nicht gut anfühlt, verantwortlich zu machen. Wir müssen aufhören, den Mann als eine Spezies zu sehen, die dringend der Nachbesserung bedarf. Wir dürfen uns nicht treiben lassen von einem unbändigen und unsäglichen Optimierungswillen.

MÄNNER WOLLEN VERSTEHEN

Der Mann hat zwar eine große Sehnsucht, in der Liebe und Sexualität stärkere Erfüllung zu finden, aber er möchte diese Erfüllung gleichzeitig auch schenken können. Männer sind durchaus gewillt, sich sexuell fortzubilden, wenn sie sich etwas davon versprechen und eine Ahnung haben, wo und wie sie dazulernen können. So sagte ein Mann: »Ich habe einen großen Wissensdurst und möchte erfahren, wie ich meiner Frau Lust verschaffen kann. Weibliche Sexualität kann ich doch nur von meiner Frau erfahren. Ich würde ihr gerne den Rahmen, die Zeit und Sicherheit geben, damit sie sich wirklich fallenlassen kann.«

Männer wollen mutig neue Kontinente in der Sexualität entdecken. Sie geben zu: »Weibliche Sexualität ist anders. Da gibt es viele Sachen, die ich nicht weiß. Ich möchte mir erklären und zeigen lassen, wie sie funktioniert.« Gleichzeitig sagen sie aber auch: »Ich will meine Männlichkeit und Power nicht verstecken.« Sie würden gerne mit ihren Frauen oder mit anderen Männern über Themen reden wie:

»Hast du Sex mit dir selbst?«

»Kannst du Lust, Erregung und Orgasmus in verschiedenen Körperregionen erleben?«

»Was braucht es, damit Sex für dich erfüllend ist?«

»Tauchen irgendwann bei dir ›Verbotsschilder‹ auf? Wann?«

»Wie erlebst du deine Sexualität in Bezug auf deine Partnerin?«

»Wie wohl fühlst du dich in deinem phallischen Männerkörper und wie lebst du verschiedene Rollen wie Verführer oder Bittsteller, Kraftprotz oder Umsichtiger?«

»Sind Treue, persönliche Bedürfnisse und Freiheit für dich ein Spannungsfeld, und wie gehst du damit um?«

»Hat Sexualität für dich eine spirituelle Komponente? Wenn ja, wie erlebst du diese?«

»Was machen Kinderwunsch, Kinder und Verhütung mit dir?«

MÄNNER WOLLEN SICH LUSTVOLL ERLEBEN

> »Ein männliches oder weibliches Sexualobjekt ist demnach dadurch attraktiv, dass es vermittelt: Ich bin mit meiner Sexualität im Reinen, ich sorge schon für mich, du kannst dich auf deine Lust konzentrieren – ich tue es auch. Du kannst mich nehmen, ich gehe dabei nicht verloren.«[46]
>
> *Ulrich Clement*

Männer wollen sich ganz praktisch »lustvoll« erleben. Sie wollen ihre Frau nackt sehen. Sie wollen manchmal ihrer Frau beim Sex in die Augen schauen, wollen die Lust ihrer Frau sehen. Sie erfahren Lust und Emotionen, wenn ihre Frau ihre Männlichkeit spüren will. Daraus ziehen sie Leidenschaft. Sie genießen es, wenn ihre Frau ihnen sagt, wie toll sich ihre männliche Kraft anfühlt. Sie wollen sich weder für ihren Körper noch für ihren Penis noch für ihre Lust oder ihre Ejakulation schämen müssen. Sie wollen ihr in die Seele schauen und sich in die Seele schauen lassen. Sie wollen leben, was sie sich erträumen. Wollen mutig sein und sich sagen: »Doch, das kannst du machen, probiere es einfach aus.« Sie wollen ihren Körper kennenlernen und ihren Orgasmus wahrnehmen. Ein Mann erzählte: »Selbstbefriedigung und Sex mit meiner Frau macht für mich im Erleben inzwischen einen großen Unterschied. Mein Orgasmus fühlt sich völlig anders an, wenn ich mit meiner Frau schlafe.«

Umso enttäuschter sind Männer, wenn ihre Frauen keine Lust wollen oder zulassen können. Ein Mann schrieb: »Wenn ich ihre Klitoris stimuliere und sie etwas ›in Fahrt‹ kommt, bricht sie sofort ab aus Angst, die Kontrolle zu verlieren. Sie meinte einmal, dass sie bei der Geburt eines unserer Kinder einen Orgasmus gehabt habe. Mag sein … davon habe ich aber nichts. Ich finde es schade.« Ein anderer Mann erzählte: »Meine Frau und ich sind seit zweieinhalb Jahren miteinander glücklich verheiratet und unsere Ehe läuft sehr gut. Nur nicht in unserer Sexualität. Ich habe das Gefühl, meine Frau schläft nur mir zuliebe mit mir. Das schätze ich zwar, will das aber eigentlich gar nicht.«

Es entlastet den Mann und lässt ihn sich selbst lustvoll fühlen, wenn die Frau eigene Lust erleben will und diese hemmungslos auslebt. Die frei erlebte Lust der Frau ist der ersehnte Freibrief für den Mann, selbstbezogenen Sex zu haben und in der Lust ganz bei sich zu sein. Eine Frau, die ihre Lust zeigt, ist deshalb für den Mann attraktiv, weil es ihn davon entlastet, sich um ihre Sexualität kümmern zu müssen. Es befreit aber auch die Frau, wenn ihr Mann sie sexuell selbstbewusst nehmen kann, denn das holt sie aus dem Schema heraus, sich wie eine Mutter um ihn kümmern zu müssen. Da, wo Frauen sich beklagen, ihr Mann begehre sie nicht, steckt manchmal ein Muster dahinter, bei dem sie ihn dauernd gängelt und zu optimieren versucht. Dann sage ich gerne: »Der will doch nicht mit seiner Mutter schlafen!«

Andere Formen, Männer zu »kastrieren«, sind bewusste Sexverweigerung, Sex unwichtig zu finden oder ihm keinen Stellenwert in der Beziehung zu geben. Männer sollten zwar ihren Selbstwert nicht aus dem Sex mit ihrer Frau ziehen, aber es kränkt sie trotzdem, wenn sie spüren, dass ihre Frau den Sex einsetzt, um ihnen irgendetwas mitzuteilen oder sie »zu erziehen«. Ich habe erschreckend viele junge Frauen in der Beratung, die schon nach wenigen Jahren überhaupt keinen Sex mehr zulassen, sich gleichzeitig aber darüber aufregen, dass ihre Männer kein Rückgrat zeigen, sie vernachlässigen, sich zurückziehen oder klammern. Sie sagen, sie wollen nicht mit einem Waschlappen schlafen, und träumen lieber von einem »Bad Boy«. Manchmal läuft ihnen dann dieser Bad Boy über den Weg – und schwups ist das sexuelle Begehren (zumindest für den Moment) wieder da.

MÄNNER WOLLEN GERNE MEHR ERLEBEN

Die Behauptung, dass Männern die Verbundenheit weniger wichtig wäre als das körperliche sexuelle Erlebnis, ist falsch. Aber es ist das sexuelle Erlebnis, das sie Verbundenheit fühlen lässt. Und gerade weil Männer im Sex ihr Bedürfnis nach Nähe und Verbundenheit mit ihrer Geliebten stillen, ist es für sie sehr schmerzhaft, in ihrer Sexualität zurückgewiesen zu werden. Sie fühlen sich letztlich in ihrer Person und in ihrem Bedürfnis nach Liebe und Verbundenheit abgelehnt. Ein Mann erzählte mir: »Ich habe probiert, auf verschiedene Weise ihre Lust zu steigern. Das wurde auch besser, wenn wir mal zu Sex kamen. Doch für sie reicht es völlig aus, wenn wir alle zwei bis drei Wochen zusammen schlafen. Was für mich viel (!) zu wenig ist. Ich habe mit ihr offen darüber geredet. Ich wünsche mir, dass sie auch Lust darauf hat. Wenn ich warte, bis sie auf mich zukommt, bin ich nach einiger Zeit ziemlich schlecht gelaunt und schaffe es nicht, nett und fröhlich mit ihr zu sein. Wie kann ich sie für Sex begeistern und diesen häufiger mit ihr erleben?« Ein anderer Mann schrieb, er wünschte sich, dass seine Frau an einem meiner Kurse teilnehmen würde, nur wisse er nicht, wie er ihr das sagen solle: »Meistens wenn ich eine Idee oder einen Wunsch habe, fühlt sie sich gedrängt und es passiert leider das Gegenteil. Haben Sie eine Idee, wie ich vorgehen kann?« Dieser Mann stellt sich vermutlich vor, ein Kurs könne ihm den schmerzhaften Prozess der Auseinandersetzung mit seiner Frau ersparen. Aber seine Nachricht zeigt auch seine Hilflosigkeit und Resignation darüber, dass er gerne wahrgenommen und willkommen sein möchte mit seiner Sexualität.

Mein Buch *Liebeslust* und die drauffolgenden Publikationen und Veranstaltungen haben viele Männer für sich Hoffnung schöpfen lassen, dass ihre sexuellen Wünsche vielleicht gar nicht so abartig sind und sie einen Weg finden können, mit ihren Frauen darüber zu reden. Viele schrieben mir und bedauerten am meisten, dass ihre Frau jegliches Gespräch über Sex verweigere und dass sie vor allem ihnen zuliebe Sex habe und sich nicht auf Experimente einlassen würde. So klagte ein Mann: »Meine Frau kommt aus einer eher konservativen Familie. Gern würde ich meine Frau oral stimulieren, aber das fällt sowieso aus. Meine Frau lässt mich kaum an ihre Vagina, damit ich sie intensiver stimulieren könnte. Sie sagt, sie will keinen Orgasmus, und mein

›Stoßverkehr‹ darf nicht lang dauern.« Ein anderer Mann bedauerte, dass seine Frau weder verschiedene Stellungen ausprobieren noch ein wenig experimentieren mag: »Die Rolle der manuellen Stimulation fällt eigentlich immer mir zu, sowohl bei ihr wie bei mir. Ich gehe beim Streicheln fast immer leer aus. Ich glaube, dass sie das nicht einmal merkt.«

Ja, vielleicht merken all diese Frauen wirklich nicht, wie sehr ihre Männer enttäuscht sind, weil diese es ihnen womöglich nicht sagen. Ich habe die Erfahrung gemacht, dass Frauen gar nicht so abweisend sind, wenn ihre Männer klar und deutlich reden, ihre Wünsche offenbaren und die Initiative ergreifen. Denn auch das sagen Männer nach einer Beratung: »Ich habe mich nicht getraut, mein Verlangen zu zeigen, sondern hielt mich zurück, weil ich dachte, ich müsse vor allem schauen, was meine Frau braucht.« Oder sie äußern selbstkritisch: »Mir war nicht bewusst, dass ich diffuse Botschaften sendete, anstatt meine Bedürfnisse offen zu äußern.«

Deshalb möchte ich an dieser Stelle allen Männern, die keine erfüllte Sexualität mit ihrer Partnerin erleben, Mut machen, das Gespräch trotzdem zu suchen. Und euch sagen: »Seid initiativ – steht auf – lasst euch nicht abwimmeln – seid mutig und beharrlich – besteht auf Auseinandersetzung. Und macht euch ein paar Gedanken, wie ein solches Gespräch fruchtbar sein kann.« Ein paar Anregungen dazu findet ihr im Kapitel »Let's talk about sex«.

BIN ICH NORMAL?

Die Sorge, ob sie normal sind, schwingt in vielen Anfragen, die mich von Männern erreichen, im Hintergrund mit. Egal ob jung, alt, unverheiratet oder gebunden, sie wollen einfach mal hören, dass sie ganz normal sind und ihre Bedürfnisse nicht ungehörig. Doch bis sie irgendwo ihre Fragen platzieren, ist ihr Frustpotenzial schon stark angestiegen, denn Männer haben panische Angst davor, sie könnten durchschaut werden und sich eine Blöße geben.

Typisch für die meisten christlichen Ehemänner ist die große Rücksichtnahme auf die Befindlichkeit ihrer Ehefrauen. Sie wollen ja keine Schweine sein. Das finde ich an sich sehr schön, doch hat es eben negative Folgen, wenn Männer ihre eigenen Bedürfnisse dauernd hintanstellen und ihre Frau damit verschonen. Viele, auch junge Männer, verzichten scheinbar klaglos auf Sex, dabei sind sie ziemlich frustriert. Einer klagte mir, dass er bis zu seinem dreißigsten Lebensjahr auf Sex verzichtet habe, in der Annahme, er dürfe dann, wenn er verheiratet sei. Nun sei er verheiratet und dürfe immer noch nicht.

Doch nicht nur das »Dürfen« allein beschäftigt die Männer. Auch das »Was« bringt sie ins Grübeln. Sie trauen sich nicht, ihre Wünsche zu äußern oder einfach etwas zu tun, aus lauter Angst, eine Katastrophe ungeahnten Ausmaßes heraufzubeschwören, der sie sich nicht gewachsen fühlen. Denn ihre Erfahrung ist: Von einem Moment auf den anderen gerät das Beziehungsterrain aus den Fugen, ist die Stimmung, der Abend oder das Wochenende gelaufen. In der Folge wird von ihnen erwartet, auf Fragen zu antworten, die ihr Fassungsvermögen übersteigen, weil sie keine Ahnung haben, wovon inzwischen die Rede ist – denn häufig geht es bald nicht mehr um Sex. Zum Schluss verziehen sie sich mit der einen großen Frage: Bin ich eigentlich normal?

Die folgenden Fragen sind ziemlich repräsentativ für christliche Ehemänner. Häufig schließen sie mit dem Wunsch: »Bitte sei direkt und ehrlich zu mir. Es würde mich freuen, wenn ich einen Rat bekäme, was ich besser machen kann. Ich kann gut harte Kritik vertragen, wenn sie mit Lösungen daherkommt.«

»Oralsex war von Anfang an ein Tabu für meine Frau, womit ich auch einverstanden war. Trotzdem lässt mich diese Wunschvorstellung nicht los. Ich kämpfe dagegen an, träume auch manchmal davon. In diesem Traum kommt nicht sie vor, sondern eine andere Frau, was mir Angst macht. Ist es in Ordnung, Oralsex zu praktizieren? Ich will sie ja nicht dazu drängen. Es ist für mich nicht leicht, so offen über diese Themen zu reden. Aber diese Fragen beschäftigen mich schon lange.«

»Wenn ich mich als Ersatz selbst befriedige, habe ich danach schlechte Laune, weshalb ich versuche, Selbstbefriedigung zu unterbinden. Ist das in der Ehe überhaupt erlaubt?«

»Ich habe wohl einen starken sexuellen Drang, denn ich schaffe es einfach nicht, mehr als drei Tage ohne Sex auszukommen. Manchmal habe ich ein schlechtes Gewissen deswegen. Wenn ich Verlangen nach Sex habe, aber ich merke, dass meiner Frau nicht danach ist, muss ich mich oft gegen unreine Gedanken wehren und kann dann einfach nicht klar denken. Das hört sich jetzt alles sehr negativ an. Ansonsten verstehen wir uns sehr gut und lieben uns. Ich weiß nur einfach nicht, ob mein Verhalten abnormal ist. Keine Ahnung, weshalb ich zum ersten Mal in meinem Leben so offen rede. Meine Beziehung ist mir wichtig, und ich möchte eine gute und christliche Ehe führen. Mein Vater ist lange Zeit fremdgegangen. Wir wussten alle davon und haben sehr darunter gelitten. Ich möchte diesen Fehler nicht wiederholen. Aber ich weiß auch, dass meine Mutter sich ihm oft entzogen hat.«

AN DEN MANN

Fasse dir ein Herz und »verschone« deine Frau nicht weiter, indem du deine Bedürfnisse versteckst. Das heißt nicht, dass du Sex verlangen oder einfordern sollst, sondern dass du mit deiner Frau über Sex und deine Bedürfnisse sprichst. Sag ihr, dass du dir wünschen würdest, sie würde sich mit ihrer Sexualität auseinandersetzen. Mit dir oder ohne dich in der Selbststimulation. Liebe junge Männer: Ihr seid viel zu jung, um Sex schon ad acta zu legen. Ihr solltet ihn überhaupt erst mal zusammen mit eurer Frau entdecken.

Sprecht miteinander über die Selbststimulation. Deine Frau braucht sie vielleicht, um Selbsterfahrung zu sammeln, du vielleicht, um Durststrecken zu überwinden und deine Empfindungen zu schulen.

AN DIE FRAU

In christlichen Kreisen wird das Warten perfektioniert und Körperwahrnehmung und die Entdeckung der Sexualität nicht gelehrt. Vor allem für euch Frauen ist das fatal, weil ihr unter Umständen bis zur Hochzeitsnacht keinerlei Erfahrung mit euch selbst habt. Dieses Tabu bewirkt, dass in euren Gedanken für euch möglicherweise euer Sexualorgan überhaupt nicht existiert und Sexualität mit Abwehr und Ekel verbunden ist. Lange glaubte ich, das wäre bei den heutigen jungen Leuten nicht mehr der Fall. Doch ich habe mich leider getäuscht. Ich denke sogar, die »Wartekampagnen« seit den 90er-Jahren haben alles noch verschlimmert. Viele von euch kommen überhaupt nicht auf die Idee, dass der Sex in der Ehe nicht klappen könnte und ihr vielleicht gar keine Lust auf Sex haben könntet. Ihr erwartet die oft versprochene wunderbare Vereinigung mit eurem Liebsten in höchstem Genuss und seid über die Realität ebenso enttäuscht wie die Männer. Es gibt keinen Grund, frustriert zu bleiben. Ihr könnt Sex lernen. Habt den Mut und lasst euch gemeinsam mit euren Männern auf diesen Lernweg ein.

SELBSTERFORSCHUNG FÜR DEN MANN

Männer erleben sehr wohl vielschichtige Gefühle und sind fähig zu tiefem emotionalem Erleben. Doch vielen Männern wurde schon in der Kindheit das Fühlen abtrainiert. Ich besitze einen Gefühlskalender mit Bildern von verschiedenen Emotionen, den ich manchmal in der Beratung mit Männern einsetze, weil sie oft unterschiedliche und vielfältige Gefühle nicht benennen können. Die Entdeckung der Innenwelt und die Suche der Selbstliebe kann für Männer ein langwieriger und schmerzhafter Prozess sein.

Männer sind es nicht gewohnt, sich selbst zu lieben, aber sie spüren deshalb einen Mangel. In der Folge tritt anderes an die Stelle der Selbstliebe wie Selbstsucht, Sexsucht oder Arroganz und Abwertung anderer. Am ehesten riskieren Männer eine emotionale Öffnung, wenn sie die Alternative von tief erfüllendem Sex vor sich haben. Dies gelingt aber nicht in einem moralisierenden Umfeld. Ratsuchende Männer beginnen die Beratung manchmal mit der Erklärung, dass sie grundsätzlich nicht daran glauben, dass sich bei ihnen noch etwas ändern wird. Den ganzen christlichen Sündenbewältigungs-Parcours hätten sie schon hinter sich, der habe ihnen gar nichts gebracht. Doch aus zwanghaftem Pornokonsum, exzessiver Selbstbefriedigung und gekauftem oder Gelegenheitssex kann mit dem rechten Wissen und der gebotenen Wertschätzung der Weg frei werden zu erfüllendem Sex als Ausdruck von wirklicher Selbstliebe.

Noch sind Männer, die gerne über sich, ihre Bedürfnisse und Zweifel sprechen, zwar in der Minderheit. Sich über intime Themen auszutauschen, fällt Männern nicht leicht. Doch viele Männer sind überrascht, wie schnell sie es in einem wohlwollenden Umfeld genießen, offen zu reden. Ein Männercoach sagte: »Je mehr Neugier wir Männer uns zugestehen, desto weniger Krisen sind nötig, um uns für neue Horizonte zu öffnen.« Ein Anfang wäre, sich zu fragen, mit welchem Freund man über sexuelle Wünsche, Verletzungen, Hemmungen oder Tabus sprechen lernen könnte.

MÄNNERFRAGEN

Viele Männer wollen Fragen beantwortet haben wie: Was ist wirklich männlich? Wie befriedige ich eine Frau? Was ist, wenn ich keine Erektion habe oder zu früh komme? Wie schaffe ich es, eine erfüllende Liebesbeziehung zu leben? Was kann ich tun, wenn ich immer wieder scheitere?

Den meisten Männern würde es nicht helfen, einfach nur Antworten zu bekommen, sondern sie müssen sich wichtige Fragen zu ihrer eigenen Sexualität stellen. Weshalb reden sie dann nicht offen mit anderen Männern darüber? Was hält Männer davon ab, mit ihren Freunden über ihre intimen Wünsche, ihre sexuellen Erfahrungen, Probleme und Sehnsüchte zu sprechen?

SEXUELLE SELBSTERFORSCHUNG

- Was fühle ich beim Sex oder beim Gedanken daran? Welche Empfindungen, Sehnsüchte, Hoffnungen, Enttäuschungen, Freude, Frust?
- Welche Rolle spielt für mich Sex im Kontext von Liebe und Beziehung? Wie verbinde oder trenne ich Lust und Liebe? Was bedeuten für mich Treue und Freiheit?
- Wie erlebe ich meinen Körper, meine Genitalien, meine Erregung, körperliche Sinnlichkeit, Orgasmus, Selbststimulation?
- Welche Fantasien machen mich an? Was erlaube ich mir und wie gehe ich mit Tabus in der Fantasiewelt um?
- Wie erlebe ich Sex: wild, hart, geil, kurz, still, zart, lang ausdauernd, ganz auf mich selbst fokussiert oder ganz auf mein Gegenüber oder sowohl als auch?
- Übernehme ich gerne die Initiative oder liebe ich mehr die Hingabe? Variiert das in den verschiedenen Phasen des erotischen Aktes?
- Was prägt meinen sexuellen Lebenslauf und meine sexuelle Lern-

geschichte? Was davon bringt mich voran? Was davon steht mir im Weg?

- Sind Kinder und Kinderwunsch ein Thema oder nicht? Wie beeinflusst dies mein sexuelles Erleben?
- Hat Sex für mich eine spirituelle Dimension? Wie zeigt sich diese? Könnte ich mir vorstellen, diese Dimension zu entdecken und zu kultivieren?
- Welche Unterstützung brauche ich für die Entwicklung meines Liebeslebens? Was hilft mir, die passende Unterstützung zu suchen und zu finden?
- Abgesehen von der Sexualität, welche besonderen Gaben möchte ich entwickeln und an andere weitergeben?

POTENZIAL SELBSTSTIMULATION MANN

Wir alle haben viel erotisches Potenzial, um unseren sexuellen Genuss und das »technische« Kapital zu erweitern, auch Männer. Therapeutische Selbststimulation ist bewusste Selbstliebe und hat das Ziel, die eigene Sexualität zu entwickeln und auszubauen, um mehr Freude an den sexuellen Empfindungen des Körpers zu wecken. Vor allem Männer, die schlechte Gewohnheiten wie exzessive Selbstbefriedigung, Pornokonsum oder sexuelle Ausschweifungen ablegen wollen, sollten den Weg über bewusste Selbststimulation wählen, denn damit kommen sie weg vom »nichtsättigenden« sexuellen Verhalten hin zu erfüllender Sexualität.

Viele Männer sind sexuell in den pubertären Anfängen und Gewohnheiten stecken geblieben nach dem Motto: Wieso etwas ändern, wenn es funktioniert? Sie haben nicht gelernt, ihre Emotionen und ihren Körper gut zu spüren. Ihnen bringt Selbststimulation mehr Bewusstheit und Selbstwahrnehmung. Bewusste Selbstliebe erweitert das sexuelle Repertoire, die sexuellen Möglichkeiten und beugt Erektionsproblemen vor oder wirkt ihnen entgegen. Bewusste Selbstliebe als Therapie braucht Zeit und Wiederholungen, um eingefahrene Gewohnheiten zu ändern. Als Einstieg empfiehlt es sich, sich eine Woche lang jeden Tag eine halbe Stunde Zeit dafür zu nehmen, danach jeweils zwei- bis dreimal pro Woche während mindestens drei Wochen. Anschließend hängt es von der persönlichen Situation und den persönlichen Bedürfnissen ab.*

Ein Mann, der sich auf das Experiment »Veränderung üben« einließ, schildert: »In der Selbstbefriedigung waren Bilder und Fantasien für mich früher sehr wichtig. Nachdem ich das weggelassen hatte, klappte es zuerst nicht mehr. Die linke Hand, der veränderte Druck – die Berührungen waren anders. Das musste mein Körper erst kennenlernen.«

Für den Mann ist es vor allem wichtig, vom »Rubbelmodus« unter hoher Körperspannung und mit viel Druck auf den Penis wegzukommen. Er sollte den Druck von der Hand wegnehmen und die Bewegung nicht mit der Hand ausführen, sondern sich mit dem Becken in die Hand hineinbewegen, mit der Beckenschaukel** und dem Atem. Dafür sollte er ganz bewusst keine stimulierenden Fantasien oder Bilder einsetzen und versuchen, alte Gewohnheiten zu ändern, mal die stimulierende Hand, die Umgebung und die Körperhaltung wechseln und vielfältige Berührungen ausprobieren.***

---

* Siehe hierzu auch das Kapitel »Solosex in der Ehe«.

** Siehe dazu das Kapitel »Der Schlüssel ist der Beckenboden«.

*** Anregungen dazu im Kapitel »Erotische Fähigkeiten« (»IHN erotisch verwöhnen«, »Die genussfreudige 15-Minuten-Übung für IHN«).

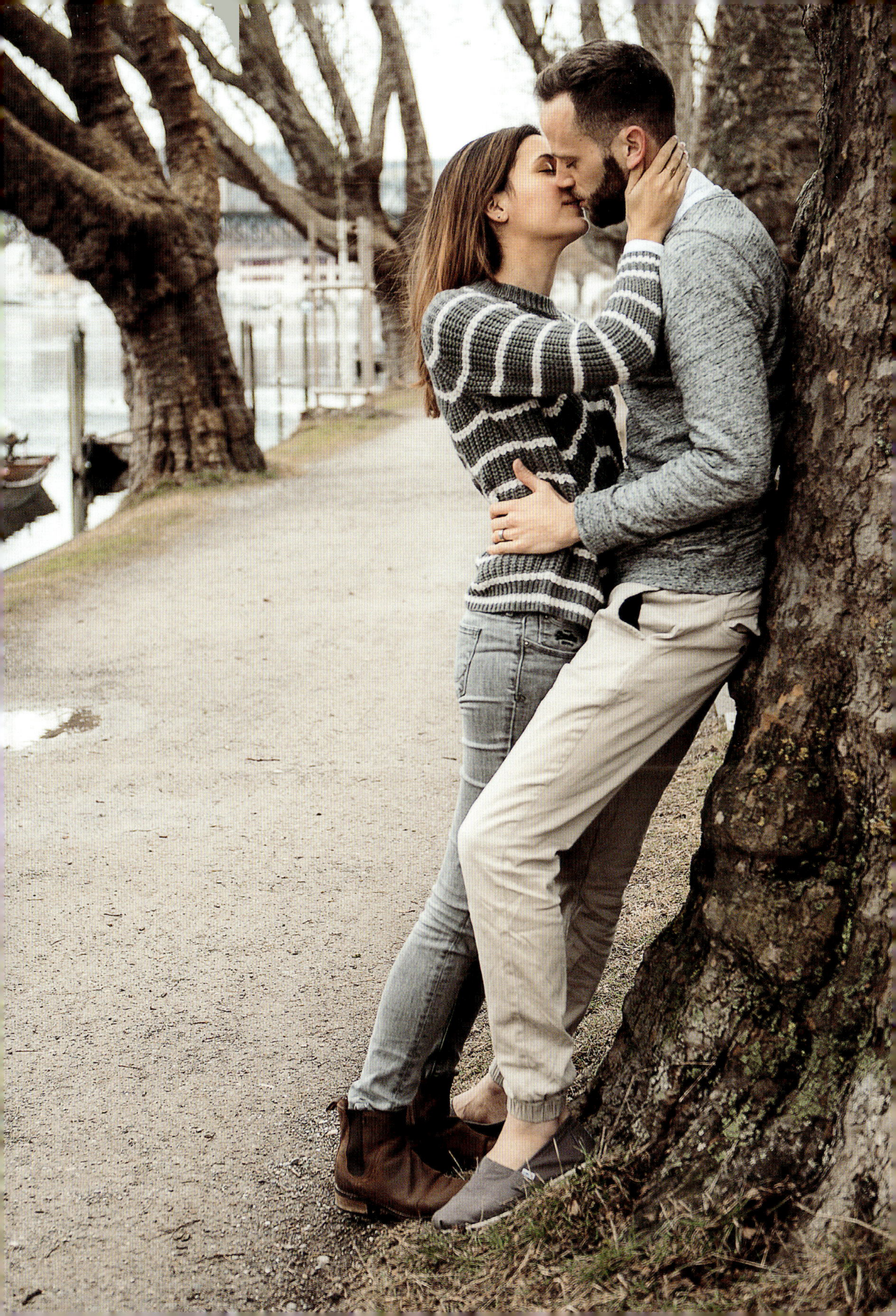

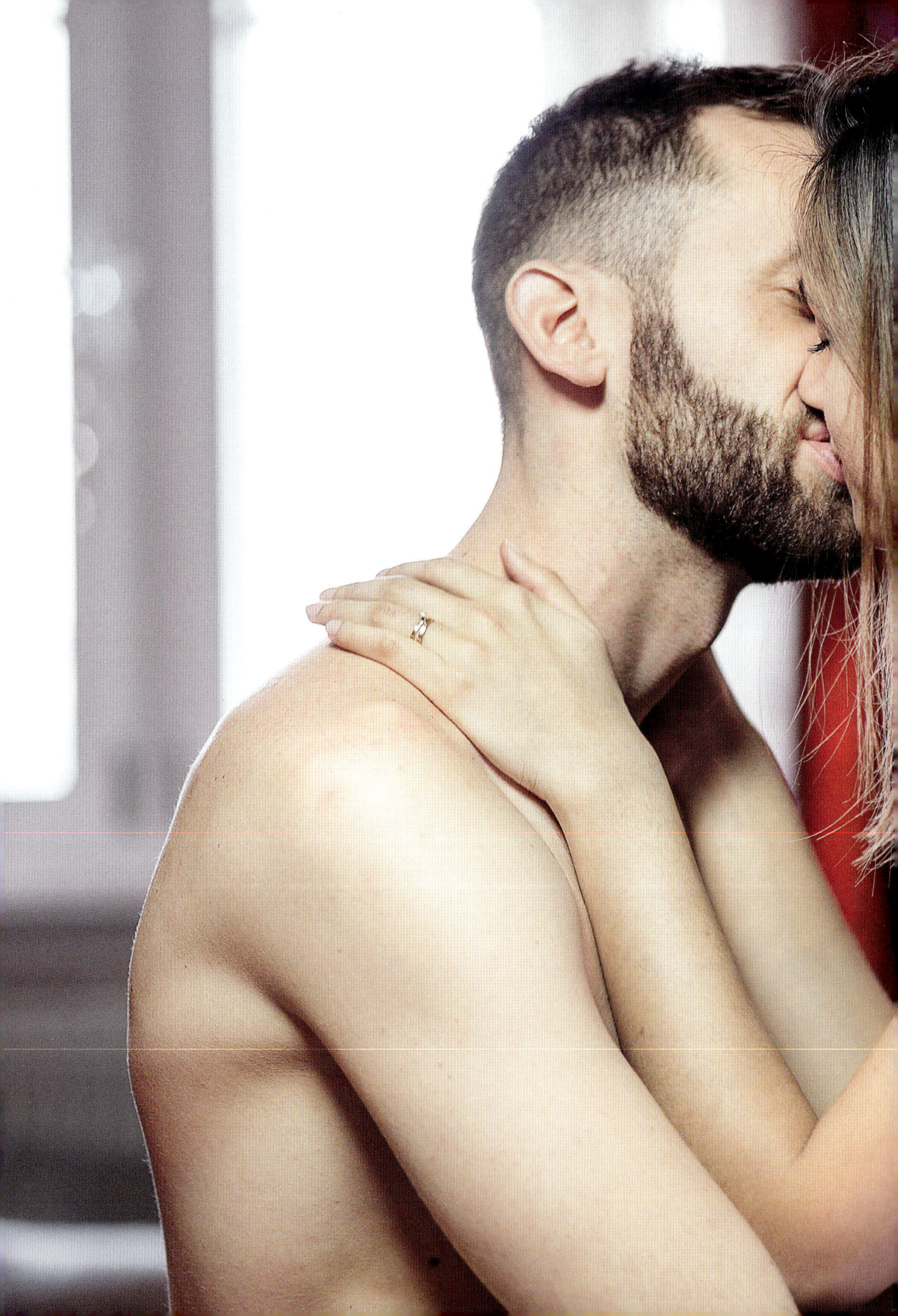

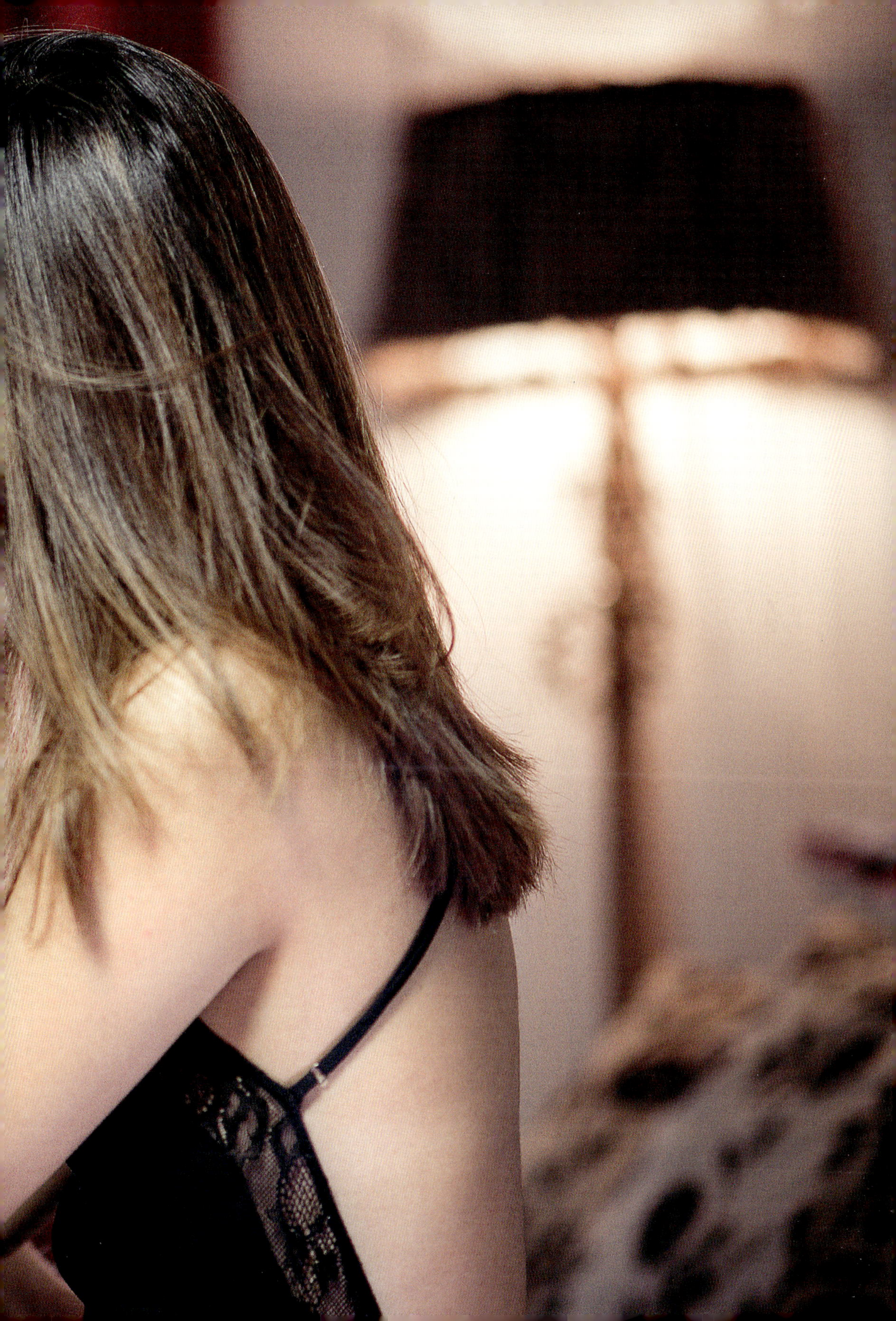

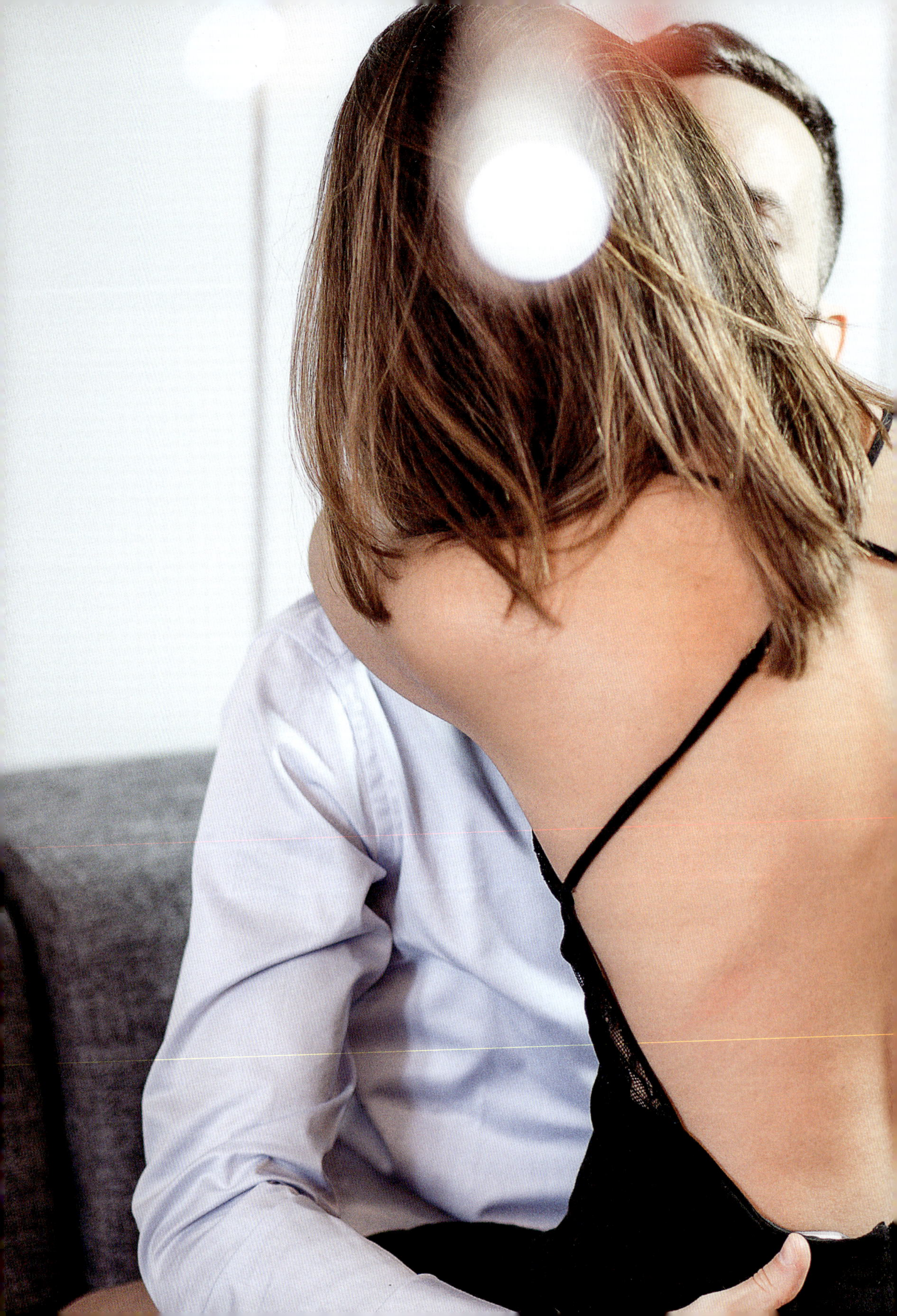

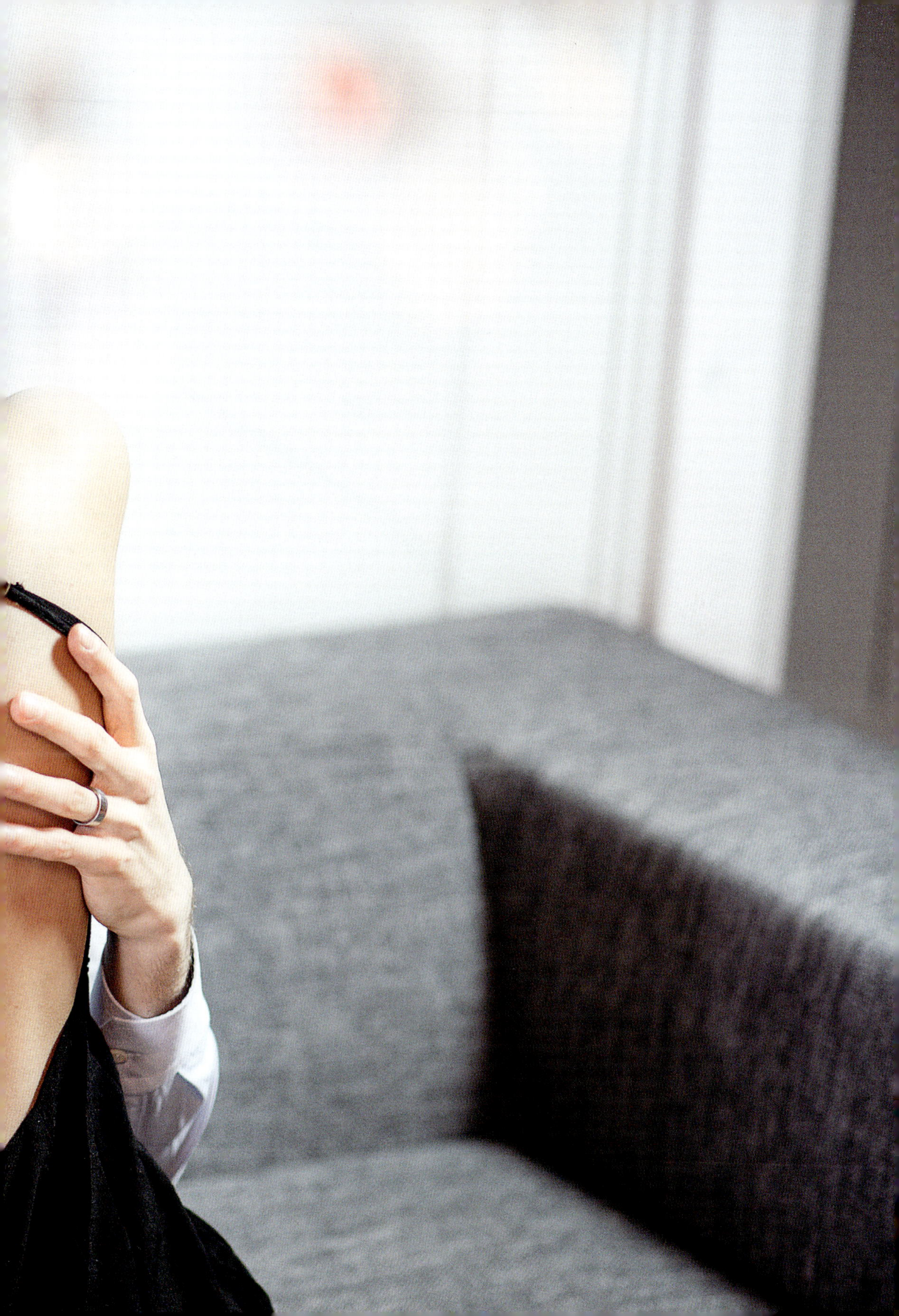

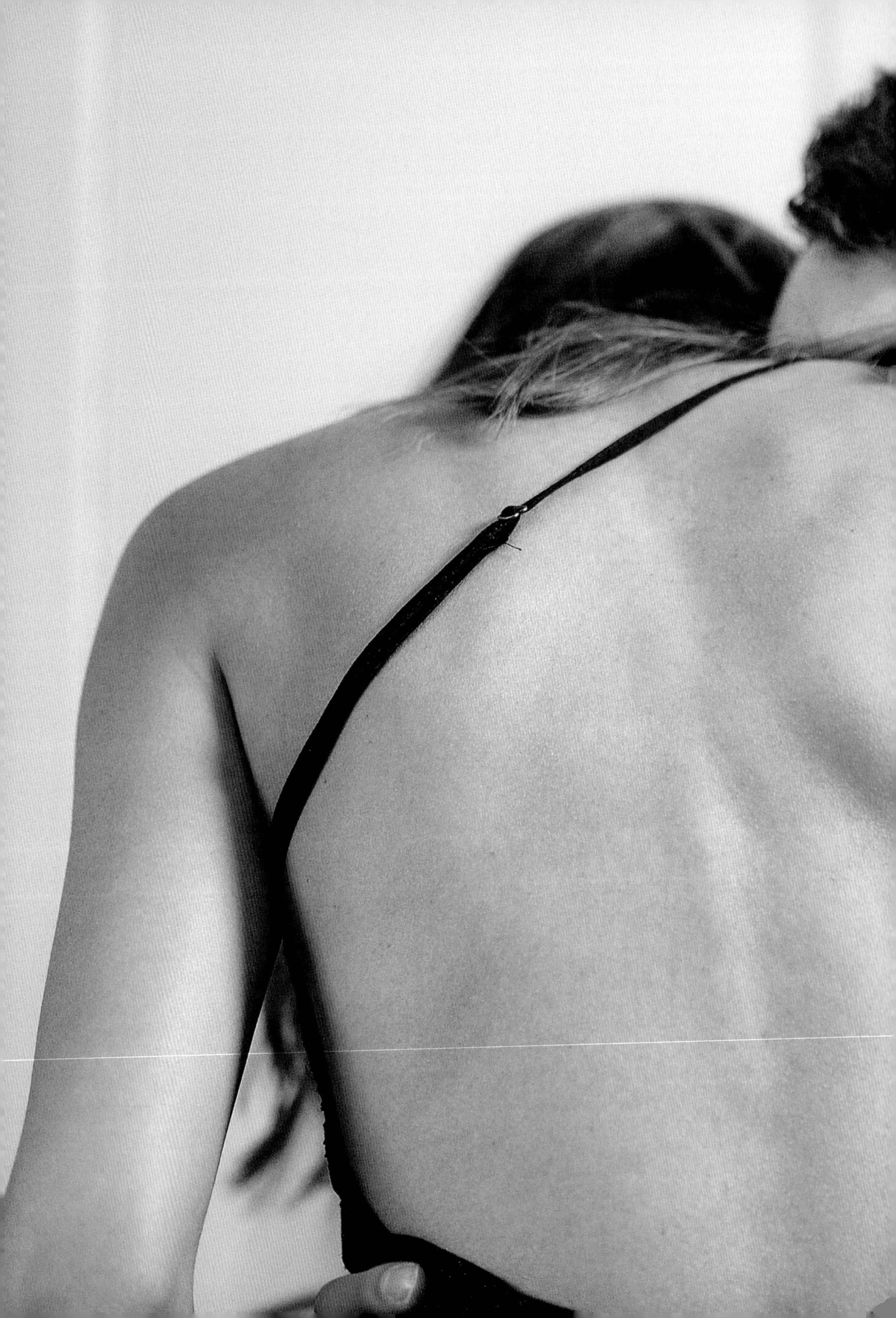

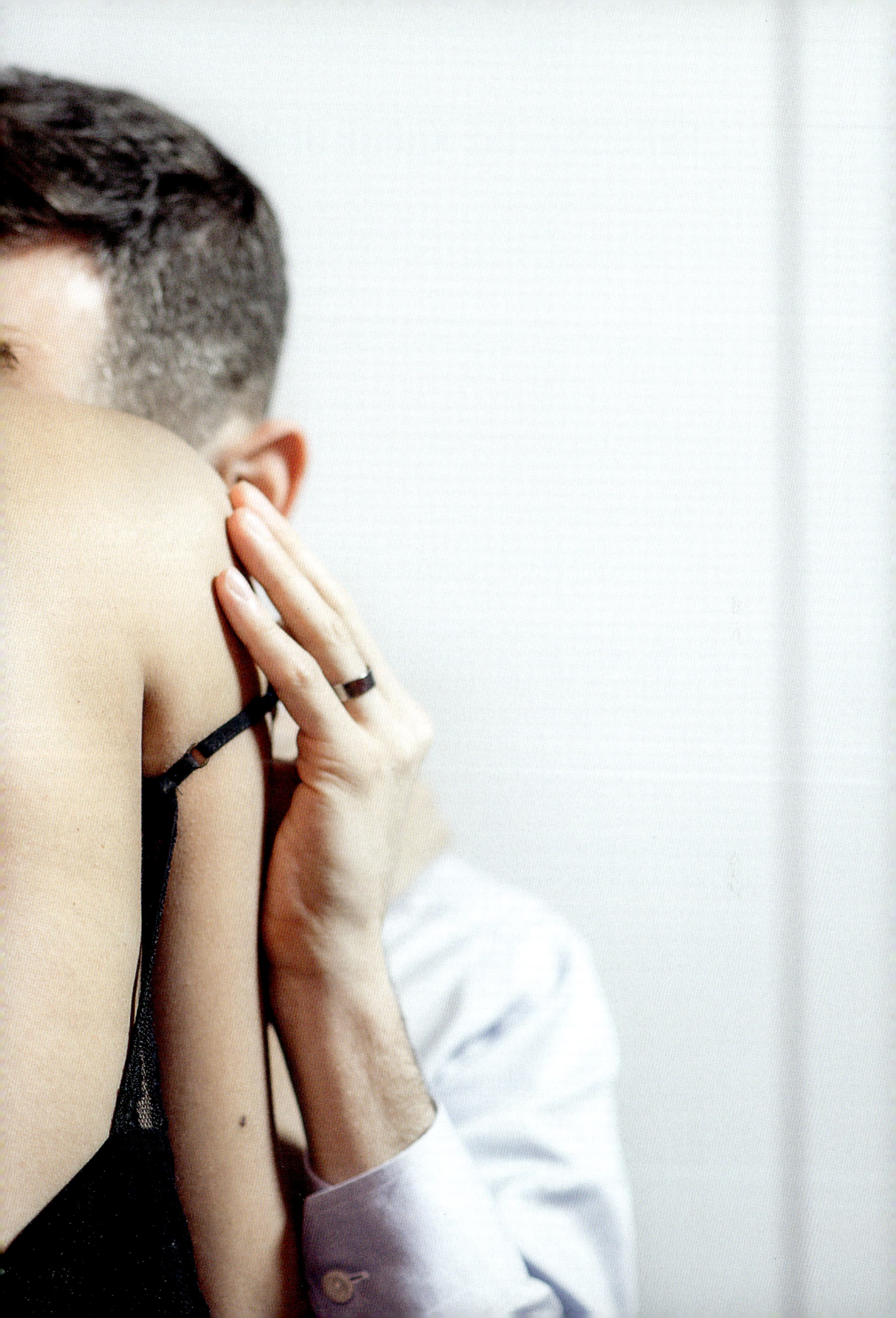

FRAUEN – DIE KRONE GERICHTET

> »Lerne, weise zu sein, und schule deinen Verstand. Vergiss meine Worte nicht und lass sie nicht außer Acht. Bemühe dich immer um Weisheit, dann wird sie dich beschützen. Liebe sie, und sie wird dich bewahren. Weisheit zu erwerben ist das Wichtigste im Leben! Und alles, was du hast, setze dafür ein, Verstand zu erwerben. Wenn du die Weisheit ehrst, wirst du Anerkennung erlangen. Liebe sie und sie bringt dich zu Ehren. Sie wird dir einen schönen Kranz auf den Kopf setzen und dir eine prächtige Krone schenken.«
>
> *Sprüche 4,5-9 (NLB)*

»Habe Mut, dich deines eigenen Verstandes zu bedienen«, lautet eine Aufforderung von Immanuel Kant. Dieses Wort müssen Frauen ganz besonders hören, denn es gilt: Wenn du es nicht tust, wird niemand für dich sorgen. Das ist weder ein Vorwurf an Gott noch an den Ehemann, sondern an die eigene Bequemlichkeit und Feigheit. Es ist eine Erinnerung an die eigenen Wahl- und Entscheidungsmöglichkeiten. In der westlichen Welt sind Frauen nicht mehr einfach Zwängen unterworfen. Wir wählen unseren Beruf, unsere sozialen, geistigen und geistlichen Aktivitäten, suchen uns selbst den Mann, regeln mit ihm die Haus- und Familienarbeit. Wir haben es in der Hand.

Die einen wollen gerne alles, einen Beruf, eine Familie, eine Partnerschaft auf Augenhöhe, ein aktives soziales und geistliches Leben. Doch sie wollen den Krach und den Konflikt nicht riskieren, den das mit sich bringt, denn das alles wird uns nicht geschenkt. Andere wollen kein so großes Paket. Trotzdem sollten sie sich mit gewissen Lebensrealitäten wie Rollenbilder, Machtstrukturen, Rechte, Pflichten, Geld, Steuern und Versicherungen auseinandersetzen und wissen, wie das Leben außerhalb der eigenen vier Wände funktioniert. Sie dürfen nicht die Augen davor verschließen, dass in der Beziehung Dinge schieflaufen können und das Leben manchmal hart zuschlägt. Frauen sind tendenziell konfliktscheu und geben lieber klein bei, damit die Beziehung funktioniert und es nicht zu anstrengend wird. Ja, es gibt gesellschaftliche Strukturen, die es einer Frau schwerer machen als einem Mann. Aber wir sind erwachsene Frauen, die Entscheidungen selbst fällen. Doch dazu braucht es Mut und Verstand. Den haben auch die Männer nicht in den Genen. Wir alle müssen ihn uns antrainieren. Müssen lernen, Konflikte als etwas Sportliches und Herausforderndes zu betrachten. Theoretisch wissen viele Frauen, wie sie sich verhalten müssten, kuschen dann aber im entscheidenden Moment doch wieder.

Sexuelle Selbstsicherheit hilft Frauen, nicht einzuknicken. Am schnellsten lerne ich, indem ich meinen Körper regelmäßig dazu anhalte, in die entsprechende Haltung zu gehen. Untersuchungen haben gezeigt, dass unser Körper unser Denken beeinflusst.[47] So macht lächeln tatsächlich glücklich und mit der Körperhaltung und dem Körperempfinden kann ich meine Gefühle und Gedanken positiv beeinflussen. Ich atme tief ein, spanne den Beckenboden, richte mich auf, strecke die Wirbelsäule. Stelle die Füße fest auf den Boden, die entspannten Knie über dem Sprunggelenk. Mein Kopf thront erhoben. Und schon spüre ich meine innere Kraft. Umgekehrt informiert mich mein Körper über meine Befindlichkeit. Deshalb sollte ich lernen, besser auf meine innere Stimme und die Körperstimme zu hören. Es braucht Zeit und Übung, in eine neue, förderliche innere und äußere Haltung zu kommen, aber es lohnt sich.

FRAUEN HABEN ANGST VOR ZURÜCKWEISUNG

Mehr als Männer holen sich Frauen ihren Selbstwert aus der Akzeptanz durch andere. Werden wir abgelehnt, lehnen wir uns danach oft selbst ab. Wir sind mehr als Männer auf Harmonie gepolt und machen unser Wohlbefinden von der jeweiligen Situation abhängig. Nach einem heftigen Streit gehen Männer arbeiten und versuchen, diesen auszublenden, um ihren Job erledigen zu können. Frauen dagegen können dann sehr oft nicht mehr gut arbeiten und wälzen den ganzen Tag den Streit in Gedanken hin und her. Dazu kommt das Gefühl von Hilflosigkeit und Machtlosigkeit. In diesen Gefühlen können Frauen sich und ihre Fassung verlieren und wollen alles unter Kontrolle behalten. Sie wollen so sehr Einfluss auf ihren Mann nehmen, dass er sich immer mehr entzieht. Dann bezichtigen sie ihn der Lieblosigkeit und werden selbst immer herrschsüchtiger.

Frauen neigen dazu, sich in ihr Nicht-Verstandensein hineinzusteigern und in ihrer Fantasie die Gefühle der Ablehnung lange am Leben zu halten. Dabei sollten Frauen lernen, nicht über Fehler zu grübeln, die sie selbst oder andere begangen haben. Sie sollten lernen, Wünsche offen zu äußern, und nicht insgeheim oder generell erwarten, dass der Mann sie erfüllen wird. Sie sollten nachfragen: »Wie hast du das gemeint? Habe ich das richtig verstanden?« Und sie sollten sich selbst fragen: »Könnte es auch andere Sichtweisen und Erklärungen geben als meine?« Eine chinesische Weisheit sagt, dass alle Dinge drei Seiten haben: Eine, die ich sehe, eine, die der andere sieht, und eine, die wir beide (noch) nicht sehen. Eine Sichtweise auf alle Kränkungen des Lebens könnte sein: Nicht mal Jesus wurde (und wird) von allen geliebt.

Die Angst vor Zurückweisung bringt Frauen dazu, öfter Sex zu haben, als sie eigentlich wollen, oder Dinge zu tun, die sie gar nicht mögen. Manchmal lehnen sie Dinge ab, aber sie lassen jahrelang das Drängeln ihres Mannes zu, ohne sich dezidiert davon abzugrenzen, bis sie schließlich den Sex überhaupt nicht mehr wollen und sich völlig vom Partner entfernt haben. Sich nicht mit Schwierigkeiten und den eigenen Empfindungen auseinanderzusetzen, sorgt für eine immer größere Distanz und noch mehr Zurückweisung. Am Schluss bleibt oft nur noch der Befreiungsschlag.

Häufig sitzen Frauen wie der Frosch im lauwarmen Wasser und lassen sich durch die Lebensumstände totkochen, statt ins Leben zu springen. Stagnation macht schleichend krank. Depressive Verstimmungen, Migräne, Schlaflosigkeit, Appetitlosigkeit und Lustlosigkeit sind häufig Anzeichen dafür, dass eine Frau ständig ihre innere Stimme überhört. Anpassung ist bedauerlicherweise immer noch typisch weiblich.

> »Wie eine Epidemie breiten sich Depressionen aus über das Land. Auf dem Grunde der Schwermut aber hockt dunkel, angstvoll, trostlos die Unfähigkeit, zu lieben.«[48]
>
> *Jörg Zink*

FRAUEN WOLLEN ZU SEHR VERSTANDEN WERDEN

»Wirkliche Reife erlangt man erst, wenn man sich bemüht, Ideale in die Realität zu übersetzen.«[49]

Susan Neiman, Philosophin

Die meisten Paare in meiner Beratung müssen lernen, gefühlsmäßig unabhängiger voneinander zu werden, nicht alles so persönlich zu nehmen und nicht das absolute Glück vom anderen zu erwarten. Vieles kann uns im Laufe der Zeit am Partner stören: Verhaltensweisen, Charakterzüge, Gewohnheiten, sein Umgang mit mir, mit sich selbst, mit Freunden oder mit den Kindern. Wir müssen damit leben lernen, indem wir einen konstruktiven Umgang damit finden. Denn wir haben nicht einfach ein Recht darauf, dass der andere zu 100 Prozent unseren Vorstellungen entspricht, unseren Anforderungen genügt und unsere Erwartungen erfüllt. Dies zu akzeptieren fällt Frauen schwerer als Männern. Dabei geht es nicht immer um Sex, aber meistens beeinträchtigt es den Sex. Frauen haben die Tendenz, Sex zu verweigern, wenn sie sich nicht verstanden fühlen. Frauen fühlen sich oft nicht verstanden. Streitigkeiten, vermeintliche oder tatsächliche Unachtsamkeiten und Lieblosigkeiten lassen sie sagen: »Ich kann so nicht.«

Eine Frau schrieb mir, dass ihr Mann sie zwar liebt, aber ihren übergewichtigen Körper nicht mag. Geht es um den Körper, sind wir Frauen angreifbar. Ist er infrage gestellt, stellen wir gleich unsere ganze Person infrage. Aber wisst ihr was? Wenn er euren Körper nicht mag, ist das sein Problem. Dann ist er in der Liebe und im Sex auf Äußerlichkeiten fixiert und nicht darauf, was er erlebt und wahrnimmt. Er nimmt die »Antörner« von außen und nicht aus sich selbst und seinem Körper. Er fokussiert sich auf das, was stört, nicht auf das, was interessant ist.

Die erwähnte Frau sollte mit ihrem Mann das Gespräch suchen und ihm offenbaren, wie seine Worte sie blockieren, traurig und wütend machen. Er sollte das wissen. Sie sollte versuchen, das in Ich-Sätzen zu sagen, von sich sprechen, wie sie sich fühlt, und nicht in Du-Anklagesätzen. Sie sollte ihm sagen, was ihre Bedürfnisse sind und wie er ihr seine Liebe zeigen kann. Gleichzeitig sollte sie nicht jede Aussage persönlich nehmen. Salopp gesagt, sollte sie denken: »Selbst schuld, wenn er mich nicht begehrt, wie ich bin.« Wir müssen lernen, Verletzungen loszulassen. Ein guter Schritt dahin ist, uns nicht als Opfer zu sehen, das vom Gegenüber verletzt wurde, sondern unsere »verletzte Eitelkeit« zu sehen, die mehr daraus resultiert, wie wir das Vorgefallene interpretieren. Zu relativieren und zu rationalisieren hilft ebenfalls, indem ich mir sage: »Ja, es gibt Frauen, die schlanker, schöner und attraktiver sind. Damit muss nicht nur ich leben, sondern auch mein Mann. Das hat eigentlich gar nichts mit unserer Beziehung und unserer Liebe zu tun. Falls doch, haben wir ein Problem, das es zu lösen gilt.«

KRONE AUFS HAUPT

> »Dass ich mein Leben bewältige, dass ich Urteilskraft und Einsicht gewinnen kann, um mein Tagwerk durchzustehen, woher soll ich es wissen, wenn ich mich scheue, an die Quellen von Einsicht und Weisheit zu gehen und dort zu schöpfen?«[50]
>
> *Jörg Zink*

Liebe Frauen, eine Krone auf dem Haupt ist kein Prinzessinnen-Diadem. Sie ist schwerer, aber auch prächtiger. Sie ist Ehrensache, nicht romantische Träumerei. Das Diadem ist eine Krücke der Bedürftigkeit, um unterschwellige Unsicherheit, ein angeknackstes Selbstbewusstsein und andere Defizite auszugleichen, eine Projektionsfläche für weibliche Sehnsüchte aller Art. Es steht für die Sehnsucht nach Erlösung aus der Einsamkeit durch einen Geliebten. Es ist eine Illusion. Hingegen sagt mir und meiner Umgebung die Krone auf dem Haupt: Für mein seelisches Wohlbefinden bin ich ganz allein verantwortlich. Sie verkündet mir und anderen: Ich bin bei mir zu Hause. Sie repräsentiert ein ausgereiftes Maß an Selbstliebe und gesundem Selbstwert. Sie steht dafür, dass ich zu unterscheiden gelernt habe, was ich selbst will und was mir andere auftragen wollen. Sie bedeutet, dass ich mit mir selbst im Reinen bin.

Wenn ich mit mir selbst im Reinen bin, wenn die Krone auf meinem Haupt sitzt, werden meine Sätze nicht mehr beginnen mit »ich muss«, »ich müsste«, »ich sollte«, sondern mit »ich werde«. Und damit wird sich mein Selbstgefühl verändern. Mit der Krone auf dem Haupt werde ich Menschen anziehen, die mir guttun und mich inspirieren. Ich werde aufgrund eigener Selbsterkenntnis und Ehrlichkeit mit mir selbst Lebenserfahrung sammeln und Menschenkenntnis erwerben.

Ich werde mir mit der Krone auf dem Haupt vor Augen führen, dass viele Frauen vor mir oft erst zu ihrer Stärke gefunden haben, nachdem sie ganz unten gewesen sind und dort erkannt haben, dass die Lösung in ihnen selbst liegt. Wie sie trage ich in mir selbst die Kraft, meine Situation zu verändern.

Ich werde mich nicht von Geringschätzung der Weiblichkeit und zugewiesener Minderwertigkeit bestimmen lassen. Ich werde mich selbst wertschätzen. Ich werde mich am Verhalten und an der Wertschätzung von Jesus gegenüber Frauen orientieren, die mich zur Achtung vor mir selbst führt. Ich werde mich von menschlichen Begrenzungen frei machen. Ich nehme meinen eigenen Wert an. Dadurch wird sich mein Leben verändern. Mein Leben wird mir etwas wert sein.

Ich werde Verantwortung übernehmen. Ich werde Entscheidungen treffen und diese werden in mir Energien freisetzen. Statt mich über Situationen zu beklagen, werde ich meine Kräfte einsetzen, um etwas zu verändern. Ich werde abgeklärter sein, mir weniger Sorgen machen, werde nicht mehr alles persönlich nehmen. Ich werde lernen, zu nehmen und hinzunehmen, und mir Fehler zugestehen. Ich werde sensibler werden für meine eigenen Gefühle und Wünsche und sie in meiner Beziehung einbringen, denn dadurch wird diese erst lebendig.

Ich werde versuchen, Zusammenhänge zu verstehen, Wissen einzuordnen, an der Kultur teilzuhaben, Abenteuer zu erleben, neue Wege zu gehen, Leute zu meiden, die mich runterziehen, mich und andere besser kennenzulernen und offen gegenüber anderen Lebenswelten zu sein.[51]

FRAUEN WOLLEN SEX, DER IHNEN SPASS MACHT

Es ist nicht wahr, dass Frauen keinen Sex wollen. Aber sie wollen Sex, der ihnen Spaß macht. Oder sie wollen entdecken, dass Sex Spaß macht. Sie wollen wissen, wie Sex Spaß macht. Die Überschrift klingt wie ein Schrei nach guten Liebhabern. Natürlich macht ein Liebhaber, der weiß, was er tut, einen Unterschied. Aber die Frau, die am Sex Spaß haben will, muss vor allem selbst wissen, was sie braucht. Meine Ausbildnerin Karoline Bischof sagte einmal, die Welt sei gespickt mit mittelmäßigen Liebhabern. Doch einer Katze sei es eigentlich egal, wie mies sie gestreichelt werde. Die holt sich, was sie braucht, indem sie sich in die streichelnde Hand hineinbewegt.[52]

Eine Frau kam mit einem riesigen Dilemma in meine Beratung. Sie war über dreißig Jahre verheiratet mit einem Mann, in den sie nie richtig verliebt gewesen war und mit dem sie nicht gerne Sex hatte. Sie konnte zwar einen Orgasmus haben, aber irgendwie schien da nichts zwischen den beiden zu fließen. Auch war ihr Mann eher von der passiven, stillen Sorte. Dann verliebte sie sich Hals über Kopf in einen anderen Mann, der in ihr völlig unbekannte körperliche Empfindungen auslöste. Sie sagte: »Ich habe immer gedacht, wovon reden die eigentlich alle, wenn sie von sexuellem Begehren sprechen. Nun erlebe ich es selbst.« Plötzlich war da dieser Mann, der sie wollte und den sie wollte. Ein Begehren, das sie noch nie erlebt hatte. Ihr Konflikt war, dass sie sich aus verschiedenen Gründen nicht von ihrem Mann trennen wollte, sich gleichzeitig aber nicht vorstellen konnte, ins öde Ehebettleben zurückzukehren.

Eine solche Situation braucht viele Gespräche. Der Hauptpunkt war, dass dieser Frau und ihrem Ehemann das Wissen fehlte, um ihre inneren Vorbehalte einander und dem Sex gegenüber zu überwinden und zu schönem Sex zu gelangen. Erst als die Bombe der Verliebtheit – leider mit dem falschen Mann – einschlug, wurde in der Frau etwas freigesetzt. Im besten Fall sind solche Geschehnisse Anstoß, in der »langweiligen« Liebesbeziehung mehr Gas zu geben und sich durch Wissen und Technik mehr Fähigkeiten anzueignen. Diese beiden Menschen haben über dreißig Jahre nie darüber gesprochen, was sie in der Beziehung vermissen. Die Frau muss ihrem Mann beispielsweise sagen: »Ich möchte dich im Alltag als kräftigen Gegenpol erleben. Ich werde jetzt dir mehr ein ebensolcher kräftiger Gegenpol sein. Ich will davon auch was beim Sex spüren. Ich will es auch mal wild, ich will auch mal genommen werden.« Und sie sollte sich aktiv holen, was sie will, und nicht alles von ihrem Mann abhängig machen. Wie die Katze.

Das Hauptdilemma vieler Frauen ist, dass weder ihr Kopf noch ihr Körper Sex wollen. Deshalb spannt sich ihr Körper automatisch an. Vielleicht sind auch gleichzeitig andere Dinge im Leben schwierig, sodass der Körper in Daueranspannung bleibt, manchmal über Jahre und Jahrzehnte. Das wiederum versetzt den Körper in einen Kampf- oder Fluchtmodus statt Genussmodus. Körperliche Beschwerden und Depressionen können die Folge sein. In einem angespannten Körper kann nur schwer Lust entstehen. Ein Erdbeben der Verliebtheit hat durchaus die Kraft, diese Spannungen zu lösen, aber auch die Kraft, ein Eheleben zu erschüttern.

FRAUEN WOLLEN KEINEN DRUCK SPÜREN

Ein Mann schrieb mir: »Ich habe in den letzten Jahren manches an Literatur zum Thema Sex gelesen. Was natürlich irgendwie meine Frau zusätzlich unter Druck setzt. Ich bin schon traurig, dass es ist, wie es ist. Und ich habe begriffen, dass wir nicht das einzige Paar sind, dem es so geht.« Dieser Mann fragte auch, wie er vorgehen könne, damit seine Frau sich nicht bedrängt fühlt. Druck baut sich meist über längere Zeit auf. Und es ist wichtig, diesen Druck wieder wegzunehmen. Echt wegzunehmen. Nicht einfach zu denken: Ich nehme mal eine Weile Druck weg, dann passiert schon, was ich mir wünsche. Dieser Mann sollte seine Frau fragen, was sie sich von ihm wünscht und was sie an der Beziehung stört (nicht nur beim Sex). »Was magst du nicht?«, ist manchmal ergiebiger als die Frage: »Worauf hast du Lust?«, so die Sexualtherapeutin Angelika Eck.[53] Der Mann sollte einen Weg suchen, damit sie als Paar miteinander über ihr Leben und erst in zweiter Linie über ihren Sex ins Gespräch kommen. Natürlich darf und soll er seine Seite einbringen. Aber nicht im Sinne von »Du solltest dich verändern«, sondern im Sinne von »Mich beschäftigt das und das«, »Mir geht es so und so«, »Mit mir macht es das und das«, »Was könnte ich tun, damit du weniger unter Druck kommst?«

Die Frau, die Druck spürt, sollte dieses Thema ansprechen. Sie sollte ihre Angst vor dem Thema Sex überwinden, indem sie darüber zu sprechen beginnt. Wir denken, über das gemeinsame Sexleben zu sprechen, sei mit das Schwierigste überhaupt. Tatsache ist, »über uns selbst« zu sprechen ist schwierig. Deshalb ist über Sex zu sprechen besonders schwierig.

FRAUEN WOLLEN LIEBHABER, DIE WISSEN, WAS SIE TUN

Im Bett wünschen sich viele Frauen ein klares Rollenverhalten. Dem Sex tun Geschlechterstereotypen gut. Die Polarisierung zwischen den Geschlechtern hält die sexuelle Spannung hoch. Das bedeutet aber auch, dass sich die Frau im Gegenzug auf ihre Weiblichkeit besinnt. Beim Sex soll der Mann ganz bewusst der Kräftige und Eindringende sein und die Frau die Willkommenheißende und Aufnehmende. Darüber habe ich ausführlich in *Liebeslust* im Kapitel »Sexuelle Identität« geschrieben.[54]

Frauen wollen keine Langweiler, keine Netten, keine Niedlichen, keine Süßen und zu Verständnisvollen im Bett. Sie wollen nicht gefragt werden, ob er sie jetzt küssen und berühren darf. Im Bett nicht. Sie wollen genommen werden, von einem echten Mann. Etwas von dieser Sehnsucht nach einem maskulinen Mann mit Libido zeigt der Erfolg von Fifty Shades of Grey, trotz lausiger Sprache und dümmlicher Story. Bei dieser Sehnsucht geht es überhaupt nicht um Maske, Peitsche und Sexspielzeug im Schlafzimmer – darin sind sich Sexologen einig. Es braucht sie nicht. Sie erleiden oft dasselbe Schicksal wie spezielle Küchengeräte – wenig gebraucht verstauben sie im Schrank. Es geht um die Kraft des Mannes. Diese törnt an.

FRAUEN UND IHR KÖRPER KÖNNEN LERNEN, LUST AUF SEX UND BEIM SEX LUST ZU HABEN

> »Vieles im Leben ist Spiel, und vieles ist sinnvoll, weil es Spiel ist. In der Liebe aber ist es das Wunderbare, das Heitere, das Gelöste, die Atmosphäre, in der das Glück gedeiht. Spiel ist Gelassenheit und heiteres Entspannen.«[55]
>
> *Jörg Zink*

Sex und Liebe sind zwei verschiedene Räume in einem Lebenshaus. Im besten Fall bewege ich mich munter zwischen diesen Räumen hin und her, öffne mal die Türen, schließe sie wieder, wie es mir gefällt. In diesen Zimmern wohnen der Wunsch des Herzens nach Verbundenheit und der Wunsch des Körpers nach Ekstase. Wenn ich Glück habe, kann ich zwischen diesen zwei Wünschen beschwingt hin- und hertanzen. Manchmal aber eben nicht. Weil ich vielleicht den Sex-Raum erst entrümpeln muss von behindernden Vorstellungen und neu möblieren mit der Vorstellung von mir selbst als einer Frau, die Lust will und mit ihrem Körper Frieden geschlossen hat.

Neben Unsicherheit und Scham, die Frauen empfinden, wenn sie wenig über Sex wissen, ist ihre größte Hürde ihr eigener Körper, den sie nicht mögen. Selbst die schönsten Frauen mögen ihren Körper nicht. Und viele junge Frauen wissen zwar, sich perfekt auszuleuchten, und lieben das retuschierte Bild von sich, aber sie haben keinerlei Bezug zu den Empfindungen des Körpers. Doch der Alltag ist kein Instagram-Account. Wir werden nie vollkommen sein. Wirklich unbearbeitet ästhetisch ist man sowieso nur für wenige Jahre des Lebens.

Deshalb Frauen – habt mehr Respekt vor eurem Körper. Er ist ein Wunderwerk, das Leben hervorbringen kann. Aber auch ein Wunderwerk der Lust, von Gott so geschaffen. Zu Beginn der Schöpfung ging es überhaupt nicht um Nachwuchs, sondern nur um das Paar: ihre Gemeinschaft, ihr Vergnügen, die Lust miteinander. Kinder kommen erst außerhalb des Paradieses dazu. Jesus und Paulus erwähnen im Zusammenhang mit der Paarbeziehung Kinder mit keinem Wort. Sexualität hat von Gott eine Existenzberechtigung nur um ihrer selbst willen: »Gott sah alles, was er gemacht hatte, und siehe, es war sehr gut« (1. Mose 1,31).

Frauen, euer Körper ist nicht die Grundlage für euer Lebensglück. Ihr dürft euren Körper lieben, pflegen, gut ernähren, trainieren, euch an ihm freuen. Aber benutzt ihn nicht, um auf ihn eure Selbstzweifel und eure Identitätskrise zu projizieren. Hört auf damit, euch in irgendeiner Weise selbst zu bestrafen. Verweigert euch dem Druck von außen. Je mehr wir den Körper in den Fokus rücken, desto mehr geht er uns verloren. Nehmt euren Körper bewusst wahr. Fördert sein sinnliches und erotisches Fühlen. Trainiert eure Selbstannahme, indem ihr euch selbst kennenlernt und neugierig auf euch selbst seid. Verdrängt nicht eure Unzufriedenheit und Langeweile mit Selbstoptimierung, sondern fragt euch: »Was will ich, wer will ich sein?« Wenn wir uns darum sorgen, »wie es aussieht«, werden wir nicht zu losgelöster, entspannter, leidenschaftlicher Erotik kommen. Dann hat hemmungslose Körperlichkeit keine Chance in unserem Alltag. Doch die brauchen wir, sie nährt unsere Seele, wir sind so geschaffen. Wir brauchen regelmäßig Wärme, Nähe, Behutsamkeit, Leidenschaft, Ausgelassenheit, Anerkennung und Wertschätzung – all das kann Sex vermitteln.

DAS PROJEKT LUST

Lust bekommen wir nur, wenn wir selbst ein ureigenes Interesse daran haben, wenn Lust erleben zuallererst unser eigenes Anliegen ist. Wollen wir es nur für den Partner oder damit es unserer Beziehung besser geht, wird es in der Regel nicht funktionieren. Dann wird von unserer Seite keine Energie fließen und das Feuer nicht auf unser Begehren überspringen. Interessiert uns hingegen etwas, kommt Energie auf und dann entsteht auch Intensität. Die Energie folgt dem Interesse.

Elia Bragagna schreibt in ihrem Buch *Weiblich, sinnlich, lustvoll*, dass Frauen immer noch mehr Potenzial haben, sexuelles Verlangen zu entwickeln. Viele seien in einem Zustand der sexuellen Neutralität, in dem sie weder gegen noch für Sex seien. Frauen genießen den Sex vielleicht sogar, erleben ihn als befriedigend und empfinden emotionale Nähe zu ihrem Partner. Doch trotzdem wollen sie ihn nicht wieder haben, weil sie denken, dass erst die Lust kommen muss, damit danach Erregung kommen kann.[56] Ich habe viele solcher Frauen in der Beratung und ich lehre sie, dass der Auslöser für die Lust auf Sex ist, ob sie empfänglich für sexuelle Stimuli sind – gleichgültig ob es um spontanes sexuelles Verlangen (Lust) oder um sexuelle Neutralität geht (oft interpretiert als Unlust). Sexuelle Stimuli können emotionaler oder gedanklicher Austausch sein, Austausch von Blicken, Berührungen, Küsse und der Übergang zu eigentlicher sexueller Stimulation. Dann kann sich ein Zyklus der Lust in der Frau etablieren, wo sie nach einer befriedigenden sexuellen Begegnung bereits beim Gedanken an ihren Partner innerlich wieder neu erregt wird und Lust bekommt. So gesehen geht dem Verlangen immer die Erregung (durch Stimulation) voraus. Spontanes sexuelles Verlangen wirkt als zusätzlicher Verstärker, indem es das Bedürfnis nach weiteren sexuellen Kontakten fördert. Dadurch wiederum wird die Erregung erhöht, welche dazu beiträgt, dass der weitere Sexakt befriedigend verläuft, weshalb man ihn wieder haben möchte. Dieser Zyklus fördert außerdem die emotionale Nähe zum Partner. Der Ablauf macht deutlich, dass es für die Frau wichtig ist, sich so weit loszulassen, dass sie sich den äußeren Stimuli hingeben kann. Es bedeutet für sie ein gewisses Risiko, aus der Sicherheitszone herauszutreten und sich ins innere Erleben fallen zu lassen.

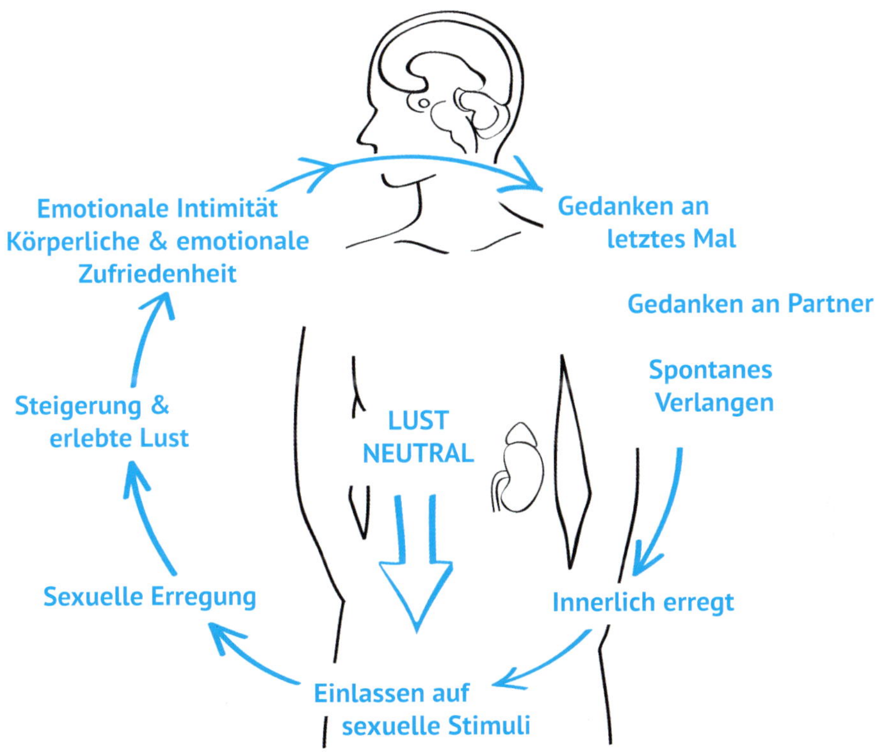

Vielleicht muss ich mit den Empfindungen ganz klein anfangen. Mich zuerst mal erfreuen über Bewegung an der frischen Luft, das warme Wasser unter der Dusche, den Hautkontakt beim Eincremen, meine strahlenden Augen im Spiegel, meinen lebendigen, beweglichen Körper, den Flirt mit mir selbst. Mich nackt ins Bett legen, mich in mich selbst einkuscheln, mich mit warmen Händen berühren. Meinen Körper mit allen Sinnen erleben, genießen und mir so vorstellen zu verführen, mich selbst, den Geliebten, nicht nur zum Sex. Und dann packe ich meine ganze Leidenschaft in all die romantischen Szenen in meinem Kopf, die wir Frauen so sehr lieben. Wir finden über die Romantik zum Sex. Ich stelle mir vor, wie mein Mann mich in seinen Armen hält. Wie seine Lippen mich küssen. Ich spüre seine Hand auf meiner Wange, spüre seine Lippen, die meinen Körper entdecken wollen. Ich atme seinen imaginären Duft ein. Fühle mit meinen Fingerspitzen seine Haare, gleite durch die Haare in seinem Nacken. Lehne meine Wange an seine. Küsse seinen Hals, drücke meine Nase daran, schnuppere mich in ihn hinein, pruste auf die Haut, wir lachen. Wir ziehen uns aus, er fasst mich an den Hüften, ich wiege mich in seinen Händen hin und her, ich lege meine Arme um seinen Hals ... und mein ganzer Körper bewegt sich mit in dieser Fantasie. ... Später ruht meine Wange auf seinem Bauch, er krault meine Haare, ich schmecke Salz auf der Haut. Spüre sein Herz laut klopfen. Er zieht die Decke über uns ...

BEWUSSTE SELBSTLIEBE – THERAPEUTISCHE SELBSTSTIMULATION

Eine Frau findet nicht nur zum Orgasmus, sondern über den Orgasmus auch zu sich selbst. Bewusste Selbstliebe ist therapeutische Selbststimulation mit dem Ziel, die eigene Sexualität zu entdecken oder auszubauen, um mehr Freude an den sexuellen Empfindungen des Körpers zu wecken. Sich selbst zu entdecken, hat bei Weitem nicht nur mit Sex zu tun. Davon profitiert die ganze Persönlichkeit. Der Zugang zur eigenen Lust weckt nicht nur Ausstrahlung, sondern auch Selbstsicherheit. Genau darüber habe ich mich mit vielen Single-Frauen über dreißig unterhalten. Braucht es Selbstliebe, wenn man nicht verheiratet ist?

Als Zusammenfassung der Gespräche könnte man sagen: Nicht alle wollen sie dauerhaft ausleben, aber man muss sie mal entdeckt haben, um zu sich als Frau einen ganzheitlichen Zugang zu bekommen. Diese Sicht gefällt mir, weil so »seine Lust entdecken« den Zwang verliert, es tun zu müssen. Auch nicht dem Mann zuliebe, damit er zufrieden ist. So wird sie zu »meiner« Lust, mit der ich ganz eigenverantwortlich umgehe, die ich genießen und verschenken kann.

Die wenigsten Frauen finden den Weg zum Orgasmus ohne Investition in »Zeit mit sich selbst«. Dabei liegt die Betonung auf »Zeit«. Der weibliche Körper braucht Zeit. Mindestens eine Viertelstunde, eher mehr, auch allein, nicht nur mit dem Liebsten zusammen. Die Genitalien brauchen regelmäßig wiederkehrende Stimulation, will man Gewohnheiten oder Nicht-Gewohnheiten ändern. Der Einstieg könnte wie beim Mann sein, sich eine Woche lang jeden Tag eine halbe Stunde Zeit für bewusste Selbstliebe zu nehmen. Danach jeweils zwei- bis dreimal pro Woche während mindestens drei Wochen. Dann je nach Fortschritt, so oft es einem gefällt und je nach Lust und Laune mit dem Partner zusammen.*

Die folgende Anleitung zur therapeutischen Selbststimulation ist eine Hilfe, deinen sinnlichen Körper zu entdecken. Versuche dabei auch, Gewohnheiten zu ändern. Wechsle mal die stimulierende Hand oder die Umgebung. Nimm keine stimulierenden Fantasien, Bilder oder Toys zu Hilfe.

BAU DIR EIN SCHÖNES NEST

Sorge für eine wohltuende Beleuchtung, angenehme Wärme und eine schöne Umgebung. Mache es dir bequem mit Kissen und Decken auf dem Boden oder dem Bett. Stelle sicher, dass du für mindestens dreißig Minuten ungestört bist.

* Siehe hierzu auch das Kapitel »Solosex in der Ehe«.

BERÜHRE DEINEN KÖRPER UND BEOBACHTE, WIE SICH DAS ANFÜHLT

Berühre deine Füße, Beine, Arme, Hände, Hals, Kopfhaut, auf verschiedene Weise.* Lernst du dein Geschlechtsorgan und den Weg zum Orgasmus überhaupt erst kennen, verbringe die dreißig Minuten mehrere Tage einfach mit diesen Berührungen. Nach und nach beziehst du deine Brüste, deinen Bauch, den Po und die Innenseite der Oberschenkel mit ein. Lege die Hand auf deine Vulva und spüre der Berührung nach.

FINDE DEINE KLITORIS

Überlege dir, wann du deine Klitoris das erste Mal ganz bewusst wahrgenommen und angesehen hast. Wir leben im 21. Jahrhundert, doch noch immer ist es keine Selbstverständlichkeit, dass Frauen die Klitoris als ein zu ihnen gehörendes Organ kennen, wertschätzen, lieben, betrachten und stimulieren. Die Sexualtherapeutin Emily Nagoski sagt dazu: »Zu wissen, wo die Klitoris sich befindet, ist wichtig, aber zu wissen, wo Ihre eigene Klitoris sich befindet ... das gibt Ihnen Macht.«[57]

Auch wenn du schon mit ihr Bekanntschaft gemacht hast, schadet es nicht, sie wieder mal zu besuchen, denn von unserem Körper können wir am meisten über die Sexualität lernen. Sieh dir deine Klitoris an und auch den Rest der Vulva. Spreize die beiden äußeren, weichen Scheidenlippen deiner Vulva und sieh hin. Wenn du die Klitorisperle oberhalb der Vulva gefunden hast, kannst du sie leicht drücken und mit den Fingern vor- und zurückbewegen. Am besten befeuchtest du den Finger mit Speichel, Gleitmittel oder einem guten Öl.

---

* Siehe auch den Kasten »Handballett« im Kapitel »Sich spüren mit allen Sinnen«.

DIE KLITORIS STIMULIEREN

Bevor du deine Klitoris stimulierst, »denke« erst mal an sie. Schenke ihr Aufmerksamkeit. Richte die Aufmerksamkeit aufs Becken und darauf, was du dabei spürst. Bewege den Beckenboden, schaukle die Hüfte. Geh ein paar Schritte am Ort mit den Pobacken.* Wenn du dich bereit fühlst, probiere Berührungen aus, die dir gefallen.

Manche bevorzugen die indirekte Stimulation der Klitoris. Die direkte Stimulation wird meist erst dann angenehm, wenn schon eine gewisse Erregung vorhanden ist. Finde heraus, was angenehm ist, und fahre damit fort, solange es sich gut anfühlt. Wenn es sich lustvoll anfühlt, dann versuche folgende Techniken mit befeuchteten Fingern.

- Nimm die Scheidenlippen vorsichtig zwischen Daumen und Zeigefinger, dehne und ziehe sie ein wenig hin und her. Das bewegt indirekt die Klitoris und die Haut über der Klitoris.
- Drücke mit der Handfläche sanft auf den Venushügel und ziehe ihn leicht nach oben Richtung Bauch. Auch das bewegt die Klitoris. Experimentiere mit unterschiedlichem Tempo, langem langsamen Ziehen, mit ein paar kurzen Bewegungen oder bewege die Handfläche kreisförmig.
- Lege die Handflächen an die Innenseiten der Oberschenkel, sodass die Daumen gegen die Scheidenlippen drücken und diese zusammenpressen. Schaukle mit den Hüften gegen den Druck der Hände.
- Berühre mit zwei, drei Fingerkuppen ganz zart die Klitorisspitze in einer gleichbleibenden Vor- und Zurückbewegung. Mit einer leichten, flüchtigen Bewegung oder mit kräftigem Druck. In unterschiedlichen Kombinationen von Tempo und Druck.
- Streiche mit einer oder mehreren Fingerkuppen kreisförmig direkt über deine Klitoris – schnell oder langsam, flüchtig oder fest oder alles dazwischen.

---

* Siehe Kapitel »Für einen flexiblen Beckenboden«.

Nimm bei allen diesen Varianten wahr, was in deinem Körper passiert und wie sich dein Erregungsniveau ändert. Am Anfang können Berührungen nur schwach spürbar und nicht erregend sein. Mit der Zeit stellen sich Unterschiede an verschiedenen Stellen ein, je nach Art der Berührung. Sobald es sich angenehm anfühlt, solltest du an dieser Stelle weiter verweilen und dabei ausprobieren, wie du das angenehme Gefühl verstärken kannst. Versuche nicht, darauf bewusst Einfluss zu nehmen. Atme weiter, während du sexuelle Lust verspürst. Entspanne deine Bauchmuskeln. Erzwinge nichts. Erlaube dem Körper zu tun, was er will. Spannen sich dabei die Muskeln von Bauch, Beinen, Po und Armen an, ist das ein Zeichen für den Erregungsprozess. Falls es dir zu viel wird, höre auf. Je länger du weitermachst, desto intensiver werden sich Lust und Anspannung im ganzen Körper ausbreiten. Irgendwann wird die Lust eine Schwelle der Intensität überschreiten und aufwallen … irgendwann.

VAGINA, VULVA UND KLITORIS ZUSAMMEN STIMULIEREN

Stimme deine Vagina auf deinen »Besuch« ein. Sie liebt es nicht, wenn man mit der Tür ins Haus fällt. Stelle dir vor, deine Fingerspitzen hätten Augen.

- Mach es dir schön gemütlich für mindestens eine halbe Stunde. Lege ein Gleitmittel bereit, beispielsweise Kokosöl.
- Stelle den Timer auf 15 Minuten oder schau auf die Uhr.
- Berühre und palpiere deine Oberschenkelinnenseiten, um dich aufzuwärmen. Lege deine Hände auf deine Vulva und warte, bis du weitergehen willst.
- Nimm auf einen Zeigefinger Gleitmittel.
- In den folgenden 15 Minuten bewegst du einen Zeigefinger oben links neben der Klitorisspitze leicht auf und ab wie ein Wimpernschlag. Im Sekundentakt auf-ab, auf-ab, auf-ab. Spüre deinen Empfindungen nach, ohne etwas zu forcieren.

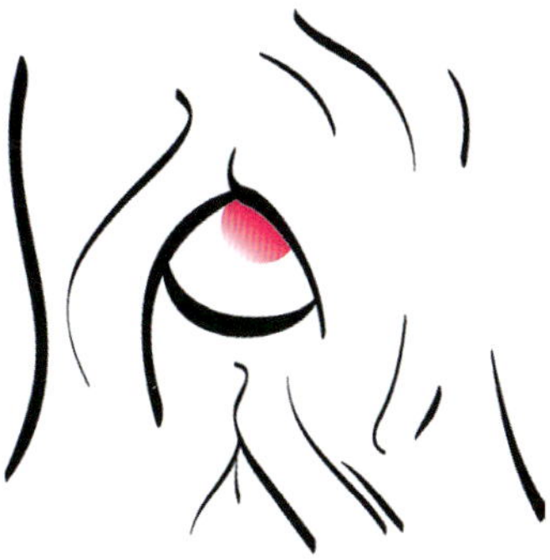

oberes linkes Viertel

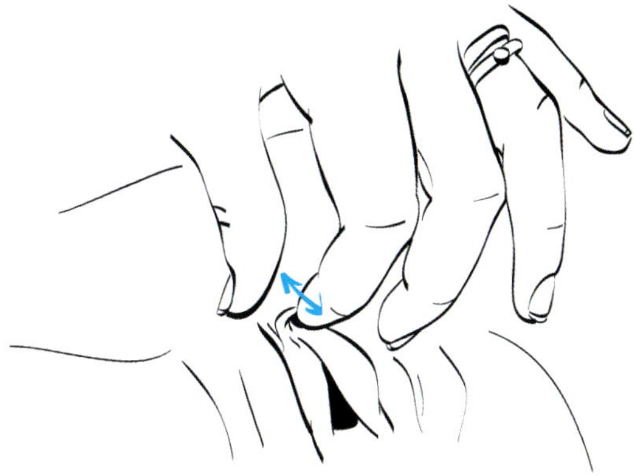

- Nimm während der 15 Minuten wahr, wie sich deine Empfindungen verändern. Nun spüre mit Mittel- und Ringfinger, ohne den Zeigefinger von der Stelle zu nehmen, was sich rund um deine Vulva und rund um den Vagina-Eingang verändert hat. Spüre die Wärme, das Anschwellen der Klitoris innen und außen, die Feuchtigkeit und die in dir aufsteigende Erregung. Spüre, wie deine Vagina sich öffnet, feuchter wird und noch mehr anschwillt.
- Nun bewege einen oder zwei Finger rund um die Vaginaöffnung außen und innen und wieder außen. Vielleicht wagst du dich hinein bis zur G-Zone. Das ist die leicht raue Stelle etwa 2 cm innerhalb der Vagina, gegen die Bauchdecke hin.
- Verstärke die Erregung, indem du mit dem Beckenboden beim Damm deine Vagina leicht zusammenziehst und wieder loslässt. Spüre die Bewegung innen, wie sich dadurch die Vaginawände um deine Finger legen.
- Handballen, Daumen und Zeigefinger können gleichzeitig außerhalb Scheidenlippen, Venushügel und Klitoris bewegen, streicheln und massieren.
- Besuche die verschiedensten Orte in deiner Vagina, mit leichtem Druck nach allen Seiten. Spüre nach, wie sich diese Orte anfühlen, stelle dir dabei vor, deine Fingerkuppen hätten Augen. Achte ebenfalls darauf, was deine Vulva, deine Klitoris und deine Vagina spüren. Lege so Synapsen für Empfindsamkeit und Erregung der Vagina in deinem Hirn.

- Da, wo es sich erregend anfühlt, bleibe eine Weile, um diese Empfindungen zu verstärken. Du wirst einige Vagina-Besuche brauchen, um mehr zu empfinden und zum Orgasmus zu kommen. Vor allem die G-Zone braucht immer wieder ausgiebige Massageberührungen, um »wach« zu werden. Spüre nach, wie sich diese Stelle mit der Erregung verhärtet und rundum anschwillt.
- Wenn die Erregung sich durch die ungewohnten Berührungen verflüchtigt, hole sie dir wieder mehr außen.
- Du kannst mit Mittel- und Zeigefinger deinen Vagina-Eingang am äußeren Rand rasch penetrieren, mit nur einer angedeuteten Rein-raus-Bewegung. Versuche, mit Beckenschaukel und langsamen Beckenbewegungen in verschiedene Richtungen die Erregung zu steigern.
- Genieße, so lange du willst, und gehe, wohin du willst.

LET'S TALK ABOUT SEX

> »Aber die Zartheit sucht auch Wege über das Wort. Mancher Liebende darbt mitten im Spiel, weil das Wort, das zärtliche, das behutsame, das deutende, nicht laut wird.«[58]
>
> *Jörg Zink*

Sprachfähig sind wir nicht von Geburt an, sondern wir werden sprachfähig gemacht. Deshalb kommt es sehr darauf an, welche Vorbilder und Gesprächspartner wir in unserer Kindheit hatten. Wenn Eltern mich fragen, wie sie ihre Kinder aufklären sollen, lautet mein Rat daher: Lernt in erster Linie, als Paar über euren eigenen Sex zu sprechen. Aber nicht nur darüber, sondern auch über euch selbst. Denn Sprachfähigkeit bewährt sich erst, wenn wir eigene Positionen vertreten und Gegendruck vom Partner aushalten müssen – und Druck entsteht bestimmt, sobald wir über unser Sexleben sprechen.

Heute kennen viele Menschen wichtige Gesprächsregeln wie das Senden von Ich-Botschaften oder keine Vorwürfe, keine Schuldzuweisungen und keine Interpretationen zu machen. Doch meistens finden die eher schwierigen Gespräche gar nicht statt. Selbst in der Kommunikation geübte Paare drücken sich, wenn es darum geht, den Dingen genauer auf den Grund zu gehen. Deshalb müssen wir Raum und Zeit schaffen, um mit dem Liebespartner auch Unangenehmes auszutauschen.

Ich darf nie davon ausgehen, dass ich weiß, was im anderen vorgeht. Je enger die Beziehung, desto mehr müssen wir uns bemühen, uns direkt und klar auszudrücken, denn wir unterliegen gerne einem großen Irrtum. Wir glauben, wir würden mit uns nahestehenden Menschen besser kommunizieren als mit Fremden. Doch das täuscht. Durch Nähe »verzerrt« sich die Kommunikation. Bei Fremden geben wir uns Mühe, ihnen klarzumachen, was wir meinen. Doch je näher uns der Gesprächspartner ist, desto bequemer, mundfauler oder hemmungsloser werden wir. Wir werden ungenau, oberflächlich und unkontrollierter und haben zudem den Anspruch, vom anderen so akzeptiert zu werden, wie wir sind.

In einer langjährigen Beziehung sollten wir beharrlich darüber sprechen, wie es uns geht, und uns die Frage stellen, was uns beschäftigt, woran wir leiden, was uns nervt. Unter Umständen sollten wir weniger reden – dafür aber genauer. Dafür brauchen wir nicht den Holzhammer hervorzuholen, sondern müssen nur den Stier bei den Hörnern packen.

IN EINER BEZIEHUNG GEHT ES NIE NUR UM SEX

In vielen Zeilen, die mich erreichen, schwingt über lange Zeit angestauter Frust mit. Wer sich über den Sex in der Beziehung beklagt, kann davon ausgehen: Der Partner ist ebenfalls nicht glücklich in der Beziehung. Es geht beim Sex nie nur um Sex. Wenn mir ein Mann sagt: »Meine Frau stellt mich sexuell aufs Abstellgleis. Es gibt seit einer gefühlten Ewigkeit keinen Sex mehr. Sie hat immer fadenscheinige Ausreden und dadurch wird unsere Beziehung schwer belastet«, werde ich ihm eher nicht Tipps fürs Sexleben geben, sondern fürs Gespräch. Zum Beispiel würde ich ihn fragen, ob er seiner Frau schon einmal gesagt hat, wie er sich fühlt – abgeschoben.

Es ist eines der schwierigsten Dinge, miteinander darüber zu reden, was einen kränkt, beschäftigt und woran wir leiden. Seine Bedürfnisse dem Partner mitzuteilen, ist schon schwierig genug. Vielen

Paaren gelingt es nicht, eine intime Kommunikation über die lange Dauer einer Beziehung aufrechtzuerhalten oder überhaupt zu entwickeln. Doch Kommunikation ist der Schlüssel, damit es beim Sex oder in der Beziehung überhaupt klappt. Jemand mit viel Menschenkenntnis und Bucherfahrung sagte mir nach dem Erscheinen von *Liebeslust*: »Ich finde dein Buch toll, wirklich, aber ich befürchte, einige Paare sind auf ein weiteres Buch angewiesen, das ihnen zeigt, wie man über Sex überhaupt spricht.« Damit, über Sex oder das eigene Unglücklichsein zu sprechen, sollte derjenige anfangen, der etwas verändern will. Oft schafft man das nach einer gewissen Zeit der Sprachlosigkeit aber leider nicht mehr alleine. Dann braucht man Hilfe von außen.

MANN, REDE!

> »Ich liebe dich. Du bist mir wert. Oder: Ich danke dir. Ich bitte dich. Oder: Ich verlasse mich auf dich. Ich bin glücklich mit dir. Oder: Verzeih mir. Oder: Ich verzeihe dir. Ich lasse dich nicht fallen.«[59]
>
> *Jörg Zink*

Es gibt viel, was Männer ihren Frauen gerne zum gemeinsamen Sexleben sagen würden. Doch Männer sind es so sehr gewohnt, von ihren Frauen angesprochen zu werden, dass sie überhaupt nicht auf die Idee kommen, den ersten Schritt zu tun. Aber in Bezug auf Sex können Männer meist auf den Sankt-Nimmerleins-Tag warten, wenn sie auf die Frau hoffen. Männer, nicht euer bester Freund oder ein Sexologe sollten hören, was euch bedrückt, entmutigt und nervt. Sagt es euren Frauen. Gebt euch einen Schubs, sprecht auch die guten Dinge aus, um eure Frauen zu ermutigen. Zum Beispiel: »Ich liebe es, dass in dir eine kraftvolle, lustvolle und spielerische Seite steckt.« – Oder: »Ich finde es gut, wenn du darauf achtest, was du brauchst und was dir gefällt. Du brauchst dich nicht nach irgendwelchen Maßstäben zu richten.« – Oder: »Ich sehe, dass du verletzt wurdest in deiner Sexualität. Ich werde damit leben lernen und mich bemühen, dir verständnisvoll zu begegnen.« – Oder: »Ich finde es wahnsinnig schön, wie du dich mir körperlich öffnest und mir zu verstehen gibst, dass du mich ganz in dir drin willst.«

Wenn es euch schwerfällt, solche Dinge zu sagen, nehmt die folgenden Fragen zu Hilfe, um daraus eine Liebeserklärung zu formulieren:

- Was löst meine Frau bei mir aus, wenn sie mich anschaut? Wenn sie mich berührt? Wenn sie in meiner Nähe ist?
- Wie denke ich über sie, wenn sie nicht da ist?
- Was fühle ich, wenn sie nicht da ist?

DIE RICHTIGEN WORTE FINDEN

Im Folgenden findet ihr Fragen, die Männer mir gestellt haben, und beispielhafte Antworten.

Mann: »Meine Frau sollte sich trauen, zu sagen, wann und warum sie keine Lust hat. Sie sollte gut für sich sorgen, ohne Macht auszuüben. Verweigern, ohne darüber sprechen zu wollen, ist Macht ausüben. Verweigerung als Waffe finde ich schlimm. Beide sollten für sich sorgen, aber nicht ihre Waffen einsetzen, um den anderen zu etwas zu zwingen, sondern mehr aufeinander zugehen.«

So könnte er es sagen: »Du kannst mir sagen, wann und warum du keine Lust hast, mit mir zu schlafen. Ich würde mir das sogar wünschen. Ich finde es gut, wenn du für dich sorgst. Aber ich würde mir wünschen, dass wir darüber sprechen können. Dass du es aussprichst, wenn du Lust hast oder keine Lust hast. Oder dass ich dich darauf ansprechen darf. Ich würde gerne über unseren Sex und unsere Lust oder Unlust sprechen. Wenn wir nicht darüber sprechen, fühle ich mich ohnmächtig und bin frustriert.«

Mann: »Ich gab mir Mühe, sie beim Sex immer nach ihren Wünschen zu stimulieren, oder sie tat es selbst. Trotzdem konnte ich es ihr nie recht machen. Meine Experimentierfreude wuchs sich mehr und mehr zum totalen Stress aus.«

Das könnte er sagen: »Ich habe den Eindruck, dass dir nicht besonders gefällt, was wir im Bett tun. Ehrlich gesagt bin ich deswegen schon ziemlich gestresst und total verunsichert. Es wäre für mich schön, wenn du den Sex mit mir genießt. Deshalb lass uns doch darüber reden, wie wir zu Sex kommen, der deine Bedürfnisse erfüllt. Ich würde gerne dazulernen und mehr entdecken.«

Mann: »Frauen versuchen, uns zu erziehen. Doch je mehr sie das tun und je mehr sie Erfolg damit haben, desto weniger Lust haben sie dann auf uns.«

Das könnte er sagen: »Ich mag es nicht, wenn du mir sagst, was ich zu tun habe und wie ich mich verhalten soll. Wenn dich wirklich etwas stört, dann sag mir doch: ›Ich habe Mühe mit dem und dem – Punkt.‹«

(Der Rest ist Haltung. Steht der Mann seinen Mann, kommt bei ihr die Lust eher wieder. Findet der Mann sich selbst liebens- und begehrenswert, ist er für die Frau attraktiver.)

Mann: »Ich wünsche mir eine Frau, der ich wirklich abnehmen kann, dass Sex für sie ein eigenes Bedürfnis ist und nicht nur ein Liebeszugeständnis an mich als Mann.«

Das könnte er sagen: »Ich schätze es, dass du mit mir schläfst, weil du weißt, dass ich das mag. Aber ganz ehrlich, es würde mir viel mehr Freude machen, wenn ich spüren könnte, dass du Freude daran hast. Dass du mit mir schläfst, weil es auch dein eigenes Bedürfnis ist. Lass uns doch darüber sprechen, ob ich etwas dazu beitragen kann, damit Sex sich für dich besser anfühlt.«

Mann: »Sobald ich einen Steifen habe, interpretiert sie gleich wieder, ich wolle mehr und sie müsste mehr. Für sie ist das eine Bedrohung, weshalb sie meistens sofort aus meiner Nähe verschwindet.«

Das könnte er sagen: »Lass uns bitte in aller Ruhe über unsere Sexualität sprechen. Ich vermute, dass sie für dich zunehmend zur Bedrohung geworden ist. Ist das so? Wir haben praktisch keine Nähe mehr und das vermisse ich sehr. Wir sollten darüber sprechen, was bestimmte Körperreaktionen bei mir wirklich bedeuten. Wir sollten darüber sprechen, wie wir unsere Bedürfnisse besser ausdrücken, uns aber auch voneinander abgrenzen können.«

FRAU, LASS DICH ANSPRECHEN UND GIB ANTWORT!

Frauen, wenn sich eure Männer öffnen, um über ihre sexuellen Bedürfnisse zu sprechen, haben sie immer Angst, missverstanden und abgelehnt zu werden. Doch sie hätten möglicherweise einiges zu sagen, das eure Sexualität entkrampfen könnte. Sie wollen nicht einfach eine

Frau, die hinhält. Sie sind nicht die Sexmonster, als die ihr sie seht. Falls sie solche Tendenzen haben, dann sprecht Klartext mit ihnen. Männer sind durchaus lernfähig. Mutet euch ihnen zu und geht nicht auf Tauchstation.

Was Männer denken, aber oft nicht sagen:

»Ich dachte, ich würde meine Wünsche immer wieder ansprechen. Aber nun muss ich mir wohl eingestehen, dass ich es nicht so getan habe, dass es für dich als meine Frau interessant geworden wäre.«

»Früher habe ich versucht, so viel Sex wie möglich von dir zu bekommen. Dabei habe ich dich übergangen, was sich auch für mich nicht befriedigend angefühlt hat. Heute merke ich, wenn ich mich mit dem arrangiere, was auch für dich stimmt, bin ich trotzdem sehr zufrieden.«

»Natürlich habe ich optische Vorlieben. Aber ich sitze nicht dem Irrtum auf, dass es darauf wirklich ankommt.«

»Es erfüllt mich, wenn sich meine Geilheit im ganzen Körper ausbreitet, die Erregung in Wellen rauf- und runterläuft und den ganzen Körper in Schwingung versetzt. Aber mich dir vertraut und nahe zu fühlen, ist mir genauso wichtig.«

»Ich versorge die Familie, wie können wir beide überhaupt auf die Idee kommen, dass ich dich nicht liebe?«

»Ich habe mich gelöst von der Vorstellung, wenn du dies oder jenes tun würdest, dann könnte ich … Ich habe gemerkt, dass ich so abwarte und sich nie etwas bewegt. Ich bemühe mich, die Initiative für eine erotische Begegnung zu ergreifen und nicht zu warten, bis alles außen herum hundertprozentig stimmt.«

WIE SAGE ICH ES DENN

Schwieriger, als tatsächlich über Sex zu sprechen, ist es, überhaupt damit anzufangen, die Fragen dazu zu stellen. Wer stellt sie? Was fragen wir einander? Zu welchem Zeitpunkt? Nehmen wir uns die Zeit? Wollen wir überhaupt wissen, wie der andere über unser Sexleben denkt? Will ich ihm sagen, was ich selbst darüber denke? Ich mache in der Beratung folgende Erfahrung: Ist der Anfang mal gemacht, ist es gar nicht so schwer, über Sex zu sprechen, und der Nutzen für die Verbindung und die Intimität ist groß. Ulrich Clement hat in einem kleinen Buch zweihundert Fragen zusammengetragen, die uns über unser Sexleben ins Gespräch bringen.[60]

Es gibt verschiedene Möglichkeiten, über diese (oder andere) Fragen ins Gespräch zu kommen. Man kann sich die Fragen zum Beispiel bei einem Ehedate stellen. Jeder darf eine Frage aussuchen, die der andere beantworten soll. Anschließend beantwortet man die Frage selbst und erklärt, weshalb man diese Frage gewählt hat. Man kann sich gegenseitig eine Frage fürs nächste Ehedate aufgeben, über die beide sich Gedanken machen und etwas dazu aufschreiben. Das liest man sich beim nächsten Date gegenseitig vor und spricht danach darüber. Oder jeder nennt dem anderen Fragen, auf die er sich eine Antwort wünscht.

Hier ist eine kleine Auswahl von Fragen aus dem Buch[61]:

- »Was hast du mit der Zeit beim Sex gewonnen? Und was verloren?«
- »Wie wichtig ist dir das Küssen?«
- »Wie ist es für dich, beim Sex zu führen?«
- »Was magst du an meinem Körper besonders? Und was an deinem eigenen?«
- »Wie wichtig ist es für dich, beim Sex einen Orgasmus zu haben?«
- »Gibt es ein konkretes Erlebnis, das eine neue Qualität in dein Liebesleben gebracht hat?«
- »Wenn du dein Liebesleben neu starten könntest, was würdest du anders machen?«
- »Angenommen, dein Partner (deine Partnerin) wollte von dir nicht mit Worten, sondern auf körperlich-sinnlich-sexuelle Weise erfahren, was er (sie) dir bedeutet – wie würdest du es ausdrücken?«
- »Das beste erotische Erlebnis deines Lebens – war das schon oder kommt es noch?«
- »Wenn dich eine andere Person als dein Partner erotisch stark anzieht – was machst du dann?«

Wichtig ist es – wie in der Kommunikation allgemein – Techniken für eine gute Gesprächsführung anzuwenden. Seid ehrlich, aber ohne zu verletzen. Sprecht Wünsche aus statt Erwartungen. Hört zu und vergewissert euch, dass ihr den anderen richtig verstanden habt.

SEX IST DIE INTIMSTE FORM VON KOMMUNIKATION

Sex ist die intimste Form von Kommunikation – und deshalb scheitern viele Paare, die nicht miteinander sprechen können, in der Sexualität. Egal ob in Bezug auf den Sex oder die Gespräche – derjenige, der sich verweigert, hat die Macht. Der mit dem geringeren Verlangen bestimmt den Sex, der Schweigsame dominiert die Nicht-Kommunikation. Nur wenn beide bereit sind, sich in die Beziehung einzubringen, gelingen Austausch und Verbindung. Kommunikation besteht aus Zuhören und Reden. Zuhören und Reden schaffen Vertrauen ineinander. Wir brauchen die Fähigkeit, uns mit dem anderen zu verbinden, uns ihm mitzuteilen und mit einer gewissen Intensität zu kommunizieren. Dazu gehören auch konstruktive Auseinandersetzungen. Deshalb – lernt konstruktiv streiten! Nicht alle Menschen sind sich bewusst, wie überlebensnotwendig eine konstruktive Streitkultur für die Paarbeziehung ist. Wer konstruktiv streitet und sich mit dem anderen auseinandersetzt, braucht meistens keine Beratung. Paare, die dies praktizieren, finden den Weg zu einem guten Miteinander ohne Hilfe von außen und besitzen selbst für schwierigste Momente große Selbstheilungskräfte.

Die beiden wichtigsten Fragen in der Streitkultur lauten: Wollt ihr recht haben oder glücklich sein? Wollt ihr mit der Liebe eures Lebens glücklich leben oder lieber zu viel von ihr verlangen? Oft eskaliert eine Krise erst dadurch, dass man allein dem anderen die Schuld gibt. Eine Therapeutenweisheit lautet: Du kannst eine Beziehung haben oder recht haben, aber nicht beides. Glückliche Paare streiten um dieselben Dinge wie unglückliche Paare. Nur führen diese Konflikte beim glücklichen Paar nicht zum trennenden Krach, weil sie klüger streiten.

EINE SCHÖNE BEZIEHUNG UND OFFENE GESPRÄCHE SIND NICHT GRATIS

- Setze dich mit dem anderen auseinander, ohne zu schreien, zu beleidigen, Vorwürfe zu machen, wegzulaufen und zu schmollen.
- Der Auseinandersetzung aus dem Weg zu gehen, ist nicht konstruktiv, auch nicht die Weigerung zu streiten. Ins Leere zu boxen, ist sehr frustrierend.
- In der Auseinandersetzung lernt man Einsicht und Entgegenkommen.
- Macht Angebote und handelt sie miteinander aus.
- Kommuniziert besänftigend.
- Erkennt an, dass die eigenen Gefühle nicht die ganze Wahrheit sind.
- Bittet um Verzeihung auf eine Art, dass der andere diese annehmen kann.
- Lernt, Vorwürfe als wichtigen Hinweis für eure persönliche Entwicklung zu sehen, statt darüber empört oder beleidigt zu sein. An jedem Vorwurf ist auch etwas Wahres dran, wie an jedem Gerücht.
- Verzichtet darauf, recht zu haben.

SPRECHREGELN

- Sprich von dir. Sage »ich«, nicht »du« oder »man«.
- Beschreibe deine Gefühle präzise.
- Bleibe bei der konkreten Situation.
- Wärme keine alten Streitereien auf.
- Bist du Zuhörer, stelle offene Fragen: W-Fragen oder Informationsfragen, die dem Gegenüber eine völlig offene Antwort ermöglichen.
- Als Zuhörer sei zugewandt, konzentriert und fasse zwischendurch mit eigenen Worten zusammen, was du verstanden hast, dann merkst du, ob der andere das wirklich so gemeint hat.

VON EINEM EXTREM INS ANDERE

> »Willst du, dass er etwas zugesteht? Willst du, dass er etwas zurücknimmt? Dann musst du ihm den Raum schaffen, in dem er dazu die Freiheit hat.«[62]
>
> *Jörg Zink*

Ein Paar mit Kommunikationsproblemen streitet, ohne dass es einen Konflikt löst. Meist hat der eine Partner Schwierigkeiten, aus seiner Sprachlosigkeit herauszukommen, und der andere, sein inneres Gefühlschaos und die »zu vielen« Worte zu zügeln. Oder einer tendiert dazu, das Problem anzusprechen, während der andere versucht zu beschönigen, aus Angst, die ganze Zeit über Kleinigkeiten zu zanken. Dieser Mechanismus kann sich in sämtlichen Konflikten und strittigen Verhaltensweisen zeigen und entspringt einer Pole-Dynamik. Je extremer einer auf seiner Position verharrt, desto mehr zwingt er den anderen in die Gegenhaltung. In Krisenzeiten werden beide Partner in die Extreme ihrer Pole fliehen. Wer auf Nähe beharrt, wird übergriffig und schlägt den anderen in die Flucht. Wer auf Autonomie besteht, wird kalt und abweisend und bewirkt im anderen noch mehr Klammern. Wer schweigt, provoziert Gefühlsausbrüche. Je stiller der eine, desto eindringlicher wird der andere. Wo der eine nur noch überall Probleme sieht, sieht der andere überhaupt keine mehr. Wenn das geschieht, wird der Problembewusste dazu übergehen, jede Kleinigkeit aufzubauschen und den anderen zu attackieren, während der Verhinderer echte Konflikte verharmlosen und ausweichen wird. Jeder vertritt nur noch einseitig seine Position.

Diese Flucht in entgegengesetzte Pole finden wir häufig in Partnerschaften. Je dringender einer etwas vom anderen braucht, desto mehr fühlt sich der andere bedrängt und verliert seinerseits die Lust darauf. Beispielsweise löst die Diskrepanz zwischen körperlicher und seelischer Intimität Stress aus. Stress, den Männer nicht selten gerade mit einem Orgasmus lösen würden. Oder ihre Orgasmus-Fixierung ist Ausdruck eines anderen Stresses, welchen sie gerne mit Sex vergessen möchten – was wiederum die Frau dazu verleitet, erst recht nicht zu wollen. Männer sollten sich in dieser Situation fragen, ob ihre Fixierung nicht gerade umso stärker ist, je weniger sie sich auf ihre Frau emotional einlassen. Frauen sollten sich fragen, weshalb sie sich nicht auch im Sex ihrem Mann zuwenden können.

Die Pole sind nicht ans Geschlecht gebunden. Eine Frau schreibt: »Leider haben mein Mann und ich Kommunikationsschwierigkeiten und Probleme in der Sexualität. Unsere Sexualität empfinde ich als sehr konflikthaft. Mein Mann hat kein Bedürfnis, mit mir zu schlafen, und empfindet es als unangenehm. Auch bei der Kommunikation gibt es immer wieder Missverständnisse. Zudem ist es für uns schwierig, die gemeinsame Zeit so zu planen, dass Bedürfnisse von beiden angemessen berücksichtigt werden.« Um diese Diskrepanzen zu lösen, sollten beide Partner sich zum Pol des anderen hinbewegen, um sich so im besten Fall in der Mitte zu treffen. Wer klammert, sollte sich im Loslassen üben, und wer auf Distanz geht, sollte die Verbindung suchen. Wer schweigt, sollte sich zum Reden zwingen, und wer schreit, sollte still sein und seine Gefühle besser kontrollieren.

ÜBERLEBEN DURCH GRENZENSETZEN

> »Du darfst die Haustür schließen, das Tor zu deinem Garten, den schützenden Raum deines Geheimnisses. Du darfst schweigen, deine eigenen Wege gehen, abgewandt, unmerkbar. Hüter deiner selbst.«[63]
>
> *Jörg Zink*

Zwischenmenschliche Probleme entstehen aus Grenzüberschreitungen. Doch den wenigsten Menschen ist bewusst, wie wichtig Grenzen im Miteinander sind. Viele von uns haben nicht gelernt, sich einen inneren Raum zu bewahren, in dem sie sich achten und den sie schützen. Sie werden gelebt, statt selbst zu leben – langfristig geschieht dies auf Kosten der seelischen und körperlichen Gesundheit.

Nicht alle Grenzüberschreitungen sind so krass, dass sie uns als solche auffallen. Manchmal ist es eine Freiheit, die der andere sich herausnimmt, mit der er den anderen unfrei macht oder dessen Lebensqualität einschränkt. Beispielsweise wenn er entgegen der Abmachung in der Wohnung raucht, sich überhaupt wenig an Abmachungen hält, so viel trinkt, dass die Beziehung leidet, nicht pünktlich nach Hause kommt, damit der andere seinen Verpflichtungen oder seinem Hobby nachgehen kann, den anderen mit Anrufen belagert oder kontrolliert, Interna aus der Beziehung ausplaudert, ständig Leute einlädt, statt mit dem Partner alleine zu sein, im Sex zu grob, zu schnell, nicht einfühlsam ist, mit Gefühlsausbrüchen manipuliert. Es ist ein Risiko, Dinge anzusprechen, die uns stören, denn der andere ist bestimmt betroffen und fühlt sich angegriffen und beschämt. Doch wir müssen den anderen direkt ansprechen, klar, aber ohne Vorwurf, aus der eigenen Perspektive. Können wir Grenzen vertreten, fühlen wir uns weniger bedroht und ausgeliefert und reagieren entspannter. Grenzen in einer Partnerschaft sind flexibel und müssen öfter ausgehandelt werden. Aber wenn wir sie nicht ziehen, belasten unterdrückte Gefühle die Beziehung. Nur wer seine Grenzen setzt, kann es sich leisten, den anderen an sich heranzulassen, und ihm wirklich begegnen oder seine schützende Zone verlassen, um auf den anderen zuzugehen.

Je weniger Grenzen bestehen, desto diffuser fühlt sich unser Leben an. Irgendwann verschwimmt alles in einem bedrohlichen Chaos, in dem das Burn-out wartet. Hinter einem beruflichen Burn-out steht oft ein privates ungelöstes, nicht grenzbereinigtes Desaster, das sich irgendwann auf das gesamte Leben auswirkt. Das können verdrängte Paarkonflikte sein, Konflikte mit den Eltern oder Schwiegereltern, den halb oder ganz erwachsenen Kindern, die Herausforderungen einer Patchworkfamilie, eine heimliche Affäre, Personen, die wir zu sehr in unser Leben einbeziehen, ehrenamtliche Aufgaben und, und, und.

> »Sei ein schützender Raum um das Geheimnis deiner Liebe. Schließe die Tür, wenn es um dich und den geliebten Menschen allein geht. Wer liebt, darf sich schützen; wer liebt, schützt den anderen behutsam und verlässlich, ihn und seine Liebe wie in einem festen Haus.«[64]
>
> *Jörg Zink*

Auf Harmonie bedachte Menschen erkennen besonders schwer den Sinn von heilenden Grenzen. Offene Grenzen sind für sie ein Wunschziel. Sie wollen und können oft nicht Nein sagen, nehmen sich nicht ernst genug und wollen allen Erwartungen entsprechen. Im Gegenzug denken sie aber auch, sie hätten auf den anderen einen Anspruch, und nehmen sich das Recht heraus, unangekündigt in dessen »Garten« zu trampeln.

Auch »Bulldozer« kennen keine Grenzen. Höchst selbstzentriert und aggressiv akzeptieren sie schlicht kein Nein. Ihnen müssen in der Partnerschaft die Grenzen oftmals richtig abgerungen und Paroli geboten werden. Manchmal »müssen« Partner sich trennen, die jahrelang zugelassen haben, dass der andere sich ungehörig verhalten hat, und dem nichts entgegengesetzt haben. Die ihn vielleicht sogar auf alle erdenkliche Weise beschwichtigt und beruhigt haben, mit Geschenken, Zugeständnissen und falschen Schuldeingeständnissen. Eine Frau, die in einer solchen Lage war, erzählte mir, dass sie ihren Mann nur mit Sex beruhigen konnte.

Selbstliebe und Selbstfürsorge heißt, uns endlich selbst wichtig genug zu nehmen. Den anderen herauszufordern, indem wir eigene Schritte tun und ein eigenes Leben leben. Indem wir dafür den Weg der Konfrontation suchen und Ärger und Frust ansprechen, statt zu resignieren. Indem wir damit aufhören, es dem anderen vorausschauend recht zu machen.

Ein kleines Büchlein von Anselm Grün gehört für die Ratsuchenden in meiner Praxis zur Pflichtlektüre. Es heißt *Grenzen setzen – Grenzen achten*[65]. Lebensnah findet sich darin ein »Konzept der Abgrenzung«. Dieses Büchlein ist eine Schule des Respekts, der Gelassenheit und des Loslassens. Erstaunlich viele Menschen haben die folgenden Botschaften in ihren Familien nicht gehört: Mach dich nicht klein! Richte dich auf und zeig deine Würde! Sei dir etwas wert! Achte deine Kräfte und übernimm Verantwortung! Bestimme über dich selbst![66]

ÜBERLEBEN DURCH VERSÖHNLICHE KOMMUNIKATION

> »Zärtlichkeit liegt am Ende vor allem in dem Wort, das ein Liebender spricht und das ein Liebender hört.«[67]
>
> *Jörg Zink*

Reden ist gut und Schweigen nicht immer Gold. Trotzdem sollten wir eine angespannte Situation manchmal einfach ruhen lassen. Sollten Waffenstillstand schließen, sofern wir bereit sind, uns zu versöhnen.

Das heißt, wir reden miteinander – aber nicht mehr über unsere Kränkungen. Es kann der Anfang aus der Sprachlosigkeit sein, den Mut aufzubringen, angestaute Probleme vorerst ruhen zu lassen und sich einander wieder zu nähern. Seelische Verkrampfungen, die sich über Jahre und Monate aufgebaut haben, werden sich ohne freundliche Zuwendung nicht mehr lösen. Egal, wie festgefahren die Positionen sind, der eine ersehnt genauso wie der andere das versöhnende Zeichen. Dass es wieder weich wird und entspannt. Und zuallererst, sagt Zink, braucht es wieder die Urform zärtlicher Annäherung: »Zartheit sucht die einfachen Zeichen. Urform zärtlicher Berührung ist der Gruß. Das Wort, das in einer Bewegung der Hand ist. Eine Andeutung zum Morgen, zum Abend, zur Begrüßung, zum Abschied.[68]

Als nächsten Schritt sollten wir uns an längst vergessene Episoden unseres Liebeslebens erinnern. Wir sollten sie uns nochmals erzählen, um in ihnen wieder Ermutigung und die Bedeutung und Wichtigkeit unserer Beziehung zu finden.

> »Das unsichtbare Königreich ist fast jedem Menschen zugänglich. Erinnerungen an glückliche Zeiten, Phantasien von künftigen Chancen, Pläne, was man bauen kann oder machen, schreiben oder malen, durchsetzen oder erfinden. (...) Aus dem Geflecht von Bildern der Seele mischt sich eine neue, farbige innere Welt. Liebende bewohnen sie zu zweit. Sie haben sie gemeinsam gebaut. Sie kennen die Wege in ihr. Und sie haben dort ihr Haus, in das sie immer wieder zurückfinden. Erinnerungen, Überzeugungen, Erfahrungen sind die Berge und Täler, die Wälder und Wolken, die sie in ihrem Königreich umgeben. Hier ist ihre Heimat ... Was beide schön fanden, was sie glaubten, was sie tröstete, was ihnen wichtig war, das alles behält seine Kraft.«[69]
>
> *Jörg Zink*

Schließlich sollten wir uns angewöhnen, regelmäßig über uns und unsere Beziehung zu sprechen und diese Gespräche, genauso wie Sex auch, zu planen. Wer sich ganz bewusst über die eigene Beziehung unterhält, kommt darüber hinaus auf tiefgründigere und weitreichendere Themen. Es mag anfangs einige Überwindung kosten, aber mit der Zeit stellt man fest, dass es der Beziehung hilft. Mindestens einmal pro Woche sollten wir dafür eine Gelegenheit festsetzen. Dann gewöhnt man sich daran und stellt fest, dass man auch sonst nicht mehr so schnell beleidigt und wütend wird, wenn man sich vom Partner nicht verstanden fühlt.

WAS BESCHÄFTIGT DICH ZURZEIT AM MEISTEN?

Das ist die Kernfrage aller Zwiegespräche. Wenn wir wissen, was den anderen innerlich beschäftigt, können wir an seinem Leben teilnehmen. Teilen wir dem Partner mit, was uns beschäftigt, laden wir ihn in unsere Welt ein, und Intimität und Vertrautheit entstehen. Und über diese Frage hinaus können wir mit den wirklich wichtigen Gesprächen beginnen – darüber, wie es uns miteinander geht.

Was haben wir heute gemeinsam als Paar gut gemacht?
Was habe ich heute in unsere Beziehung investiert?
Gab es heute einen Moment,
an dem du dich besonders stark mit mir verbunden
oder besonders geliebt gefühlt hast?
Gibt es etwas, das ich für dich tun kann?
Regt dich an mir etwas auf?

DAS ÄNDERN LEBEN DURCH HEILENDES SELBSTGESPRÄCH

> »Die Liebe gibt niemanden auf. Sie rechnet mit Wundern. Wer sollte in dieser Welt mit Wundern rechnen, wenn nicht die Liebe? Sie rechnet vor allem immer und immer wieder mit dem Wunder, dass ein Mensch sich wandelt, gegen alle Befürchtungen und Prognosen.«[70]
>
> *Jörg Zink*

Eingefahrene Lebensmuster zu ändern, ist schwer. Die Notwendigkeit dies zu erkennen ist erst der Anfang. Vorsätze helfen wenig, weil es den wenigsten von uns gelingt, aus schierer Willenskraft ihr Leben zu ändern. Der erfolgreichere Weg ist, das Ändern zu leben – schrittweise – Tag für Tag.

Am besten gelingt das durch das Selbstgespräch. Selbstgespräch ist Selbstführung, ein Monolog mit uns selbst. Auf diese Weise loben wir uns, sagen wir uns selbst die Meinung oder ärgern uns über uns. Selbstführung meint nicht, dass wir uns innerlich niedermachen, sondern dass wir unser Selbst ehrlich reflektieren. So lernt man, man selbst zu sein und sich selbst zu steuern. Wir kontrollieren uns auf diese Weise selbst und verhindern mit dem inneren Dialog auch unüberlegte Entscheidungen. Mit sich selbst zu reden ist nicht verrückt, sondern vernünftig und hat nachweislich eine positive psychohygienische Wirkung.

Wir alle nutzen das Selbstgespräch als Werkzeug des Denkens. Es hilft uns, unsere Aufmerksamkeit zu fokussieren, ganz besonders beim Problemlösen. Wer mit sich selbst redet, am besten laut, löst diese deutlich schneller. Dabei ist es besonders hilfreich, sich zu fragen, was man tun wird oder will.[71] Nicht die Beteuerung: »Du musst dich das nächste Mal wehren« hilft, sondern die Anfrage an einen selbst: »Werde ich, will ich mich das nächste Mal wehren?«

Diese Art, mit uns selbst zu sprechen, wird auch unsere Art zu beten verändern. Dann ist mein Reden mit Gott mehr ein lautes Denken und Abwägen mit ihm zusammen und weniger ein Flehen, mich, den Partner oder die Umstände in meinem Leben endlich zu ändern.

GEMEINSAM DIE LUST ENTDECKEN

> »Zartheit erwacht, die Zartheit der Nähe, und langsam wächst etwas wie Vertrautheit mit dem andern, mit seinen Gedanken, seinen Empfindungen, seiner Seele und seinem Leib.«[72]
>
> *Jörg Zink*

Ein Alltag voller Zärtlichkeit und Erotik – Sex die schönste Hauptsache der Welt –, das soll es wirklich geben? Das kann ich nicht glauben!

Vielleicht sagen wir das nicht laut, aber wir denken es – und die skeptischen Blicke in der Beratung zeigen es mir. Wir denken, Zärtlichkeit und Erotik seien die Folge von etwas. Die Folge von Verliebtheit. Die Folge einer intakten, intimen, vertrauten, liebevollen Beziehung. Doch das stimmt nicht. Zärtlichkeit und Erotik sind nicht einfach die Folge von etwas, sondern können auch am Anfang stehen. Wir wecken sie, wir denken sie uns, wir tun sie. Schon das Denken an Sex verändert unseren Ausdruck, unsere Körperhaltung. Wir werden weich, die Augen strahlen, wir sind sinnlich, haben Kraft und spüren Leichtigkeit und Entspannung. Doch manchmal wollen wir ja eben gerade Sex um alles in der Welt verhindern. Weil er uns Unbehagen und keine Lust bereitet. Weil wir uns nicht gehen lassen wollen. Dann gehen wir jeder körperlichen Annäherung aus dem Weg und wollen diese auch nicht geben. Doch das muss nicht so bleiben, weil unser Körper lernen kann, Berührungen zu genießen, zu wollen und zu geben. Und plötzlich wird uns Sex wichtig.

Sex ist wie ein Hobby. Doch leider ist heute der nackte Körper vor allem ein Statussymbol, keine Lustquelle. Wenn Sex unser Hobby ist, dann leben wir Lust regelmäßig aus, weil wir die Vorfreude darauf, das eigentliche Tun und das Glücksgefühl danach lieben. Was wir dabei tun wollen, entwickelt sich im Laufe einer Beziehung immer von Neuem. Wichtig ist dabei, gemeinsam zu entdecken, was beiden Spaß macht. Beim Sex gilt: Man muss nur, was man möchte, und ausschließlich das, was beiden gefällt. Das ist nicht allen Paaren klar, weshalb sie sich an unterschiedlichen Wünschen und Vorstellungen aufreiben. Der eine möchte unbedingt, was der andere auf gar keinen Fall will.

Doch viel wichtiger ist, dass wir emotionalen und sexuellen Elan hin zum anderen entwickeln, was schon mit der Art und Weise beginnt, wie wir uns begrüßen oder verabschieden, ob wir uns mit dem Becken »umarmen« beim Kommen und Gehen. Es sind kleine Details, die sexuelles Begehren bringen, nicht »Sex-Techniken«.

WAS MAG ICH DENN?

Männer und Frauen machen unterschiedliche Sachen heiß. Nicht nur beim Sex selbst, sondern schon davor. Der Mann findet mehrheitlich eine Liebhaberin toll, die ihn wertschätzt und gerne »Zeit zu zweit« mit ihm verbringt. Er hat eher einen erotischen Blick auf die Frau und reagiert ganzheitlicher auf kleine Nuancen wie Gesichtsausdruck, Bewegung, Stimme, Atemfrequenz, Kleidung, Körpertemperatur und Geruch. Für ihn ist die Frau ein erotisches Gesamtkunstwerk. Der Mann möchte vor allem ein aus allen Poren triefendes »Ja«, ein »Komm« vernehmen. Deshalb liebt er es, wenn sie von sich aus auf ihn zukommt, ihn mit Absicht berührt. Dann übernimmt bei ihm die Schaltzentrale im Unterleib die Steuerung – nicht mehr der Kopf. Er mag es, wenn die Frau Spaß an sich selbst und am Sex hat. Wenn sie mit ihren Reizen spielt, diese unterstreicht mit ihrer Kleidung und Nicht-Kleidung. Orangenhaut, Bauchfalten und leicht hängenden Busen bemerkt er gar nicht.

Was dem Mann der globale Blick, ist der Frau das Detail. Mit einem Blick checkt sie die Haare auf dem Rücken, die Zehennägel, die Achselhaare, den Bauchansatz. Doch alles ist nur halb so schlimm, wenn die Erscheinung gepflegt und die Haltung aufrecht ist. Neben dem Bett soll Mann ein sicheres Auftreten und Manieren haben, humorvoll sein, mit ihr sprechen und gut zuhören können. Frauen mögen Kleidung, die die Persönlichkeit unterstreicht, gewaschene und getrimmte Kopf- und Barthaare, geputzte Zähne, einen feinen Duft, gepflegte Hände. Diese sollen nicht erst im Bett berühren, sondern auch sonst Kontakt herstellen. Frauen lieben es, wenn er einen festen Griff hat, zu nehmen weiß. Sich etwas traut. Sicher berührt und küsst. Die Frau liebt es, wenn der Mann ihren Körper und ihre Seele zart streichelt, aufmerksam ist und sie entdeckt wie ein unbekanntes Land. Im Bett darf er sich auch etwas verrucht geben. Ausnahmsweise darf der Sex schnell sein, wenn er es zur Entspannung braucht, aber grundsätzlich mögen es Frauen langsam und Männer, die es langsam können. Sie lieben es, wenn er ihren Körper sanft öffnet.

Ganz gleich, welche Spielvarianten unser Sexleben bereichern sollen, es gilt herauszufinden, wie wir daraus den höchsten Genuss ziehen. Vor allem die Varianten »aktiv« oder »passiv« bringen unterschiedliche Empfindungen. Einmal ist es ein besonderer Reiz, einfach zu genießen, das andere Mal verwöhnen wir den anderen. Einmal brauchen wir die aktiven Bewegungen des Körpers, bewegen das Becken und den Beckenboden mit, um die Erregung gut zu fühlen und sie bis zum Höhepunkt zu steigern. Das andere Mal kosten wir den Reiz aus, genommen zu werden.

Was macht mich heiß? Das herauszufinden ist manchmal gar nicht so einfach. Wir können uns vielleicht nicht vorstellen, etwas zu mögen, weil wir es noch nie ausprobiert haben. In jeder Phase der Paarbeziehung geht es darum, immer wieder neue Wege zu finden und Neues auszuprobieren.

Weiß ich, was mein Mann liebt? Weiß ich, was meine Frau liebt? Was liebe ich selbst? Können wir einander so verwöhnen, dass wir uns genießen? Darf ich das, was ich mir insgeheim vorstelle? Würde es mir Spaß machen? Wie würde der andere darauf reagieren? Will ich es wirklich ausprobieren oder soll ich es lieber als Spiel meiner Fantasie für mich behalten?

SEX ZU EINER GEWOHNHEIT MACHEN

Wollen wir sicherstellen, dass Sex ein ständiger Begleiter unserer Liebesbeziehung ist, der Lieblingsmensch nicht nur Freund, sondern auch Liebhaber, müssen wir Sex zu einer guten Gewohnheit werden lassen und einplanen. Häufig kommen Paare zu mir in die Beratung, weil sie keinen oder sehr wenig Sex haben. Wenn ich ihnen dann sage, sie sollen den Sex planen, sehen sie mich ganz entgeistert an. Sex, geplant, dazu noch leidenschaftlich und erotisch – das scheint in vielen Köpfen nicht kompatibel. Doch die Grundlage für spontanen, leidenschaftlichen und erotischen Sex ist geplanter Sex!

Wir geben uns der Illusion hin, wer spontanen Sex habe, habe mehr und leidenschaftlicheren Sex. Doch genau das Gegenteil ist der Fall. Wer Sex plant, hat regelmäßigeren und damit meist befriedigenderen und häufigeren Sex. Weil diese Paare geübter sind, haben sie mehr Spaß daran. Und was geplant ist, weckt Vorfreude und Erregung.

Auf Ferien, Urlaub und freudige Anlässe bereiten wir uns praktisch und innerlich vor. Warum nicht auch auf Sex? Man kann sich sehr wohl zur Lust verabreden, weil Lust sowohl im Kopf als auch im Körper geweckt werden kann. Ich kann mir über den Tag hinweg die Lust auf den erotischen Augenblick hin wecken und erhalten, indem ich bewusst meine Aufmerksamkeit auf meine Genitalien lenke und meinen Körper entsprechend bewege und wahrnehme. Ich denke gute Gedanken, entscheide mich, nicht wütend zu werden, wenn mein Liebespartner vielleicht zu spät kommt oder etwas Ungeschicktes sagt oder sonst Ärger ins Haus steht. Wer Gedanken und Gefühle gut steuert, kann innerlich vorbereitet auf erotische Momente zugehen. Und manchmal ist es wie bei einer Mahlzeit auch, der Appetit kommt beim Essen.

Ein weiterer Mythos besagt, spontaner Sex mache mehr Spaß. Doch Spaß macht vor allem, was wir gut können. In diesem Fall helfen uns die entwickelten sexuellen Fähigkeiten. Einige sind darin natürlich schon Naturtalente, andere brauchen Informationen und Anleitung. Wenn wir erotische Fähigkeiten zusammen üben und anwenden, um Sex lustvoll zu gestalten, geschieht es viel weniger, dass wir beim verabredeten Sex nicht richtig in Schwung kommen. Erotische Fähigkeiten beinhalten auch, zu wissen, wie wir zusammen am besten in Erregung kommen. Schon beim Küssen und Streicheln kann man vielleicht noch einiges dazulernen. Manche Männer wissen genau, wie sie ihre Frau anfassen müssen, aber andere sind darin sehr ungeschickt.

Geplanten Sex zu haben, ist ganz einfach. Wir legen uns nackt zusammen ins Bett oder an einen anderen Ort, wo wir ungestört sind, berühren uns und daraus wird ganz schnell mehr werden. Wenn wir keine Lust auf Experimente haben, machen wir einfach das, was wir gut können. Der ganz banale »Blümchensex« feiert gerade ein großes Comeback, nachdem wir die letzten Jahre einen sexuellen Overkill erlebt haben. Was wir gut können, das reichern wir nun mit »mehr spüren« und »mehr ausdrücken« an. Viele Männer finden es schön, wenn die Frau ihre Lust zeigt. Das ist das, was Frauen lernen können – ihre Lust zu empfinden, zu steigern und zu zeigen.

Es hilft, wenn Paare miteinander besprechen, wie oft und wann Sex stattfinden soll. Bleiben wir mal beim guten Durchschnitt, der ist ein- oder zweimal die Woche. Dann kann man sich fragen: Wo könnte das in unseren Wochenablauf passen? Wenn wir zu diesen Zeiten dann doch nicht miteinander schlafen, suchen wir nach einem Alternativtermin.

ORGASMEN SIND GESUND

Sex macht nicht nur Spaß, sondern ist gesund. Sogar sexuelle Fantasien sind gesund, man muss also nicht einmal zur Tat schreiten. Schon eine Unterhaltung mit einer ansprechenden Frau, ein Flirt oder eine sexuelle Fantasie produzieren beim Mann im Gehirn das luteinisierende Hormon, welches die Testosteronbildung in den Hoden anregt. Testosteron ist ein Schlankmacher und vor allem maßgeblich am Aufbau von Muskeln beteiligt. Sex liefert nicht nur die für den Muskelaufbau benötigten Hormone, sondern auch den erforderlichen Muskelreiz in Form von rhythmischer Bewegung. Allein schon die Erektion ist gesund und wünschenswert, denn jede Erektion bringt frisches Blut in die Schwellkörper. Häufiges Steifwerden trainiert den Penis, wodurch die Erektionsfähigkeit verbessert wird. Das gilt übrigens auch für die Klitoris der Frau!

Zudem hat regelmäßiger Sex viele gesundheitliche Vorteile:

- Wenn der Sex mindestens zwanzig Minuten dauert, wird die Produktion des Botenstoffes Dopamin angeregt. Dopamin bewirkt einen intensiven und anhaltenden Stressabbau. Auch die Ausschüttung von Endorphinen nimmt mit der Sex-Dauer zu. Die opiumähnliche Substanz führt zu einem Glücksgefühl und lässt Schmerzen vergessen, besonders Kopf- und Gelenkschmerzen.
- Sex verbessert die Prostata-Gesundheit. Samenflüssigkeit wird zu etwa dreißig Prozent in der Prostata erzeugt. Beim Orgasmus zieht sich die Wandmuskulatur der Prostata zusammen und die Samenflüssigkeit wird in die Harnröhre gepumpt. Leidet der Mann an einer Entzündung der Prostata, fördert jede Ejakulation das Ausschwemmen infektiöser Keime aus den unteren Harn- und Spermawegen.
- Sex kann den Zyklus regulieren. Wer einen unregelmäßigen Zyklus hat, sollte mindestens einmal pro Woche Sex haben. Außerdem bemerken viele Frauen, dass sie weniger Krämpfe haben, wenn sie während ihrer Periode masturbieren.
- Sex ist ein Jungbrunnen. Beim Sex wird Somatropin, ein Wachstumshormon aus der Hypophyse (einer Hormondrüse), ausgeschüttet. Das macht die Haut elastischer und lässt einen jünger aussehen.
- Sex stärkt die Abwehrkräfte. Frauen, die mehr Sex haben, haben mehr Antikörper im Blut – und somit ein stärkeres Immunsystem.
- Der Gesundheit zuliebe sollte man sich häufig küssen. Küssen regt die Speichelproduktion für längere Zeit an. Speichel ist reich an körpereigenen Antikörpern, welche viele Krankheitserreger

bekämpfen. Speichelfluss führt außerdem zu schöneren Zähnen. Auch Samenflüssigkeit macht die Zähne schön, denn sie enthält Zink und Kalzium. Beides beugt Karies vor.

- Sex macht intelligent. Grund dafür ist, dass wir uns dabei entspannen und das Gehirn mehr Nervenzellen produzieren kann.
- Sex ist ein Schlafmittel. Orgasmen senken das Stresshormon Cortisol und steigern die Östrogenwerte, was uns nach dem Sex in einen tiefen Schlaf fallen lässt.

Da klingt der Satz: »Tun Sie mal wieder was für Ihre Gesundheit«, doch gleich viel attraktiver!

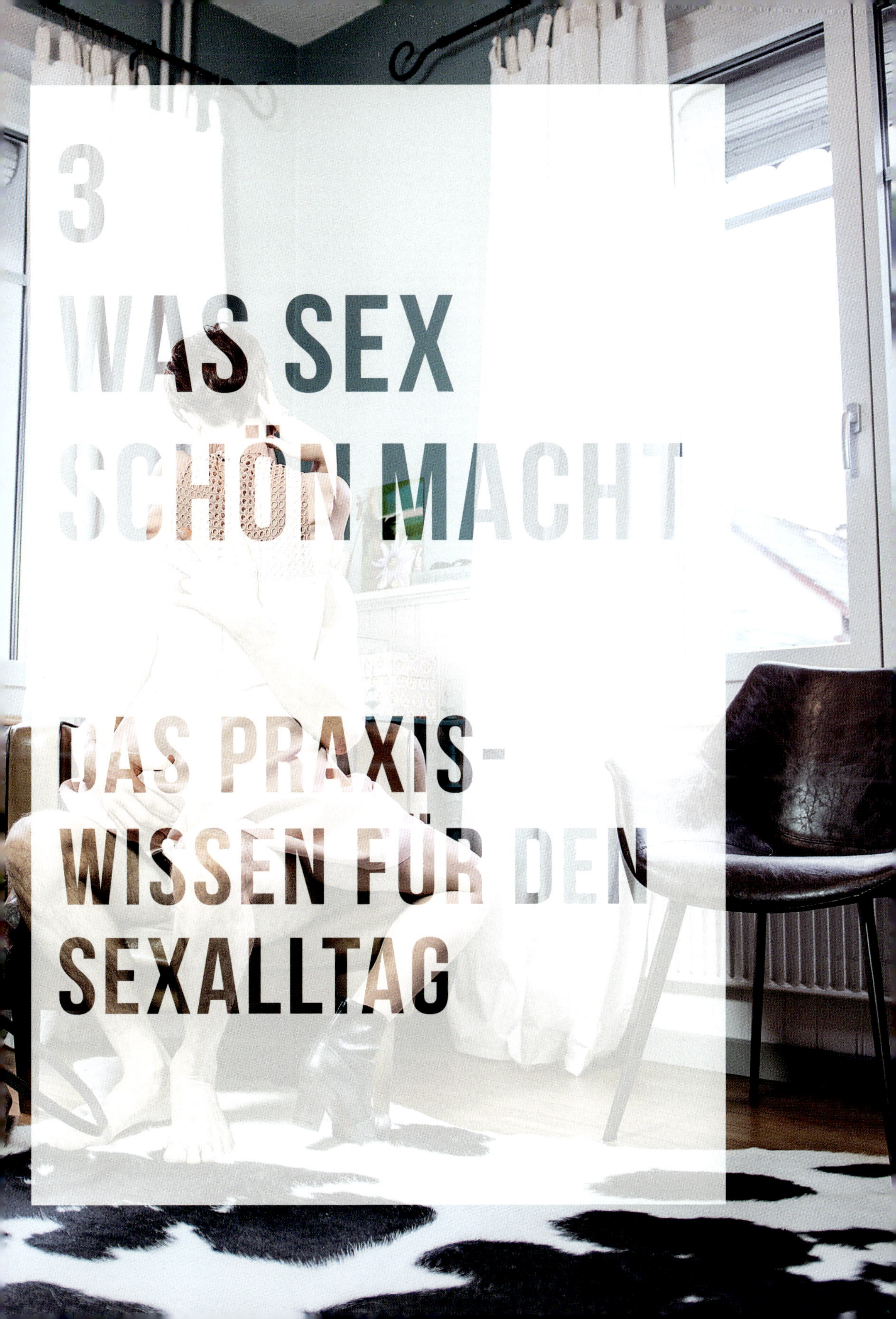

3

WAS SEX SCHÖN MACHT

DAS PRAXIS-WISSEN FÜR DEN SEXALLTAG

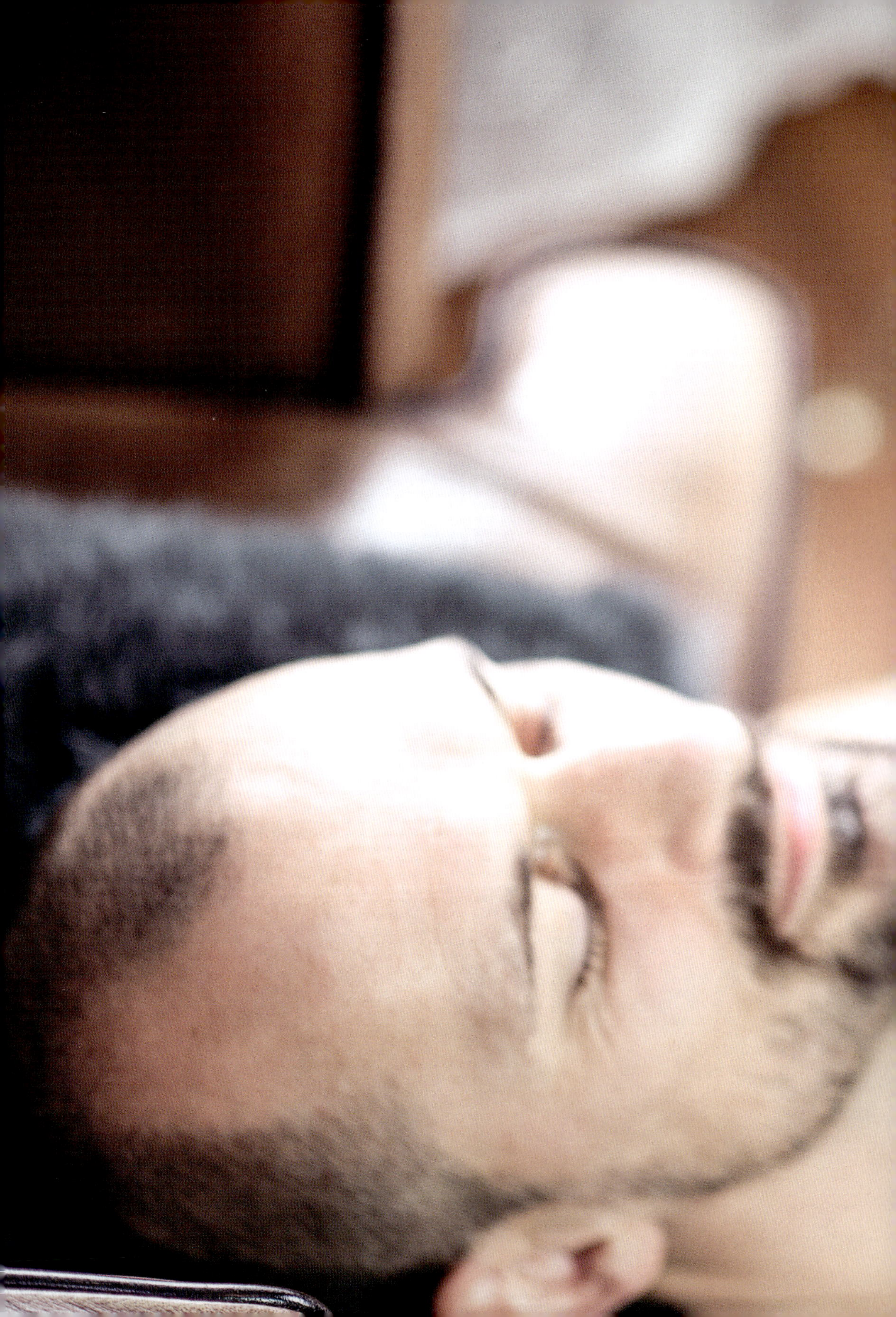

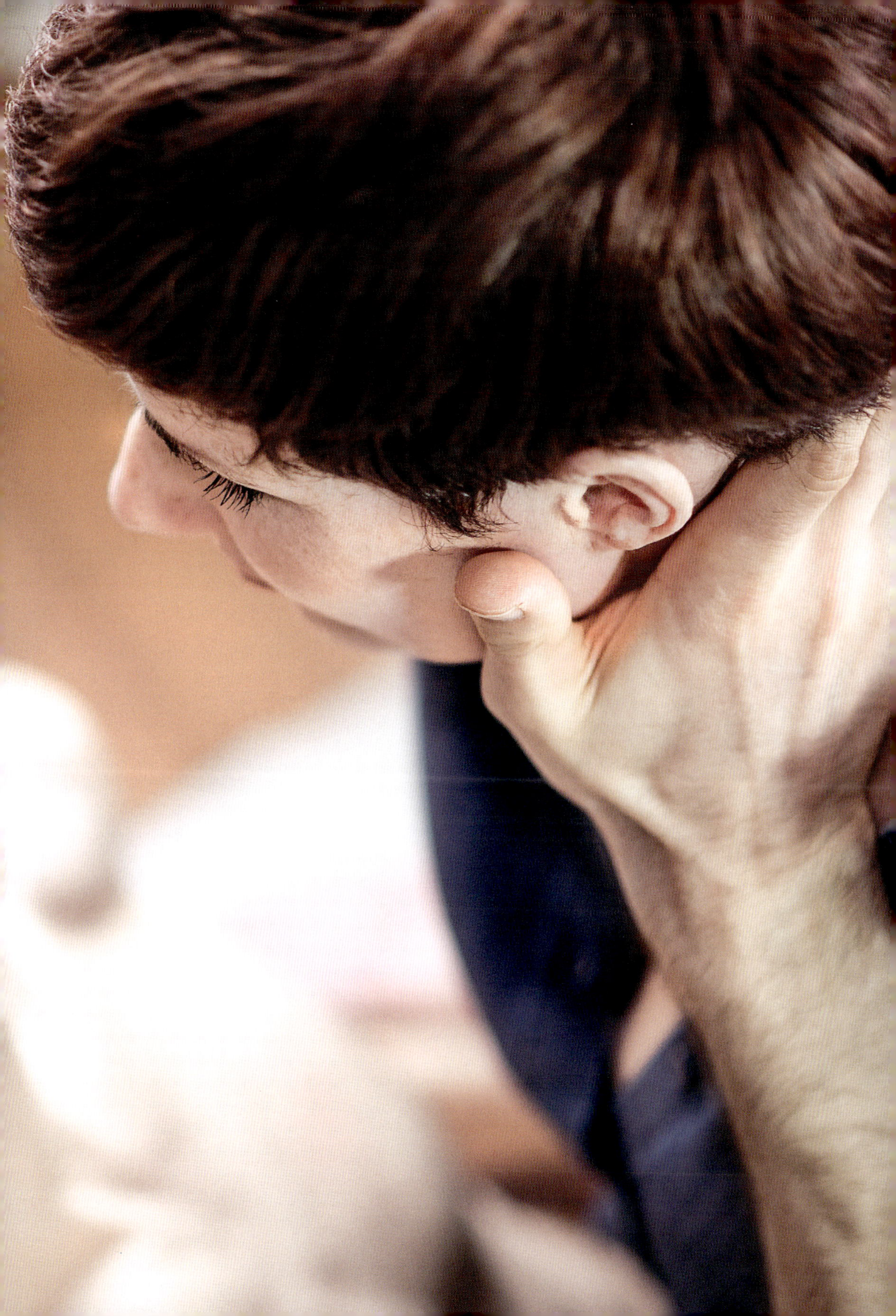

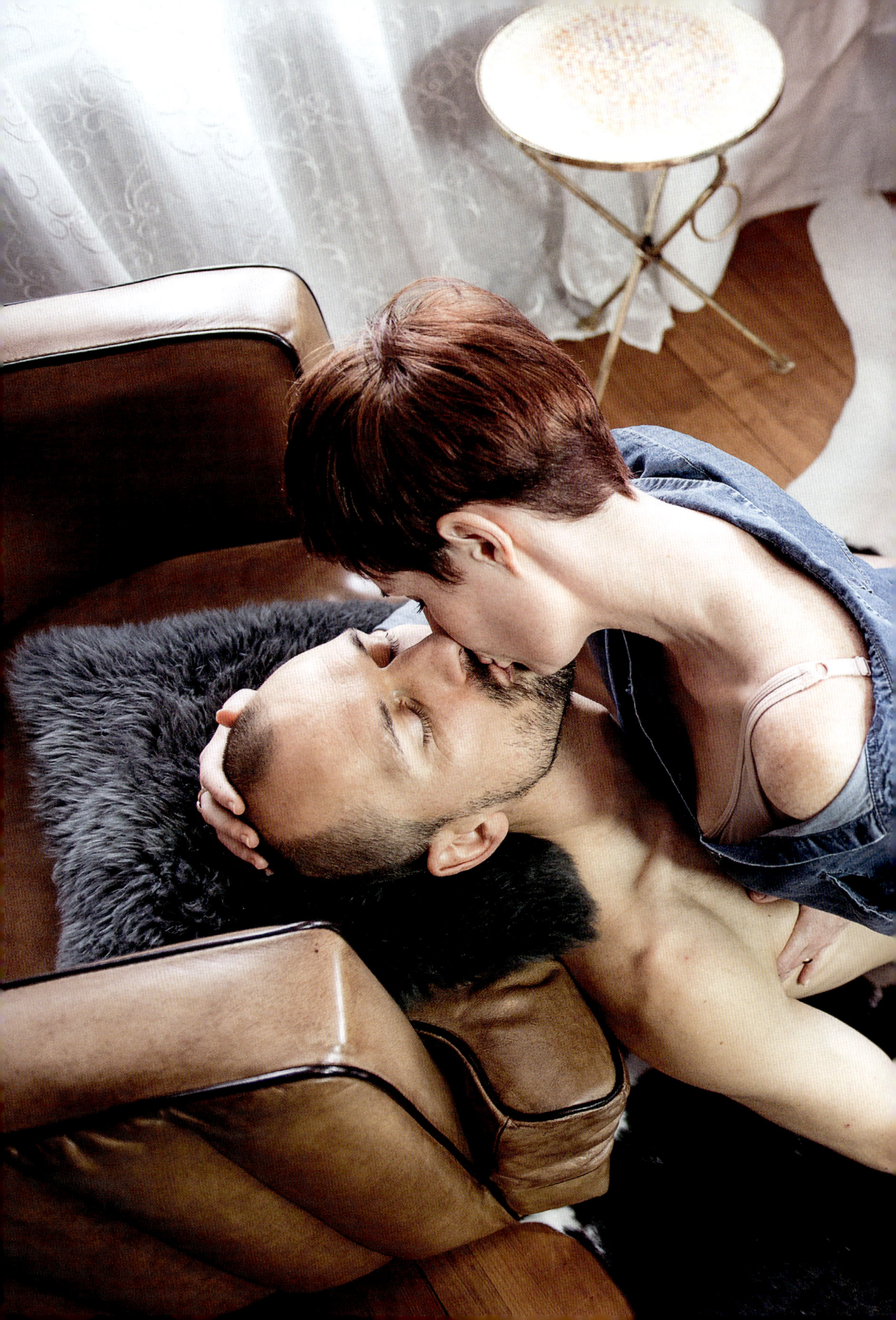

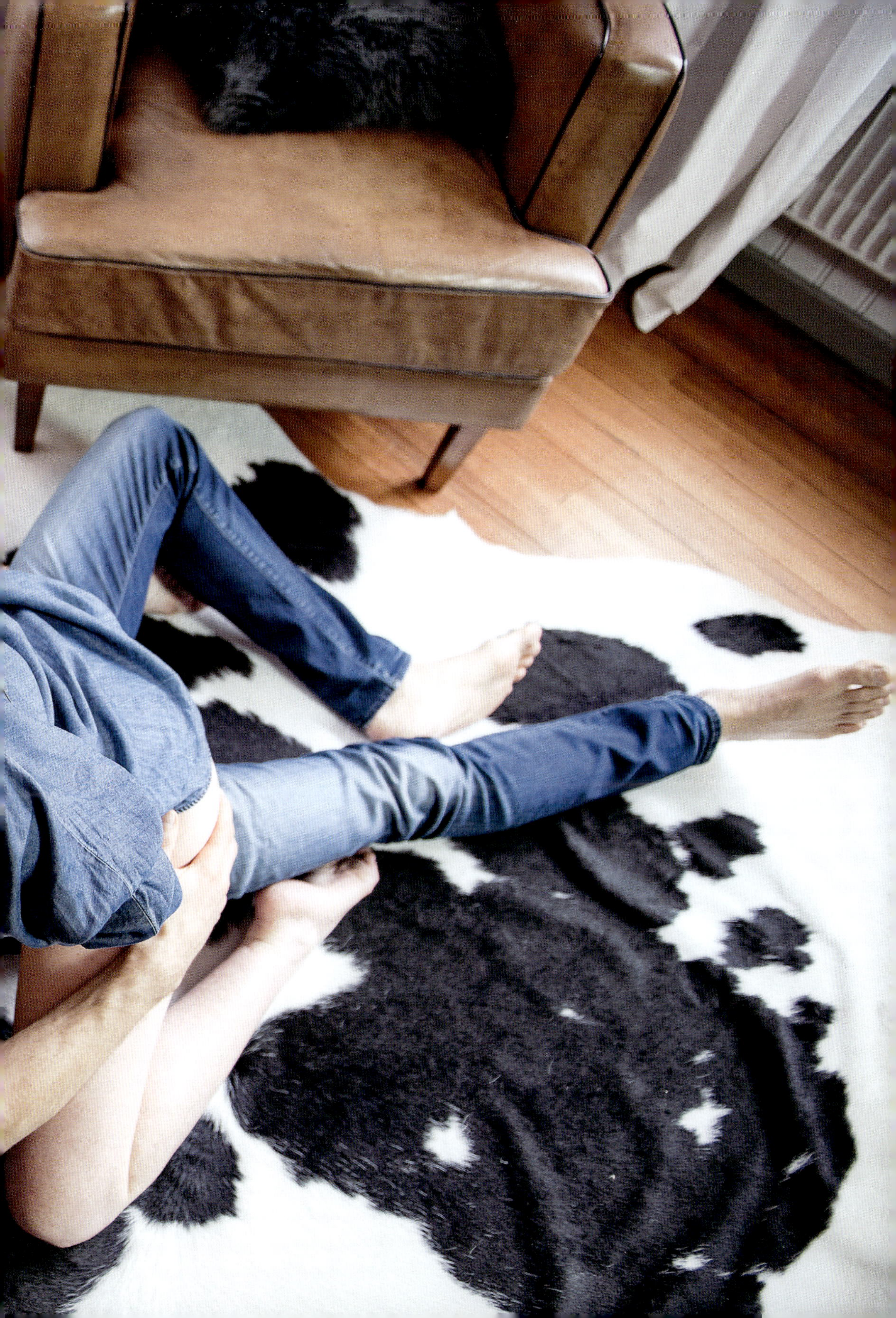

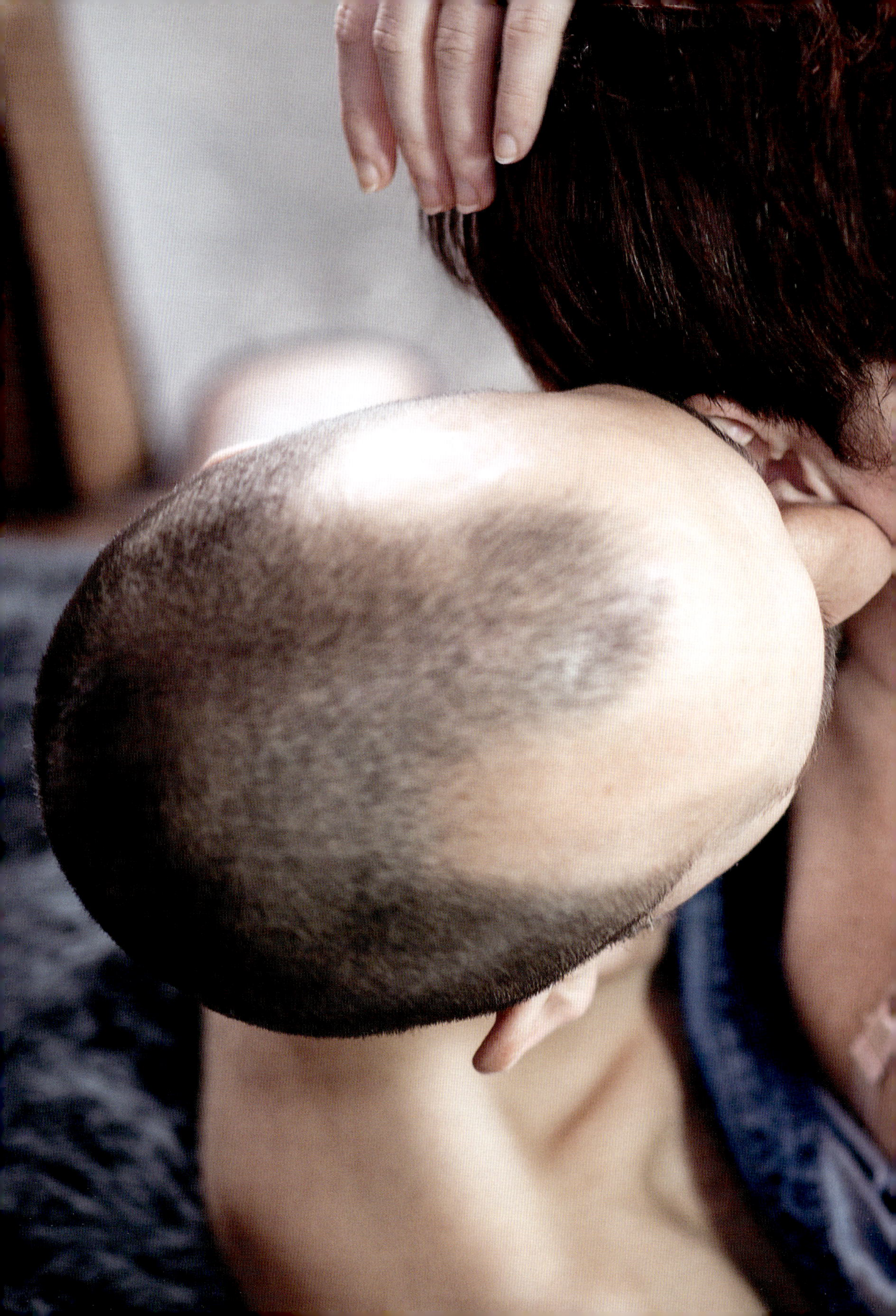

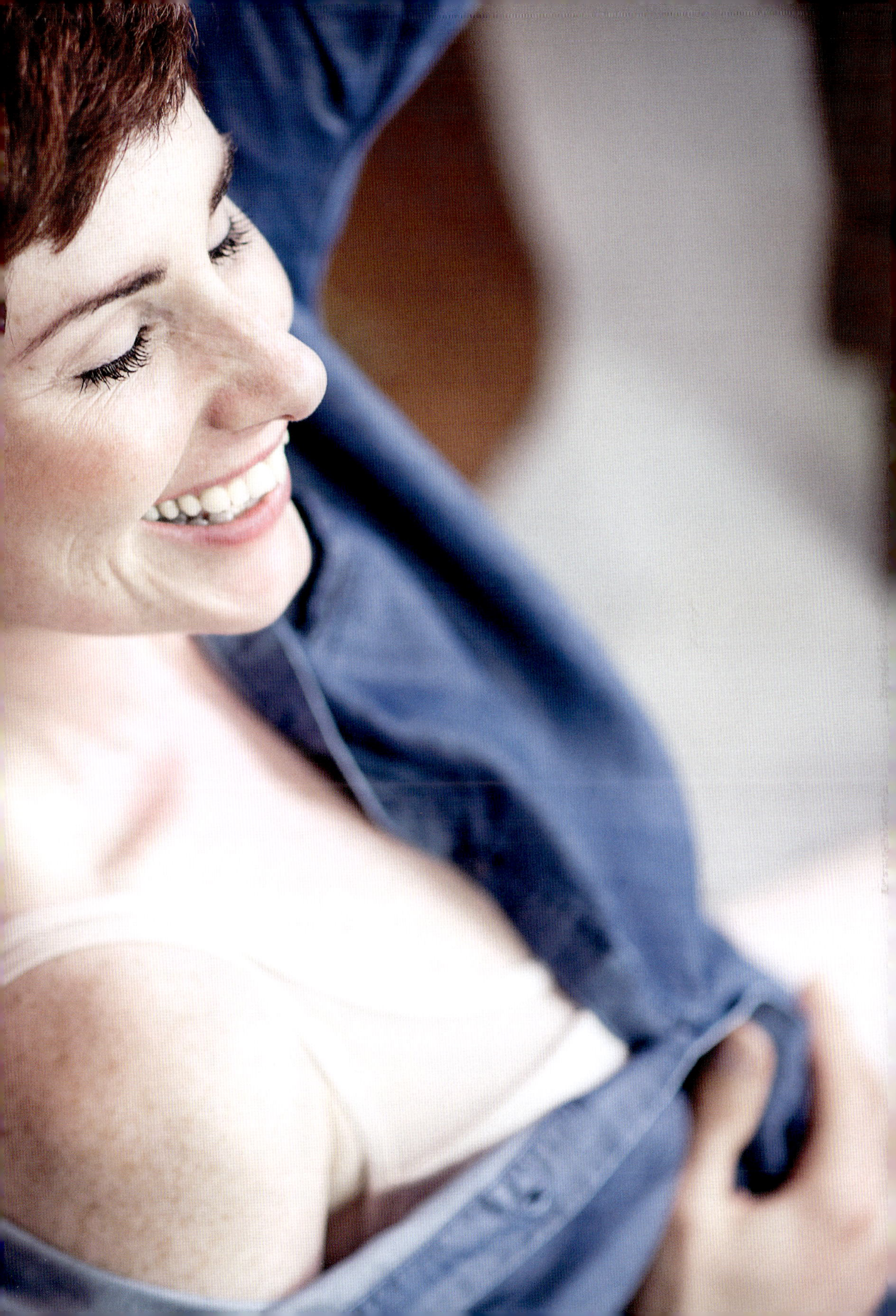

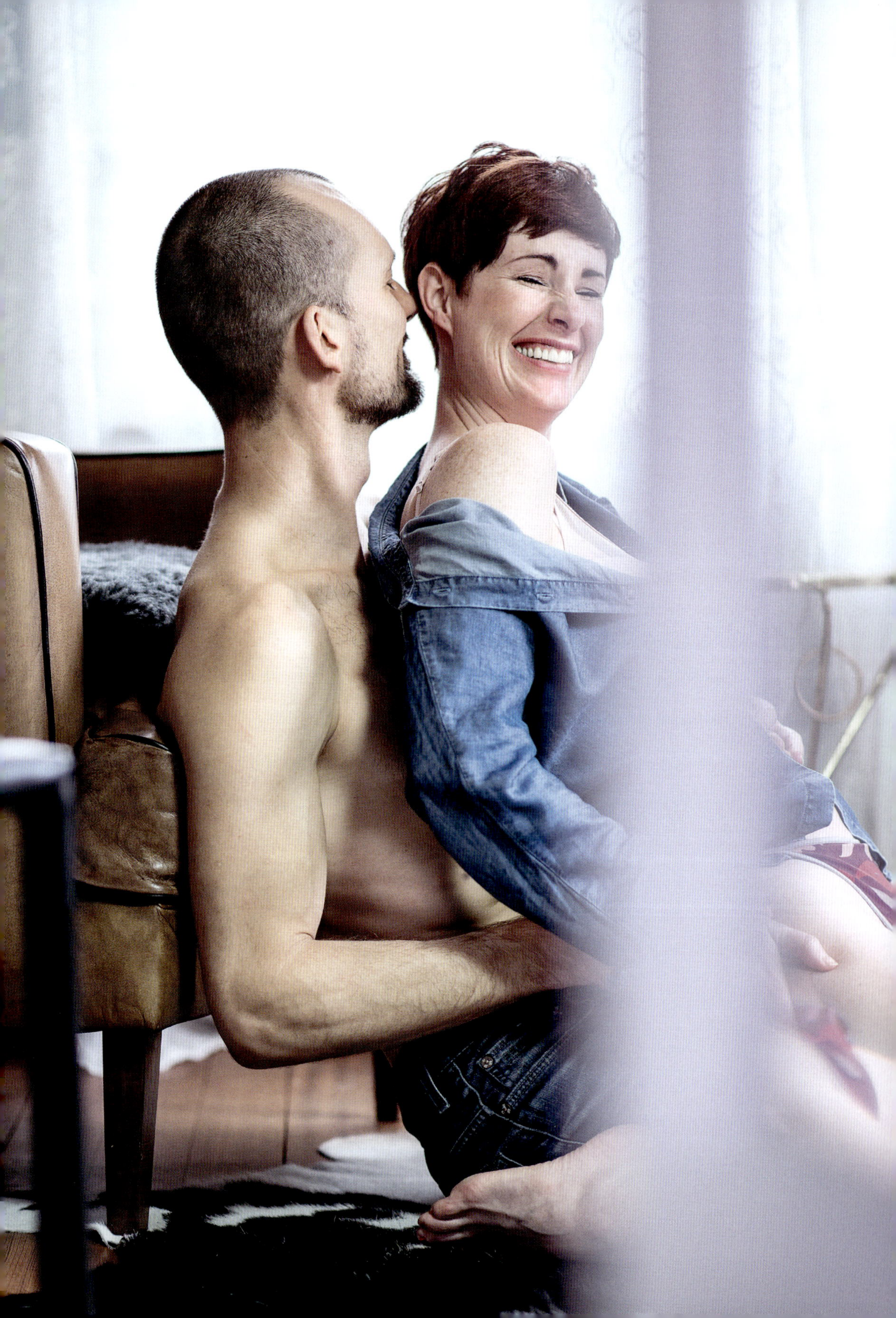

UNSER KÖRPER IST EIN SENSORISCHES WUNDERWERK

Finger, Hände und Füße, Lippen, Nase, Arme und Beine, jeder einzelne Körperteil kann berühren und wahrnehmen. Mit Nase, Mund und Zunge können wir nicht nur riechen und schmecken, sondern auch liebkosen. Ich kann mit jeder Faser meines Körpers und mit allen Sinnen spielerisch bei mir und beim anderen erotische Kraft freisetzen. Wenn wir es zulassen, kann unser Körper greifen, schmecken, vibrieren, wunderbare Lust empfinden, mitschwingen, indem er sich der Berührung des anderen entgegenstreckt und den Atem langsam fließen lässt.

Wann habe ich das letzte Mal die Hand meines Lieblingsmenschen genommen, in seine Handfläche gezeichnet, die Sehnen nachgemalt, seine Fingerkuppe geküsst oder sie mir in den Mund gesteckt? Wann ist zuletzt meine Hand unter sein T-Shirt geschlüpft und um den Hosenbund oder um den BH gewandert? Wann habe ich zuletzt den anderen von hinten umfasst und mein Becken liebevoll gegen seinen Po gedrückt? Darauf gewartet, ob er darauf reagiert, um mutig die Hände weiterwandern zu lassen? Den anderen im Treppenhaus abgefangen und ihn leidenschaftlich geküsst? – Nicht weil ich Liebe und Erotik spürte, sondern weil ich bei mir Liebe und Erotik wecken wollte?

Schon winken die Ersten ab und sagen: »Wenn ich das tue, will der andere sofort Sex. Genau das überfordert mich.« Oder: »Das tue ich nicht mehr, weil ich ja dann eh wieder abgewiesen werde. Das frustriert mich.« Ja, und da beißt sich die Katze in den Schwanz. Liebe, Erotik und Sex im Alltag sind ein ganzheitliches Vorhaben, das wir miteinander besprechen müssen, wo wir miteinander entsprechende Signale abmachen sollten, Rituale festlegen, damit wir frei und unbeschwert werden. Und wir müssen bei unserer eigenen Erotik dazulernen.

WAHRNEHMEN LERNEN

Diesem und dem Buch *Liebeslust* liegt das kanadische Konzept Sexocorporel zugrunde, mit dem ich in der Sexualberatung arbeite. Es basiert auf der Tatsache, dass es oft einfacher ist, den Körper zu beeinflussen als den Kopf. Man setzt mit Körperübungen und Körperwahrnehmung an und erreicht so die Gedanken. Wenn ich beispielsweise die Muskelspannung verändere, beeinflusst dies meine Emotionen. Dies ist wichtig, damit der Sex schön wird und bleibt. Entsprechend finden sich in diesem Kapitel Übungen für den Atem, die Muskelspannung, die Bewegung, die Körperwahrnehmung, aber auch Anregungen für das praktische Liebesspiel und für die Wahrnehmung von Empfindungen und Emotionen.

Dabei geht es darum, den eigenen Körper und die Genitalien immer besser »gut zu bewohnen«, das heißt, beides wirklich gut zu spüren. Oft haben wir für die Geschlechtsteile oder ihre Erregung keine Synapsen im Hirn gebildet. Deshalb können wir für die Lust auch keine Empfindungen abrufen. Das bedeutet für viele Frauen, dass sie entweder gar keine Erregung in ihren Genitalien spüren oder sich nur über die Klitoris erregen können, aber nicht über die Vagina. Die Klitoris und die Vagina innen haben sehr viele Nerven, die erst über eine regelmäßige Massage mit dem Hirn »verdrahtet« werden müssen. Ein Penis, der sich an einen einseitigen »Rubbelmodus« gewöhnt hat, kann über eine abwechslungsreiche Stimulation der Nervenenden sehr vielfältiger genießen lernen.

Je besser Frau und Mann die Vagina kennen, desto großartiger wird der Sex. Die Frau kann sich dann leichter holen, was sie braucht. Und je besser der Mann die Vagina seiner Geliebten kennt, je selbstverständlicher er sie verwöhnen darf, desto großartiger wird es für beide. Beide können stets dazulernen. In uns gibt es ein brachliegendes sexuelles Potenzial. Mit Lernen und Üben ist sexuell noch viel mehr möglich. Daher ist es am besten, unseren Körper und den des anderen neugierig auszuprobieren.

VULVA, VAGINA UND PENIS

Je vertrauter wir mit unserem eigenen Geschlechtsorgan sind, desto mehr können wir damit genießen und umso ungenierter entdecken und erforschen wir in der Folge den Genitalbereich des Partners. Jede Vulva, jede Vagina und jeder Penis sind ganz einzigartig gestaltet. Doch sie sehen nicht nur unterschiedlich aus, sie riechen und schmecken auch unterschiedlich.

VULVA

So individuell wie ihre Besitzerinnen sind deren Vulven. Jede Vulva hat ihre eigene Schönheit. Zwischen dunkelviolett über knallig pink bis zartrosa bewegt sich die Farbpalette der vier Scheidenlippen, die den Vagina-Eingang umgeben – zwei innere und zwei äußere. Im Aussehen variieren sie zwischen zart und schlank oder füllig und fest. Es gibt »großblättrige« und winzig kleine. Die inneren können die äußeren überragen oder umgekehrt.

KLITORIS

Zur Vulva gehört die Klitoris, eine kleine Noppe am oberen Ende. Einige sind winzig kleine Perlen, versteckt unter einer Vorhaut, andere können lang sein und stellen sich bei Erregung auf. Für die Empfindungsfähigkeit spielt das keine Rolle, alle schwellen mit dem Lustempfinden an. Manche mögen eine direkte Berührung, andere eher nicht oder erst in der Erregung.

VAGINA UND G-ZONE

Genauso unterschiedlich sind die Kurven, Täler und Berge im Inneren der Vaginen. Zudem verändern sie sich im Laufe der Zeit und durch Geburten. Sie fühlen sich nicht nur unterschiedlich an, sie funktionieren auch verschieden. Manche Frauen haben eine starke Scheidenmuskulatur und können deutlich Druck ausüben, andere nicht. Ganz innen an der Vagina liegt der Gebärmuttermund. Wird er mit dem Finger oder dem Penis berührt, ist das für die einen sehr lustvoll, für andere ausgesprochen unangenehm. Wenige Zentimeter innerhalb der Vagina Richtung Bauch befindet sich die G-Zone. Bei vielen ist sie rau, sie kann aber auch glatt sein. In der Erregung wird die Stelle hart, denn dahinter liegt das Prostatagewebe. Dieser Bereich kann kräftig stimuliert, gedrückt, massiert und gerieben werden. Doch oft wird er erst nach wiederholten Berührungen »wach«. Für einige Frauen ist dieser Bereich so wach, dass sie bei einem Orgasmus »spritzen«. Das macht jedoch keinen Unterschied in der Qualität eines Höhepunkts.

Nicht jede Vagina will genau gleich stimuliert werden. Um herauszufinden, was einer Frau guttut, braucht es Zeit und Übung. Manche mögen es fest oder heftig, andere lieber zart und langsam. Die wellenartigen Muskelkontraktionen des Beckenbodens während eines Orgasmus sind innerhalb der Vagina mit einem Finger gut spürbar. Nicht alle Vaginen sind gleich groß. Es gibt kurze und lange, enge und weite, die auf die Penisgröße unterschiedlich reagieren. Kleine Penisse können eine große Vagina nicht ganz ausfüllen. Große Penisse dürfen in einer kleinen Vagina nicht einfach zustoßen. Deshalb müssen Paare zusammen eine für beide lustvolle Art der Stimulation und Penetration herausfinden.*

---

* Siehe auch »Stoßtechniken«.

BECKENBODENMUSKULATUR, SCHWELL- UND SCHWAMMKÖRPERMUSKULATUR BEIM WEIBLICHEN UND BEIM MÄNNLICHEN GENITALKOMPLEX

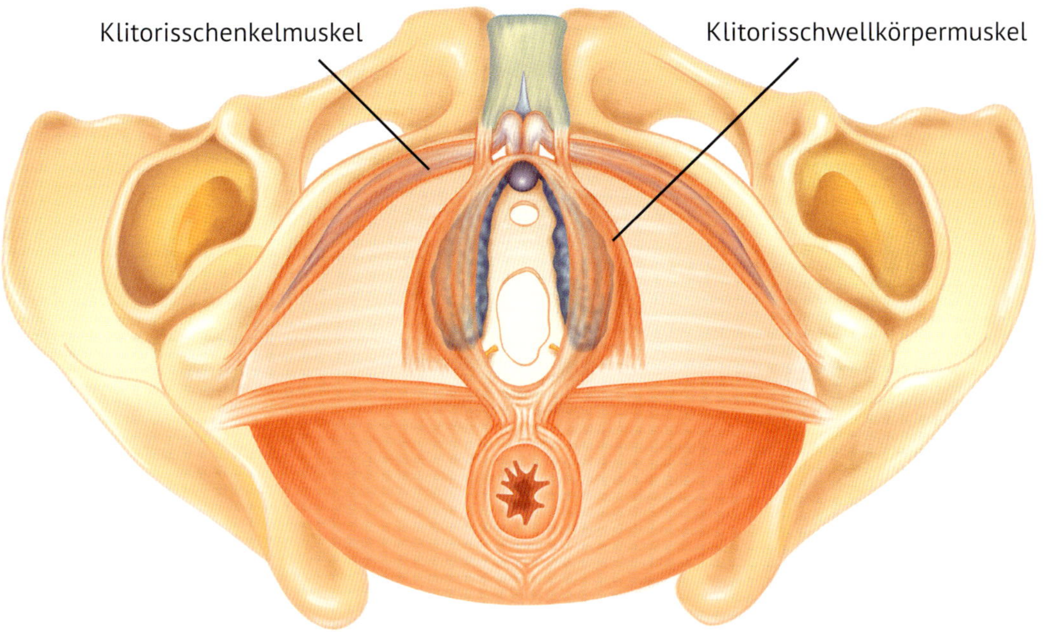

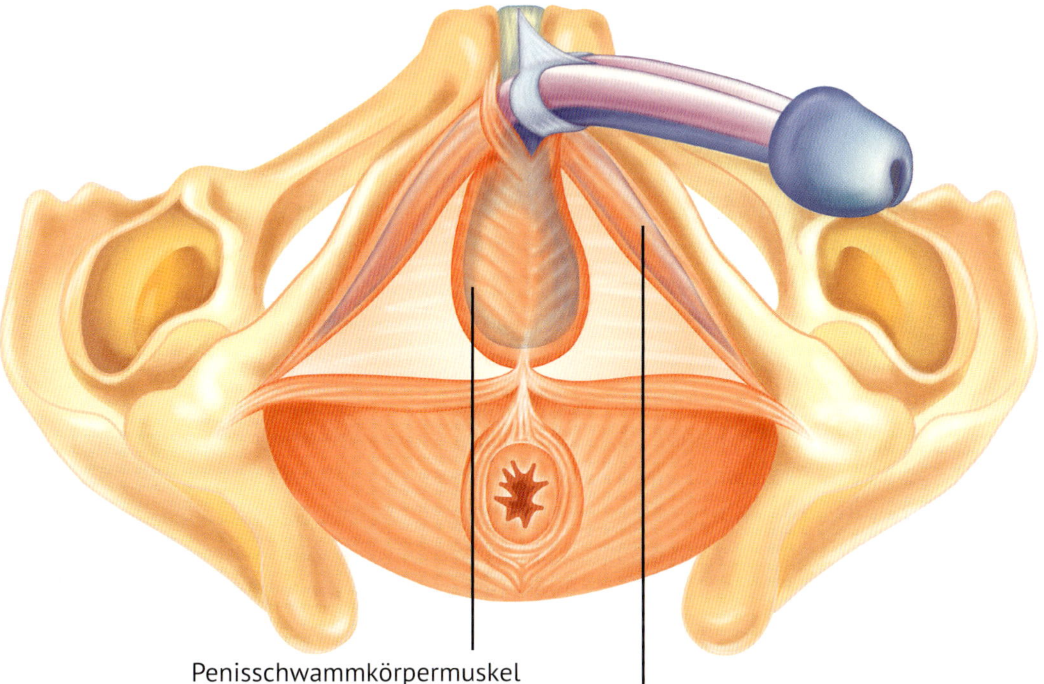

DER WEIBLICHE GENITAL- UND KLITORISKOMPLEX MIT G-ZONE

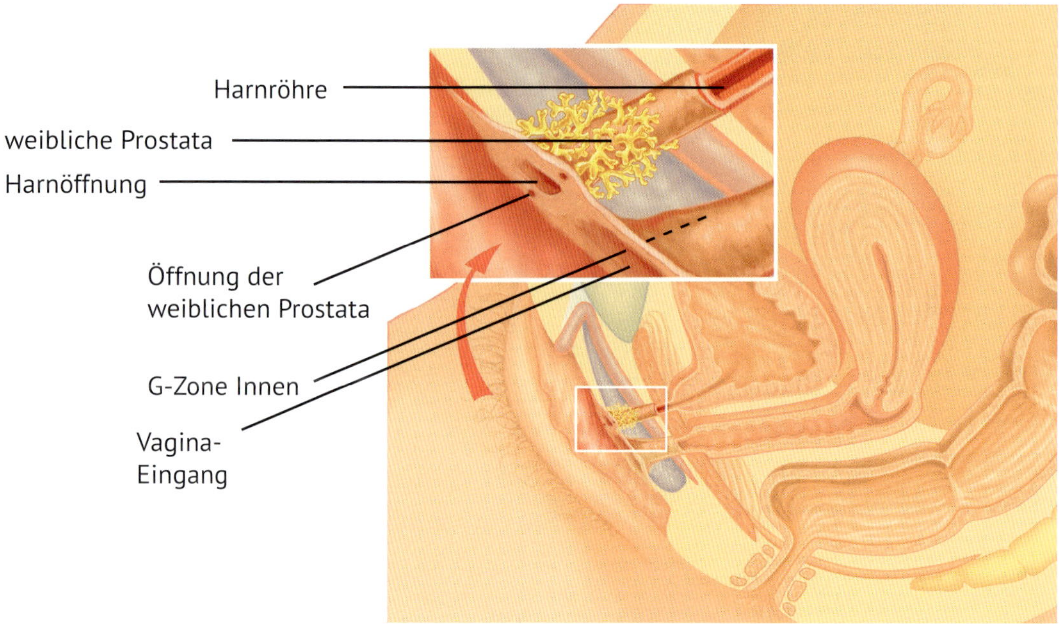

STIMULATION UND ORGASMUS

Einige Frauen kommen ausschließlich über die äußere Stimulation der Klitorisperle zu einem Orgasmus, andere durch Stimulation der Vagina, durch Stimulation der ganzen Vulvaregion bis hin zum Damm und Anus oder durch alles zusammen. Viele Frauen genießen es, wenn Klitoris und Scheide gleichzeitig angeregt werden, zum Beispiel, indem ihre Klitoris mit der Zunge und gleichzeitig ihre G-Zone mit einem oder zwei Fingern stimuliert werden oder indem sie sich selbst während des Penetrierens des Penis die Finger auf die Klitoris legen und diese mit Druck oder Reiben miterregen.

Orgasmen können sich daher ganz unterschiedlich anfühlen. Doch die ganze Region hängt zusammen, denn das Klitoris-Organ setzt sich innerhalb des Körpers fort und umfasst die Vagina. Man kann es sich wie eine Stimmgabel vorstellen. Egal, von wo die Erregung ausgeht, ob aus dem Beckenboden, den Vaginawänden, der G-Zone, von Berührungen außen an der Vulva oder direkt an der Klitorisperle, ob ausgelöst durch

Beckenbewegungen, Penetration oder direkte Stimulation – nicht zu vergessen Berührungen und Küsse oben, Mund, Brust, Brustwarzen –, der ganze Bereich des Lustzentrums schwingt mit.

Frauen können mehrere Orgasmen hintereinander haben. Kurze oder lang anhaltende, sogar viele Minuten lang, auch dann noch, wenn sie gar nicht mehr berührt werden. Manche Frauen können allein mit rhythmischem Spannen und Loslassen des Beckenbodens einen Orgasmus erreichen. Oder mit der Atmung. Oder indem sie die Oberschenkel zusammenpressen. Oder sie erleben einen im Halbschlaf. Doch die allermeisten Frauen brauchen einen konstanten Rhythmus, direkte Stimulation und eine wohltuende Umgebung. Und selbst wenn alles stimmt – eine Frau kommt nicht einfach immer. Doch auch ohne Orgasmus kann das sexuelle Liebesspiel vollkommen schön, genussvoll und fantastisch sein.

DER PENIS

Penisse sind genauso vielfältig wie das weibliche Geschlechtsteil. Es gibt große und mächtige, kleine und zarte, dicke, dünne, gerade und gebogene, helle und dunkle. Sie lieben es langsam oder schnell. Sind mit Vorhaut oder beschnitten. Sie mögen es, von einer Hand, einem Mund, einer Zunge, von Lippen oder dem Körper verwöhnt zu werden. Und sie mögen gerne vielfältigste Stimulierungen, wissen es nur manchmal noch nicht. Auch Männer können sich entdecken und können entdeckt werden.

Schiebt man die Vorhaut (so vorhanden) vorsichtig zurück, findet man die Eichel. Sie fühlt sich seidig zart an. Die Eichel mag es, wenn sie sanft zwischen Fingerkuppen massiert wird oder Finger und Zunge das Löchlein an der Spitze und den Rand umkreisen. An der Vorderseite (Unterseite) der Eichel befindet sich das Frenulum, das Bändchen, welches die Vorhaut hält. Die Stelle am Frenulum und darum herum ist besonders sensibel, vergleichbar mit der Klitoris. Diese Stelle ist sehr empfänglich für Berührungen. Manche mögen es fester, andere sehr zart. Ein beschnittener Penis ist in der Regel weniger empfindlich als ein unbeschnittener. Auch ein weicher Penis genießt Berührungen, wird gerne gehalten, gedrückt und massiert. Die weiche Penishaut ist genauso empfindlich wie die Scheidenlippen.

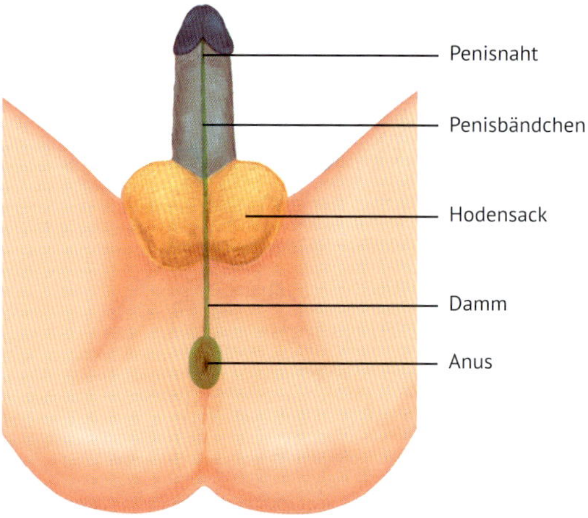

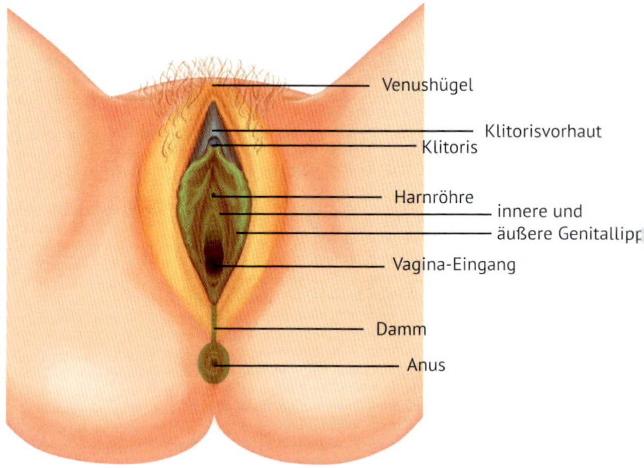

Unterschiedlich, und doch gleich. Sowohl der innere (S. 147) wie auch der äußere weiblich und männliche Genitalkomplex sind in der Ausgangslage identisch aufgebaut und entwickeln sich dann in die entsprechend weibliche und männliche Richtung.

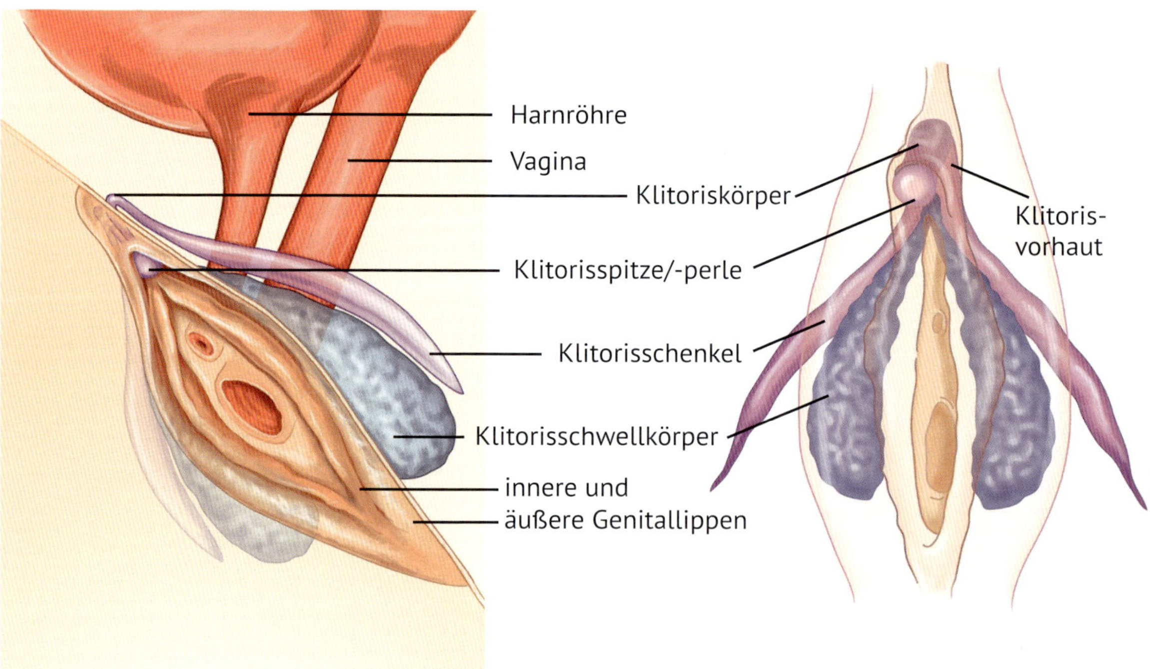

HODEN, DAMM UND ANUS

Unterhalb des Penis befinden sich die Hoden. Die meisten Männer haben davon zwei, sehr wenige nur einen. Hoden können klein und prall sein oder groß und schwer mit viel Haut rundum. Viele Männer lieben es, wenn ihre Hoden sanft massiert und mit ihnen gespielt wird, wenn sie gekribbelt oder mit dem Fingernagel sanft gekratzt werden. Doch einige sind sehr empfindlich und mögen die Berührung nicht.

Gleich unterhalb der Hoden zum Anus hin befindet sich der Damm. Die Stimulation des Damms ist für die meisten Männer lustvoll. Man kann kräftig mit dem Daumen gegen das Gewebe drücken und vibrieren, denn dahinter befindet sich die Prostata. Man kann den Damm mit Handballen oder Faust massieren oder ihn zwischen Daumen und Zeige- und Mittelfinger reiben. Rund um den Anus kann man stimulieren, indem man sanft über den Muskelring streicht. Auch das mögen nicht alle Männer.

MÄNNERLUST

Der eine Penis ist gerne lange in der Vagina, der andere bevorzugt die Hand oder den Mund. Der eine steht schon auf, wenn er eine Frau nur anblickt, der andere muss rausgelockt werden. Die einen mögen es schnell und heftig, andere behutsam und sensibel. Die einen dringen zielgerichtet ein, die anderen versinken. Manchmal kommen sie zum Orgasmus, manchmal nicht. Manchmal sind sie so überreizt, dass sie sofort kommen. Der allzeit bereite »Immerkönner-Immerwoller« ist eher eine Pornofantasie. Dass er manchmal überhaupt nicht will, darüber wird lieber geschwiegen, doch auch das kann passieren.

DER SCHLÜSSEL IST DER BECKENBODEN

Der Beckenboden ist das eigentliche Lustzentrum und Körperzentrum überhaupt. Dieses Muskelgeflecht ist die Stütze, die meinen Körper aufrichtet und mir eine starke innere und äußere Haltung ermöglicht. Es hält nicht, wie oft angenommen, die inneren Organe am rechten Ort, denn die Organe haben alle für sich eine eigene Aufhängung. Aber zusammen mit dem Zwerchfell, der Bauch- und Rückenmuskulatur bildet der Beckenboden eine Funktionseinheit. Diese nennt man auch Bauchkapselsystem, da alle vier Teile den Bauch wie eine Kapsel umschließen. Beckenboden und Zwerchfell arbeiten und bewegen sich beim Atmen zusammen.

Der Beckenboden nimmt in der Erregung und Erregungssteigerung eine ganz entscheidende Rolle ein. Man könnte ihn mit dem Resonanzboden eines Instruments vergleichen. Ohne Resonanzboden gibt es keinen schönen Klang. Damit der sexuelle Klang ins Schwingen kommt, muss der Beckenboden mitschwingen. Ins Schwingen kommen heißt, es muss Blut in die Beckenregion kommen, damit man die Erregung gut spüren und besser feucht werden kann. Das geschieht, wenn wir die Beckenbodenmuskeln im Wechsel leicht spannen und entspannen können, und das lässt sich am besten durch Bewegung erreichen. Bewegung kann in gewissen Muskeln Spannung erzeugen, während die Gegenspieler zugleich entspannt werden.

Da die Schwellkörper bei Mann und Frau unmittelbar in die Beckenbodenmuskulatur eingebunden sind, werden sie bei jeder Betätigung des Beckenbodens automatisch stimuliert und sorgen für eine erhöhte Empfindsamkeit, nicht nur bei der Frau. Viele Männer haben einen Orgasmus, der einfach im Unterleib bleibt. Körperübungen wie zum Beispiel die »Beckenschaukel«* helfen, vom Körperinneren her die Erregung zu empfinden und zu steigern und zusammen mit der Atmung und der Bewegung im Oberkörper die Lust im ganzen Körper zu verteilen. Mit der Aktivität des Beckenbodens werden Orgasmen für den Mann viel ganzkörperlicher, der Sex vielfältiger. Die bewusste Bewegung des Beckenbodens und die dadurch verbesserte Körperwahrnehmung sind für beide Geschlechter der Schlüssel zu befriedigender Sexualität.

---

* Siehe Kapitel »Beckenschaukel«.

SEXUELLE SELBSTSICHERHEIT

Ein elastischer, freier und kraftvoller Beckenboden stabilisiert unseren ganzen Körper und hat Auswirkungen nicht nur auf die Körperhaltung und Beweglichkeit, sondern auch auf das ganze Lebensgefühl und auf die Sexualität. Gezielte Übungen helfen, den Körper selbstbewusster zu bewohnen, weil wir seine Empfindungen bewusster wahrnehmen. In der Folge wird unser Gang sicherer, bestimmter und aufrechter. Wir fühlen uns wohler, weil ein gesunder Beckenboden unsere Psyche und das Selbstbewusstsein positiv beeinflusst. Wer seinen Beckenboden gut spüren kann, weiß offensichtlich auch besser, was er will und was er nicht will. Diese Erfahrung mache ich immer wieder in der Beratung.

Indem ich tief in den Beckenboden hinunter atme, bewirkt er in mir Kraft, Ausdehnung und Ausstrahlung und stärkt mein Selbstgefühl. Mein Rücken wird gerade, mein Kopf reckt sich nach oben, meine Augen erheben sich vom Boden und richten sich nach vorne. Die Brust streckt sich heraus. Meine Hüften bewegen lässig die Beine Schritt für Schritt nach vorne. Meine Arme schwingen locker mit. Jetzt spielt es keine Rolle, ob ich makellos bin. Auf meine Ausstrahlung kommt es an. Ich bin wunderbar, weil Gott mich so gemacht hat. Ich mag mich, wie ich bin. Das drückt mein Körper aus. Ich fühle es in meinem Unterleib. Ich bin verbunden mit meinem Unterleib. Ich bin, was ich fühle. Ich beginne, es meinem Körper zu glauben. Die anderen glauben es mir. Man sieht es in meinen entspannten Gesichtszügen, an meinen leuchtenden Augen, der Intensität in meinem Blick.

EINE STARKE MITTE UND LUSTVOLLEN SEX DURCH EINEN GESUNDEN BECKENBODEN

Höchstens einen Zentimeter dick ist unser Beckenboden und er besteht aus drei Schichten Muskeln, jeder Menge Bändern und Faszien. Wie eine Hängematte oder ein Trampolin spannt er sich kreuz und quer zwischen Beckenknochen, Scham- und Steißbein und verbindet mit dem fein entwickelten Muskelsystem die Bauch- und Rückenmuskulatur. Der Beckenboden ist verantwortlich für die Aufrichtung der Wirbelsäule und die gesamte Körperhaltung. Er bestimmt den Grundmuskeltonus, zieht die Beinmuskulatur straff und ist zuständig für die Schließmuskeln der Ausscheidungsorgane.

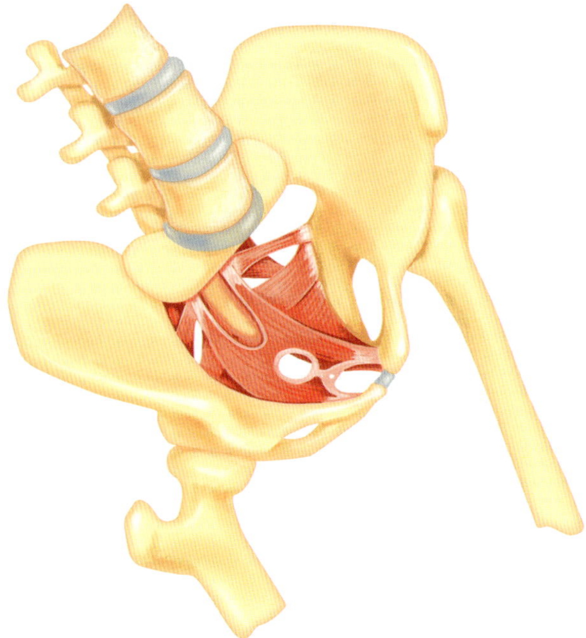

Oft realisieren wir den Beckenboden erst, wenn er nicht mehr richtig funktioniert – etwa, wenn wir ungewollt Urin verlieren. Dies betrifft häufiger Frauen. Meist haben Frauen und Männer jedoch einen viel zu stark angespannten Beckenboden, was zu Erektionsproblemen, mangelndem Spüren der Erregung, Schmerzen in der Geschlechtsregion, Schmerzen beim Geschlechtsverkehr, Blasenentzündungen oder Scheidentrockenheit führen kann. Regelmäßiges Training und in der Folge ein elastischer, flexibler, bewusster, gut ausgebildeter – und damit auch kräftiger – Beckenboden verschafft mehr sexuellen Genuss und eine bessere Kontrolle der Erregung, was ein schnelles Kommen verhindert. Frauen wie Männer können über einen flexiblen Beckenboden die sexuelle Lust wecken, beträchtlich steigern und dank einem gut durchbluteten Beckenboden tiefere und kräftigere Orgasmen erleben. Beckenbodentraining verbunden mit Atemübungen und rhythmischer Beckenschaukel ist die Basis für guten Sex.

DEN BECKENBODEN WAHRNEHMEN

Um Lust und Genuss zu spüren, müssen wir manchmal erst wieder lernen, in unserem Körper einzelne feine Regungen wahrzunehmen. Die folgenden Übungen helfen uns, sensibel für Empfindungen in der Beckenregion zu werden. Dabei schulen wir die Wahrnehmung mit Beobachtungen zu dem, was wir in den Bewegungen im Körper spüren können und was sich während der Bewegung verändert. Der Körper ist langsam und braucht Zeit. Das gilt nicht nur beim Sex, sondern auch für die Wahrnehmung. Durch langsame, feine Bewegungen und viele Wiederholungen wird sich unser Körperbewusstsein verändern.

ERSPÜRE DEN BECKENBODEN UND WECKE IHN AUF

Lege deine Hand zwischen deine Beine in den Schritt. Die Handwurzel liegt auf dem Schambein, die Finger sind unter dem Po. Bei den Männern liegt die Handfläche auf dem Damm, hinter den Hoden, bei der Frau auf den Scheidenlippen. Nun setz dich so auf einen Stuhl und bewege deinen Unterkörper leicht schaukelnd vor und zurück, hin und her und kreisend im Uhrzeigersinn und Gegenuhrzeigersinn. Spüre die Knochen, auf denen du sitzt, den Damm, die Peniswurzel/die Scheidenlippen. Richte deine Aufmerksamkeit darauf, aus diesen kleinen Bewegungen Empfindungen zu wecken, die durch deinen Körper fließen, hinauf zu den Haarwurzeln, hinunter zum Beckenboden, weiter zu den Füßen, und darauf, wie sich die Empfindungen im ganzen Körper ausbreiten. Den Beckenboden zu wecken, ist ein wichtiger Schritt auf dem Weg zu einem kraftvollen Selbstgefühl und Lust.

MIT DEM BECKENBODEN ATMEN

Die Bewegung des Zwerchfells beim Ein- und Ausatmen lässt den Beckenboden im gesunden Zustand (weder zu locker noch zu angespannt) automatisch mitschwingen.

Lockere im Sitzen, Liegen oder Stehen die Gesichtsmuskeln, indem du das Kiefergelenk loslässt. Die Zunge liegt am Ruhepunkt oben im Gaumen. Atme ein, der Körper ist entspannt und die Schultern bleiben locker. Beobachte, wie sich mit der Einatmung das Zwerchfell nach unten bewegt, sich der Bauch bewegt und ob es eine Resonanz im Beckenboden gibt.

Atme mit leicht geöffnetem Mund aus. Dabei schwingt das Zwerchfell wieder nach oben. Beobachte wieder, wie sich dein Bauch bewegt und ob dein Beckenboden mitschwingt. Atme betont aus – auch hörbar.

Atme erst wieder ein, wenn der Atemreflex ganz natürlich einsetzt. Lass die Luft einströmen bis hinunter in den Bauch. Dein Brustkorb wird weit.

Ausatmen – Einatmen. Finde deinen Rhythmus, deine Intensität. Atme langsam und konzentriert. Spüre in dich hinein. Schließe die Augen, wenn du möchtest. Höre auf den Fluss deines Atems.

FÜR EINEN FLEXIBLEN BECKENBODEN – ÜBUNGEN

Die folgenden Übungen sensibilisieren dich, deinen Körper und seine Empfindungen bewusst wahrzunehmen und den Beckenboden zu mobilisieren in wechselseitiger An- und Entspannung. Die Bauchorgane werden massiert. Dies beugt Blasenschwäche vor, lindert bei Frauen Menstruationsbeschwerden und fördert die Verdauung. Es geht dabei nicht allein um die Kräftigung des Beckenbodens, denn ein zu starker Beckenboden kann, wie oben erwähnt, genauso hinderlich sein wie ein zu schwacher.

EINE ATEMÜBUNG

Das Zwerchfell bildet mit dem Beckenboden »Deckel und Boden« des Bauchkapselsystems, in dem die Organe ihren Platz finden. Beckenboden und Zwerchfell arbeiten und bewegen sich beim Atmen zusammen. Deshalb ist bereits bewusstes Atmen ein Beckenbodentraining.

Setz dich auf einen Stuhl und nimm eine entspannte Sitzhaltung ein oder stelle dich aufrecht, das Gewicht leicht in den Knien, die Beine hüftbreit auseinander, die Füße flach auf den Boden gestellt. Lass innerlich los. Entspanne dich in den Schultern und lass die Arme entspannt zur Seite herabhängen.

Hebe die Arme nun seitlich in einer weiten und langsamen Bewegung über den Kopf, bis die Hände sich berühren. Dabei blick zu den Händen hoch. Nun senke die Arme wieder im weiten Bogen nach unten. Ausruhen in der Ausgangshaltung.

Setze nun mit der Bewegung die Atmung bewusst ein. Beim Heben der Arme einatmen, beim Sinkenlassen ausatmen. Arme heben, bewusst einatmen und den Luftstrom wahrnehmen. Die Hände berühren sich – ganz kurz in der Bewegung und dem Atmen innehalten. Arme sinken lassen, dabei bewusst den Atem ausströmen lassen, betont, und dabei die Bewegung im Bauch wahrnehmen. Atem vollständig rausgeben. Einen Moment die Stille der Ausatmung wahrnehmen.

Dann den Atem wieder einströmen lassen und die Arme anheben. Einatmen – pausieren – ausatmen – pausieren usw. Die Übung kann man auch im Liegen machen, dafür die Beine hochlagern.

Ruh dich nach der Übung aus. Lege dich ausgestreckt bequem auf den Rücken. Lass den Körper sich lösen und sich entspannen. Wandere bewusst mit der Wahrnehmung durch die einzelnen Körperglieder und erspüre die Entspannung, angefangen bei den Beinen und Füßen bis hinauf zum Scheitel und bis in die Fingerspitzen.

DEN BECKENBODEN PROGRESSIV ENTSPANNEN

Für einen flexiblen Beckenboden müssen wir diese Muskeln sowohl anspannen als auch loslassen können. Wer einen zu stark angespannten Beckenboden hat, kann diesen gar nicht mehr loslassen und kommt nicht in die Flexibilität hinein. Ist das der Fall, gibt es die Möglichkeit, den Muskel noch mehr anzuspannen, sodass er sich im Anschluss besser lösen und entspannen kann. Diese aktive Entspannungstechnik nennt sich progressive Muskelrelaxation nach Jacobson (PMR), und es finden sich viele Anleitungen dazu im Internet.

PMR FÜR DEN BECKENBODEN

Im Liegen oder in einer bequemen Sitzhaltung: Mache einige tiefe Atemzüge und lass den Körper locker und angenehm schwer werden. Atme ein – atme aus, und spanne dabei deine Beckenbodenmuskeln an, indem du dir als Frau vorstellst, wie du einen Tampon in deine Vagina hineinziehen willst, als Mann, wie du deine Hoden in den Unterbauch ziehst. Nun spannst du deinen Beckenboden etwa 5 Sekunden lang an, so stark, dass du ein leichtes Ziehen verspürst, aber keine Verkrampfung. Atme ein und löse die Spannung wieder. Atme ruhig und spüre dem Gefühl der Entspannung bewusst 10 Sekunden nach. Wiederhole Anspannung – Entspannung ein paarmal. Die anderen Muskeln sollten so entspannt wie möglich bleiben.

FLEXIBILITÄT UND DURCHLÄSSIGKEIT IM KÖRPER WAHRNEHMEN

Stelle dich erst leicht in den Knien stehend hin und spüre bewusst den Boden unter deinen Füßen. Auch die Knie sollen flexibel sein. Dann lege die Hände auf die Hüften und taste dein Becken bewusst in seiner ganzen Ausdehnung ab, Hüftknochen, Steißbein, Schambein. Lass dein Becken sich in seiner Mitte locker einpendeln und spüre die Aufrichtung des Körpers aus dem Becken heraus bis über die Scheitelspitze nach oben und fühle über das Becken nach unten in die Verankerung deiner Beine/Füße in den Boden hinein. Lass die Arme seitlich hängen, dann atme ein, führe die Arme dabei über den Kopf, und atme wieder aus, indem du die Arme wieder sinken lässt. Mache das ein paarmal, bis du dich leicht und locker fühlst.

Nun stelle dir vor, dein Körper wäre voller leichter Kugeln, die sich mit fließenden Bewegungen durch deinen ganzen Körper bewegen lassen. Das tust du nun, indem du dich ganz frei an Ort und Stelle oder durch einen Raum bewegst, so lange, bis du das Gefühl hast, dein Körper sei ganz leicht und voller Blasen, die in deinem Körper aufsteigen.

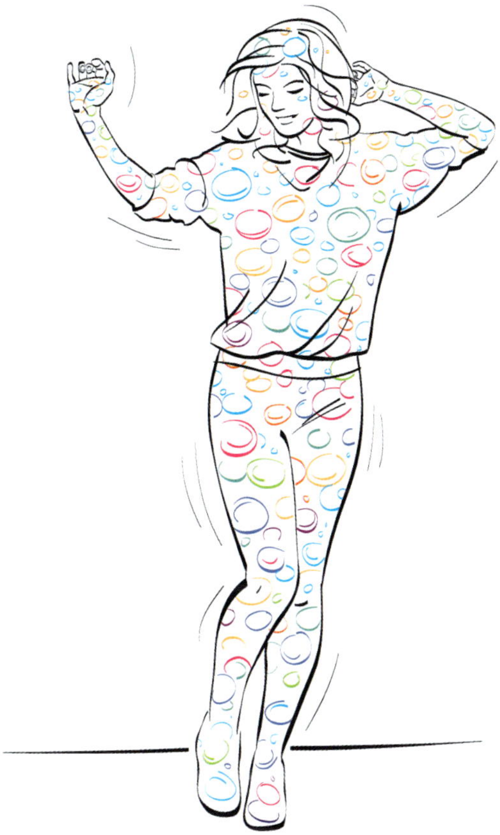

BECKEN-UHR

Lege dich auf eine Unterlage auf dem Boden auf den Rücken, stelle die Beine auf, Knie und Füße hüftbreit auseinander. Nun kippe das Becken nach unten, sodass dein Genital zum Boden zeigt, atme dabei ein – danach rolle das Becken über das Kreuz bis auf die Beckenschaufeln und atme dabei aus. Die Bewegung soll leicht sein, als wolltest du dein Becken schaukeln. 20-mal wiederholen. Dann ausruhen mit ausgestreckten Beinen.

Wieder die Beine aufstellen. Nun kippe dein Becken abwechselnd nach links und nach rechts. Die eine Hüfte presst sich auf den Boden, die auf der Gegenseite hebt ab. Achtung: Knie dabei nicht auf die Seite kippen! 20-mal wiederholen. Ausruhen mit gestreckten Beinen.

Nun stelle dir vor, dein Becken liegt auf dem Ziffernblatt einer Uhr. Die 6 befindet sich beim Steißbein, die 12 unterhalb des Bauchnabels. Nun kippe dein Becken zu verschiedenen Stundenzahlen. Mehrmals von 6 zu 12. Von 3 zu 9. Von 7 zu 1. Von 5 zu 11. Von 10 zu 4. Von 2 zu 8 usw. Danach kreise entlang der Ziffern dein Becken. Die Vorstellung der Uhr hilft für eine schöne runde Bewegung. Wechsle die Richtung des Kreises. Kreise einmal ganz langsam, dann schneller, wechsle ab. Dazwischen lege Pausen ein.

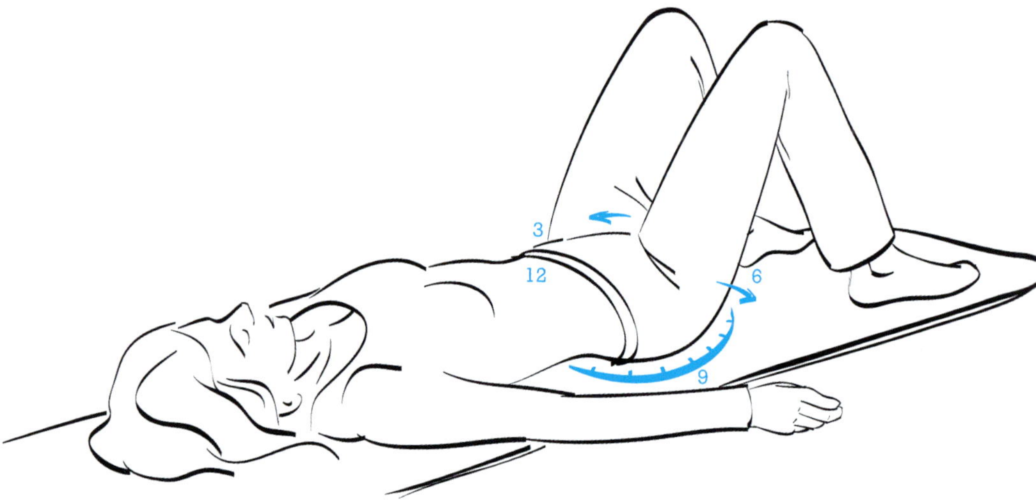

GEHEN MIT DEM PO

Setze dich aufrecht auf einen Stuhl, Beine hüftbreit, Füße auf dem Boden. Nun stelle dir vor, du hättest Füße im Po und würdest mit deinem Po an Ort gehen. Vielleicht spürst du im Sitzen zwei »harte« Knochen? Das sind deine Sitzbeinhöcker. Nun spüre, wie du mithilfe deiner Sitzbeinhöcker auf dem Stuhl gehst. Gehe so lange, bis du einen schönen, runden, ruhigen Gang hinbekommst, und genieße deinen Spaziergang. Spüre deiner Geschlechtsregion nach und den Empfindungen, die darin durch diesen Gang geweckt werden. Hast du diese Bewegung gut automatisiert, kannst du im Liegen mit den Pobacken gehen oder dir im Gehen vorstellen, du setzt deine Po-Füße in Gang. Das gibt dir automatisch einen schönen Gang aus dem Becken heraus.

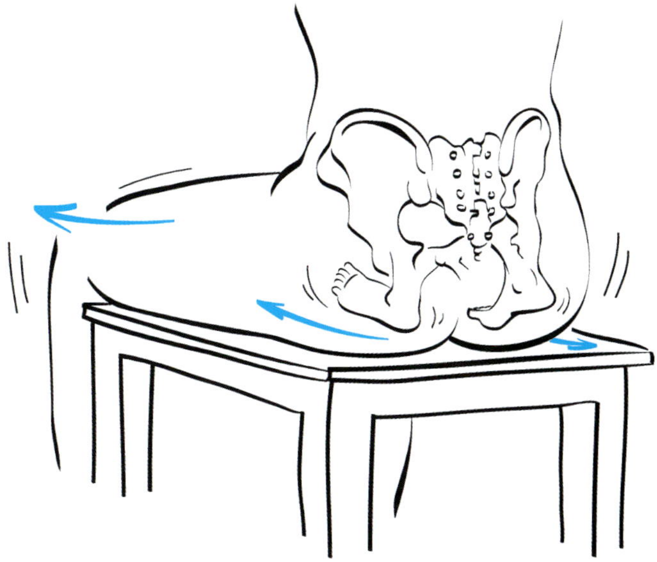

DIE BECKENSCHAUKEL

Die Beckenschaukel ist eine Bewegungsübung, mit der wir unser Becken mobilisieren, unsere Empfindsamkeit stärken und unsere Vorstellung von Sex beeinflussen. Sie ist eine uns angeborene reflexartige Bewegung, wie wir sie beim Husten, Lachen oder Schluchzen kennen. Diese Bewegung nutzen wir nun für die Mobilisation des Beckenbodens, damit unsere Beckenregion und die Geschlechtsorgane gut durchblutet werden, und für die Erregungssteigerung.

Im Stehen üben wir die Beckenschaukel folgendermaßen:

Das Becken wird in einer Schaukelbewegung so gekippt, dass sich das Genital beim bewussten Ausatmen nach vorne, beim Einatmen nach hinten bewegt, ohne dabei Bauch-, Gesäß- und Oberschenkelmuskeln anzuspannen.

Im hüftbreiten Stand, die Knie leicht gebeugt und flexibel, eine Hand auf den unteren Bauch, die andere ans Kreuzbein legen. Nun einatmend das Becken nach vorne kippen, das Schambein nach oben ziehen, das Kreuzbein verlängern, die Beckenbodenmuskulatur wie einen Lift nach innen und oben ziehen. Ausatmend wieder lösen, das Becken sanft nach hinten bewegen.

Dieses Spiel des Beckens und der Muskeln während des Sex sorgt beim Mann für eine gute Erektion und dafür, dass wir sexuelle Erregung gut und intensiv spüren. Das bewusste geräuschvolle Ausatmen steigert die Lust zusätzlich (eine ausführlichere Beschreibung findet sich in *Liebeslust*[73]).

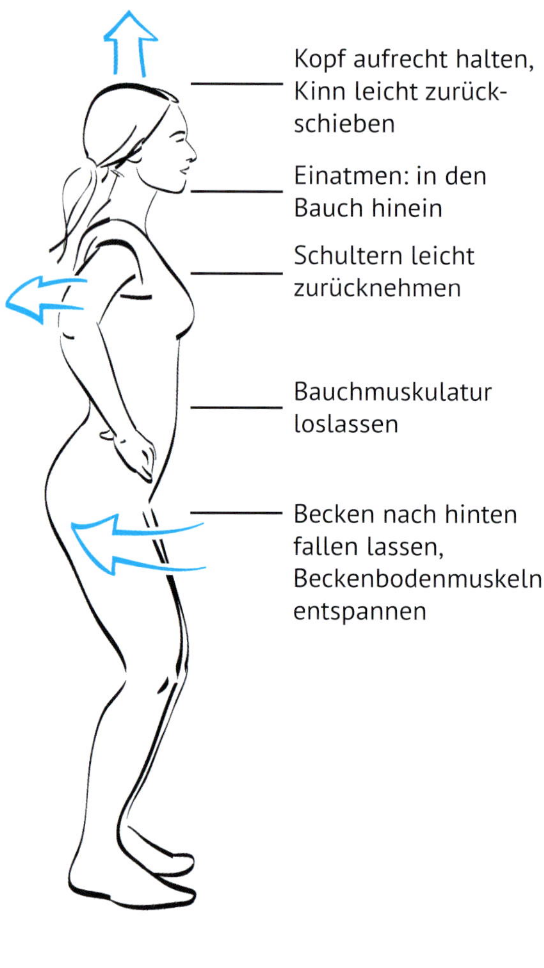

Beckenschaukel zurück

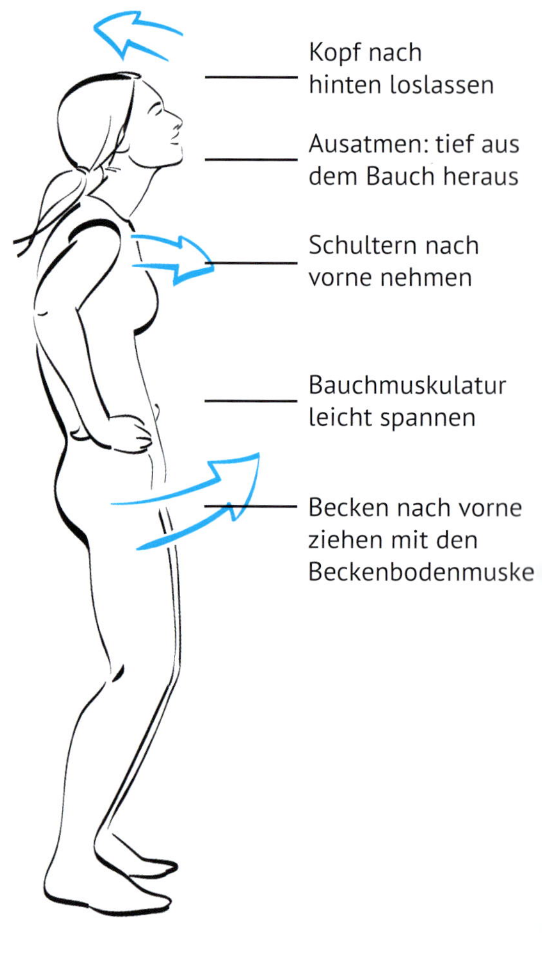

Beckenschaukel vor

AUS DEM BECKENBODEN LUST WECKEN

Finde ein Ja zu dir, ein Ja zu deiner Sexualität, ein Ja zum Sex, ein Ja zu deinem Lieblingsmenschen. Atme ein und aus mithilfe deines Beckenbodens. Wenn du deinen Rhythmus gefunden hast, verbinde das Ausatmen und Anspannen mit einem Ton: Ja.

Einatmen – der Brustkorb weitet sich.

Ausatmen – das Becken kippt nach vorne, die Luft entweicht mit einem gut hörbaren gehauchten »Jaaaaaaa!«.

Einatmen – weit werden – loslassen – Becken kippt nach hinten.

Ausatmen – anspannen und: »Jaaaaaaa!« – mehr Stimme geben.

Spiele mit Anspannen, Atem und Ton. Finde deinen Rhythmus.

DIE FRAU: ICH NEHME AUF, ICH HEISSE WILLKOMMEN

Zieh deine beiden Sitzbeinknochen mithilfe des Beckenbodens zur Mitte zusammen und spüre hin zu deinem Damm, ebenso das Schambein gegen den Anus. Stelle dir vor, du ziehst diese Punkte sternförmig zusammen zum Damm. Atme dabei aus. Variante: Versuche, die Vagina-Wände zusammenzuziehen. Atme dazu aus. Das Becken richtet sich automatisch nach vorne.

Dann lass los und lass den Atem wieder einströmen. Das Becken bewegt sich ins hohle Kreuz.

Stelle dir beim nächsten Ausatmen vor, wie der Penis in dich hineingleitet, du ihn mit den Muskeln deiner Vagina umgreifst, den Beckenboden anspannst (Stern) und den Penis deines Liebsten in deine Vagina hineinziehst und ihn noch fester umschließt als mit einer Hand.

Beim Einatmen gibst du bewusst den Penis wieder frei, begleitest ihn nach draußen und lässt die Scheidenlippen locker und entspannt.

Die gegenteilige Bewegung ist genauso lustvoll, vielleicht sogar noch mehr: Lass den Penis in dich hinein, wenn du den Beckenboden entspannst, und umgreife ihn mit deiner Muskulatur, wenn er sich wieder zurückzieht. Du »melkst« den Penis quasi beim Rausgleiten, was auch dir selbst sehr viel Lust beschert.

Oder der Penis kreist in deiner Vagina und du packst abwechselnd zu und lässt ihn wieder los.

Ausatmen, Becken nach vorne wiegen, Beckenboden anspannen (Stern): »Jaaaaaaa!«

Einatmen – loslassen.

Ausatmen: »Kommm!«

Im »freien« Sex lassen wir Atmung und Bewegung fließen, wie unser Körper will. Atmung und Beckenbewegung passieren auch unabhängig voneinander, schneller, langsamer, sanft, intensiver.

DER MANN: ICH DRINGE EIN, ICH BESUCHE, ICH WILL

Zieh deine beiden Sitzbeinknochen mithilfe des Beckenbodens zur Mitte zusammen und spüre hin zu deinem Damm, ebenso das Schambein gegen den Anus. Stelle dir vor, du ziehst diese Punkte sternförmig zusammen zum Damm. Atme dabei aus. Spanne die Muskeln an, mit denen du deinen Penis aufrichtest und wippen kannst.

Dann lass los und lass den Atem wieder einströmen. Das Becken bewegt sich ins hohle Kreuz.

Atme aus, spanne den Beckenboden an (Stern), kippe dein Becken nach vorne und stelle dir vor, wie du deinen Penis nach vorne schiebst und in die Vagina hineingleitest.

Atme aus, lasse das Becken nach hinten los und ziehe den Penis wieder aus der Vagina raus.

Atme aus, spann den Beckenboden an (Stern), steuere deinen Penis ganz bewusst hinein in die Vagina. Gleite hinein bis zur Peniswurzel. Bewege deine Pobacken wechselseitig, kreise, spüre die engen, warmen, feuchten Scheidenwände, die dich umfangen, und: »Jaaaaaaa!«

Einatmen – rausgleiten – Beckenboden entspannen.

Ausatmen – hineinsteuern, sehr langsam und im Rhythmus – einatmen, rausgleiten – ausatmen – hineinsteuern.

Oder einatmen, drinbleiben und mit dem Penis kreisen und gegen die Vaginawände pressen – im Rhythmus bleiben.

IN BEWEGUNG KOMMEN

Bewegung macht glücklich und hält gesund, nicht nur den Körper, sondern auch Hirn und Psyche. Mit Bewegung geht alles etwas besser, selbst das Lernen. Inaktivität macht krank. Ob Gehen, Laufen, Tanzen, Schwimmen, Körperübungen – Hauptsache Bewegung in einem wahrnehmenden Modus mit und ohne Musik: Mit Bewegung wird alles viel entspannter, erfahrbarer und genussvoller. Und was für Geist, Seele und Körper gilt, gilt auch für die Sexualität. Allgemeine Bewegung kann den Körper für Sex sensibilisieren. Wir finden heute eine Vielzahl von körperlichen und mentalen ganzheitlichen Übungen, Methoden, Techniken, aus denen wir aussuchen können, was uns Spaß macht. Es geht nicht primär um Sport, sondern um körperliches und mentales In-Bewegung-Bleiben:

- Körperhaltung
- Atemübungen
- Konzentration und Sammlung (Meditation)
- Entspannung und Regeneration

Folgende Methoden können helfen:

Schulung der Körperwahrnehmung: Die Feldenkrais-Methode hilft bei der Schulung der Körperwahrnehmung.

Gezieltes Training des Beckenbodens: Für das Training des Beckenbodens gibt es verschiedene Methoden. Methoden für Frauen und Männer sind z.B. die Franklin-Methode®, CANTIENICA®, BeBo®, das Tanzberger-Konzept® oder die Beckenbodenschule®[74].

Mit dem Beckenbodentraining für den Mann beschäftigt sich das Buch *Vom Regenwurm zur Anakonda. Die Muskeln und Funktionen des Männlichen Beckenbodens* von Søren Ekman.[75]

Silikonkugeln für Frauen (auch Liebeskugeln genannt) bieten eine leichte und wirksame Methode, die Beckenbodenmuskulatur (BBM) zu stärken. Besonders zu empfehlen sind Laselle™ Kegel-Vaginalkugeln. Sie werden in die Scheide eingeführt und trainieren die Muskulatur, während die Trägerin zehn Minuten dem Gefühl bewusst nachspürt im Spazieren, Tanzen oder einer anderen Bewegung, aber nicht bei einer Tätigkeit, bei der die Wahrnehmung absorbiert ist.[76]

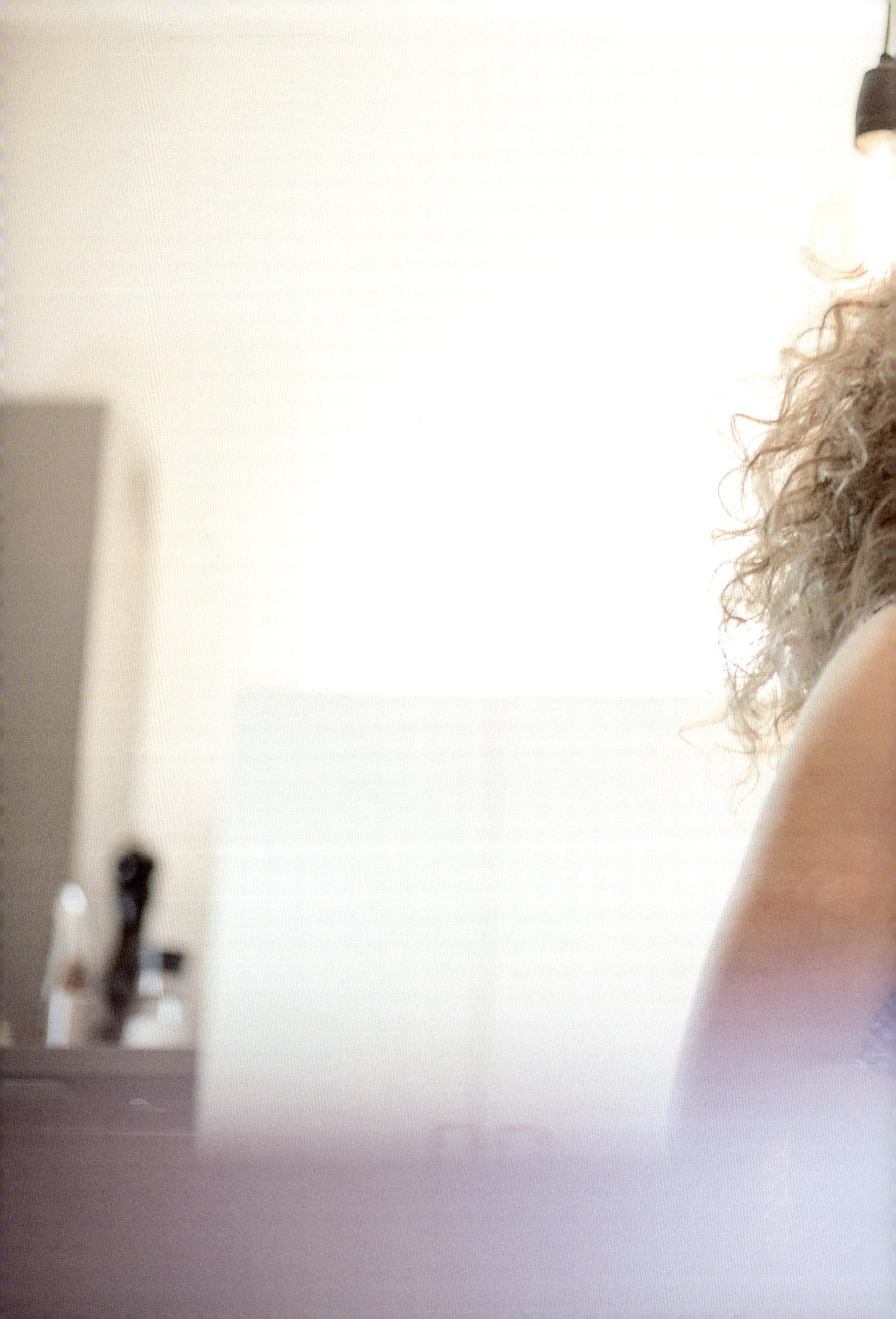

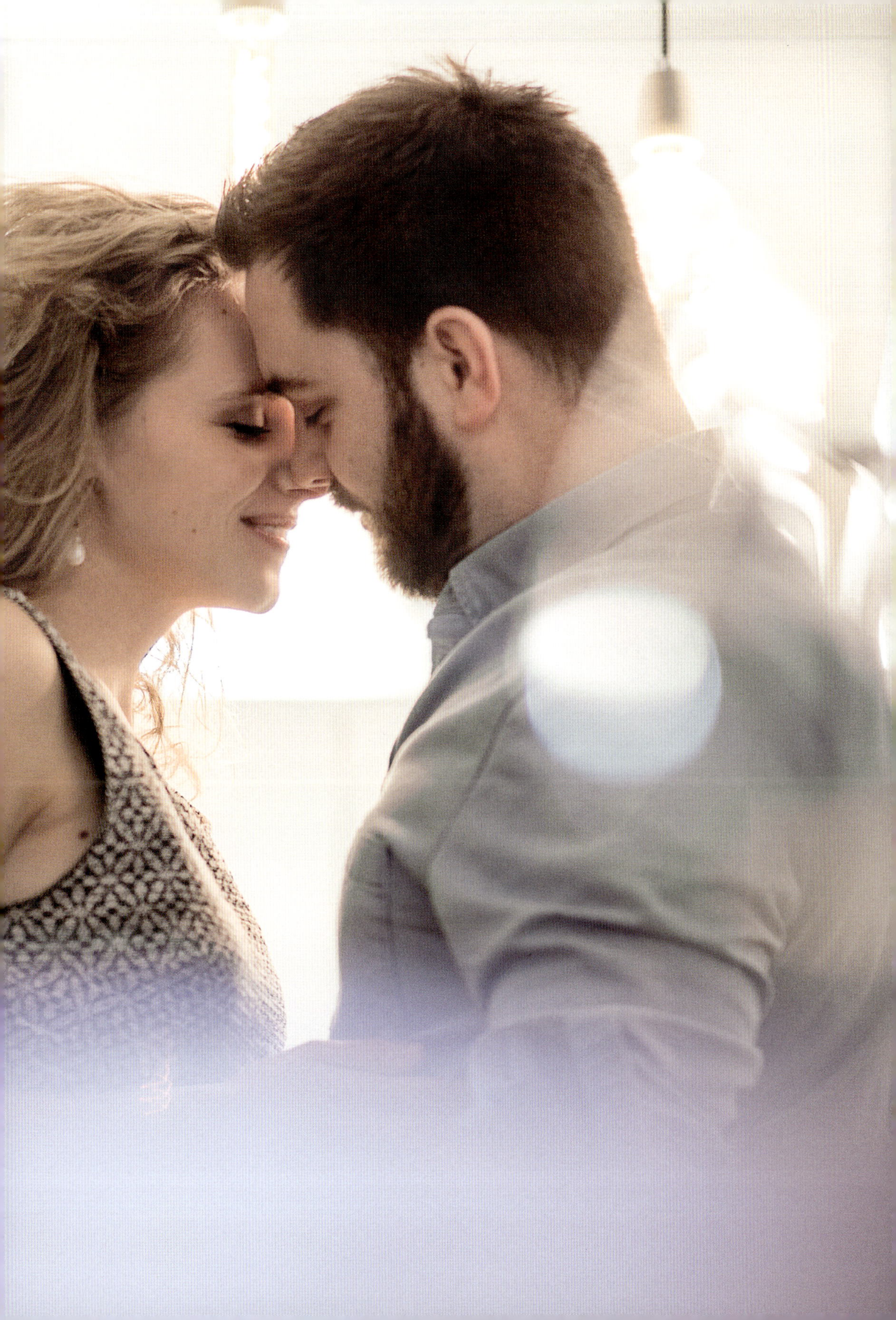

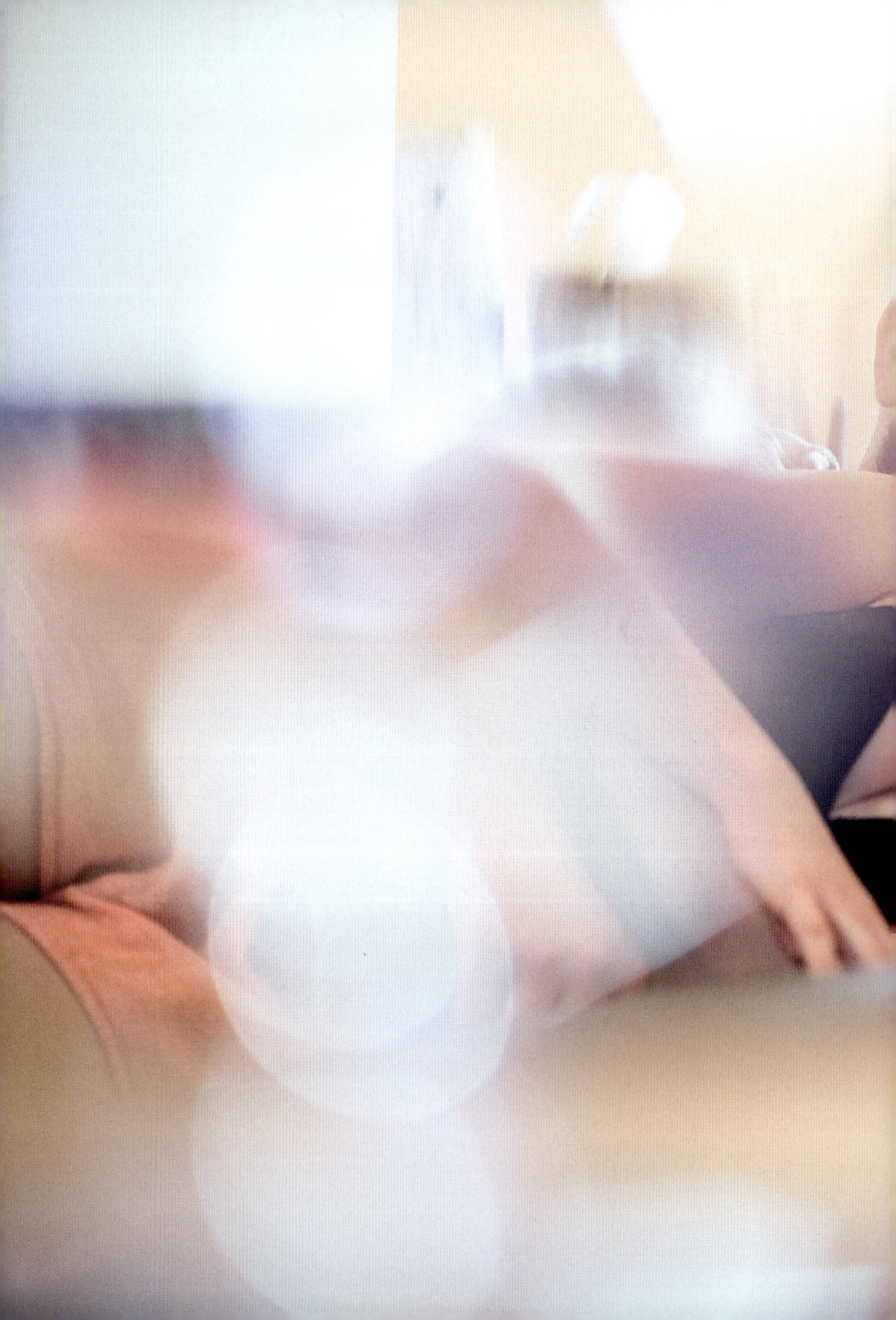

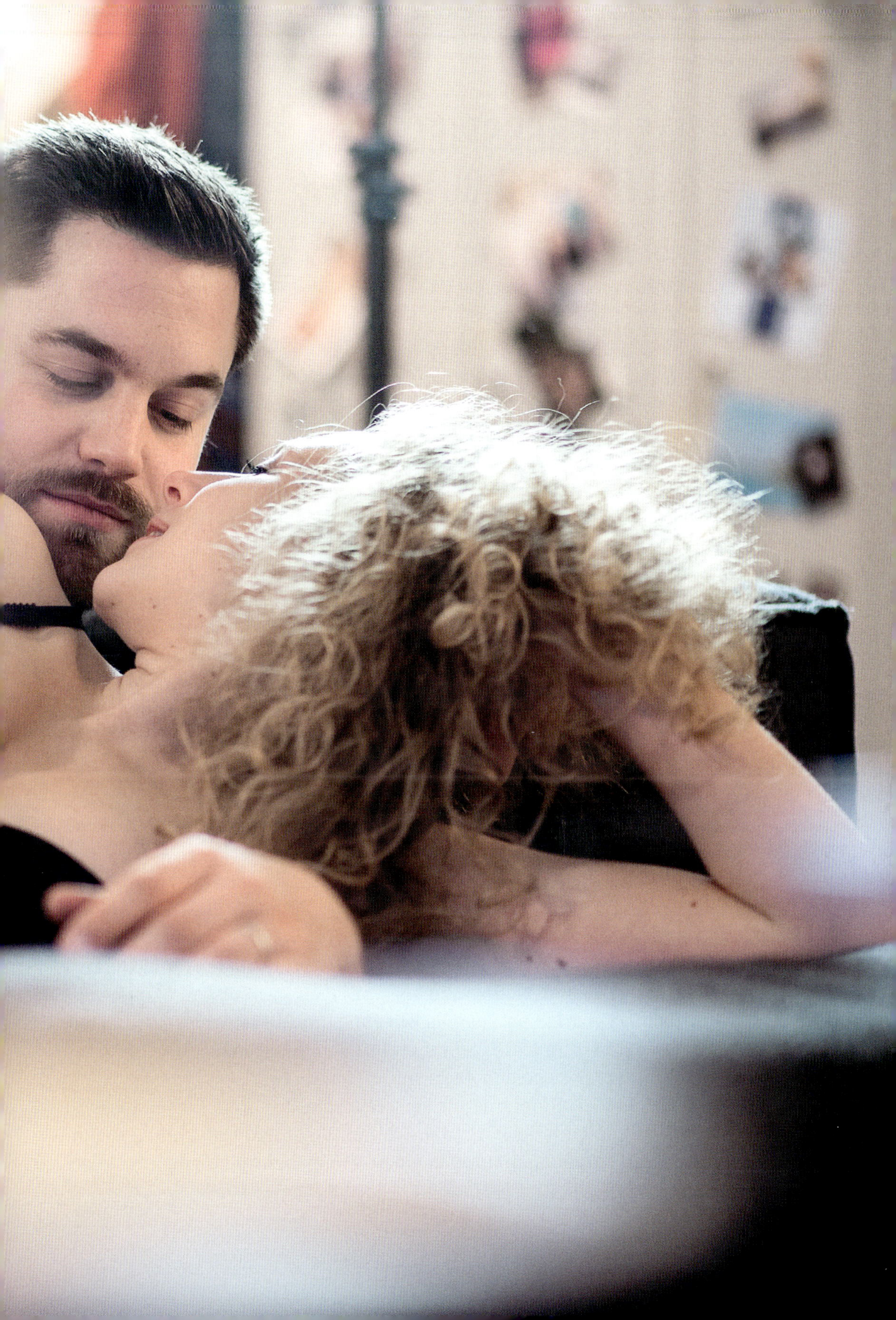

DAS LIEBESSPIEL – ALLES ÜBER GUTEN SEX

»Das Liebesspiel ist bei uns, auch unter den Christen, in so trostloser Verwahrlosung versunken, dass uns dringend seelische Kultur nottäte, Verfeinerung, Einbeziehung der Seele in das Spiel der Körper, Einbeziehung des Geistes in das Gegenüber der Liebenden. Denn wo Körper und Geist einander freundlich und mit Vertrauen begegnen, da erwachen und leben die Zärtlichkeiten. Die Zeichen der Liebe, die behutsamen Signale von einem zum anderen: Ich habe dich lieb. Ich möchte dich schützen. Ich möchte dich frei und froh machen. Ich gehöre zu dir.«[77]

Jörg Zink

Das wichtigste Sexualorgan ist der Kopf. Sexuelles Begehren bedeutet, in Gedanken und Fantasie den Wunsch nach einer sexuellen Begegnung positiv vorwegzunehmen. Zu dieser Vorstellung gehört, in sich selbst Lust zu wecken auf sexuelle Erregung und sexuelle Aktivität, indem wir schon gemachte positive Erfahrungen in der Erinnerung abrufen. Denn Emotionen der Verliebtheit oder die romantischen Gefühle allein wecken die Leidenschaft nicht zuverlässig. Selbst eine gute Qualität der Beziehung oder Gefühle von tiefer Verbundenheit garantieren noch keine Lust auf Sex. Um die Liebesbeziehung auf Dauer lebendig und leidenschaftlich zu erhalten, sollte die Lust ihren Platz in unseren Köpfen bekommen.

Frauen und Männer haben häufig einen entgegengesetzten Zugang zu ihren emotionalen und körperlichen Gefühlen. Frauen finden einfacher über die Emotionen und das Liebesgefühl einen Zugang zu sexueller Erregung, zur Wahrnehmung ihres Geschlechtsteils und zur Lust auf Sex, haben also einen Zugang von oben nach unten. Männer finden umgekehrt besser über die Erregung ihres Geschlechtsteils und die Lust auf Sex zum Liebesgefühl und zu den Emotionen, also von unten nach oben. Diese beiden Wege sind gleichwertig.

Das größte Hindernis für verspielte und lustvolle Liebesspiele ist die Fixierung auf den Orgasmus. Wenn Blow- und Handjobs, Zungenspiele und Stellungen nur den einen Sinn haben zu kommen, wird der eine oder andere Liebespartner schnell die Freude daran verlieren, denn so werden Praktiken zu anstrengenden Pflichtübungen und der Liebespartner zum Liebesdiener.

Die sexuelle Begegnung braucht die Verspieltheit. Alles sollte zuerst einmal den Sinn des Genusses haben. Wir sollten im Liebesspiel lernen, die Abwechslung von verschiedenen Berührungen zu genießen, zu spielen mit Rhythmen und Intensität und den unterschiedlichen Empfindungen in verschiedenen Stellungen nachzuspüren. Dazu sollten wir den Sex auch ohne Orgasmus toll finden können oder den Höhepunkt am Ende einer erotischen Reise als schönes Extra sehen, nicht als Pflicht. Erst diese Lockerheit bringt genussvolles Erleben. Und erst so können wir uns vorstellen, dass ein regelmäßiges Liebesspiel zu unserem Alltag gehört, unabhängig von den Lebensjahren oder der Dauer der Beziehung. Viele Menschen in einer langen Beziehung sehnen sich zurück zu den ersten Gefühlen der Verliebtheit, obwohl ihnen klar ist, dass diese Zeit unwiderruflich vorbei ist. Wir müssen vielleicht auf die Gefühle des Anfangs verzichten, aber nicht auf Gefühle überhaupt. Gefühl kommt von fühlen. Liebesspiele sind die Kunst des (An-)Fühlens, Berührens, Genießens, Empfindens, und dadurch wecken wir viele ersehnte Gefühle, die den Erhalt einer Liebesbeziehung garantieren.

GENIESSE DICH SELBST

> »Die Augen öffnen und wahrnehmen ist die eine Kunst des Liebens. Die Augen schließen und träumen ist die andere.«[78]
>
> *Jörg Zink*

Die Selbstliebe ist, wie bereits erwähnt, die Übungsanlage für lustvollen Sex. Das bedeutet nicht, dass man innerhalb der Beziehung auf einen Egotrip gehen soll. Was immer ich zur Selbstliebe sage, kann man auch mit dem Partner zusammen tun. In christlichen Gemeinschaften ist die Selbstliebe eine der am meisten polarisierenden Fragen. Ich denke, das hat mit einer tief sitzenden Lustfeindlichkeit zu tun. Mit dem kulturell weit zurück verfolgbaren Wunsch, die Sexualität zu kontrollieren. Und mit der Annahme, dass Männer für Solosex zwingend Pornos konsumieren. Wenn ich von Solosex spreche und schreibe, meine ich damit nicht Pornokonsum.

Es ist ganz klar, Selbstliebe soll uns nicht beherrschen und schon gar nicht den Paarsex ersetzen. Aber die Selbstliebe hat eine wichtige Funktion im Leben von Menschen. Über das Lernen für die Sexualität hinaus begleitet sie uns vielleicht sogar ein Leben lang. Es ergibt keinen Sinn, Selbststimulation zu verteufeln. Abgesehen davon: Je mehr wir etwas bekämpfen, desto weniger werden wir den Kampf gewinnen. Der Neurobiologe Joachim Bauer meint dazu in seinem Buch *Selbststeuerung. Die Wiederentdeckung des freien Willens*: »Gnadenlose Selbstkontrolle allein macht keinen Sinn. Die pauschale Verfolgung triebhafter Grundbedürfnisse und eine feindselige Haltung gegenüber den genüsslichen Seiten des Lebens sind unmenschlich, destruktiv und letztlich zum Scheitern verurteilt.«[79]

Am ehesten wollen Menschen auf Selbstbefriedigung verzichten, weil sie von der oft damit verbundenen Pornografie wegkommen wollen. Wer sich entschließt, auf Selbststimulation zu verzichten, braucht jedoch erst mal eine positive Einstellung zu seinem Körper und zu seinen sexuellen Bedürfnissen. Ja mehr noch, er braucht ein vorbehaltloses Ja dazu, dass er als sexuelles Wesen geschaffen ist. Das heißt, wenn ich bis jetzt erfolglos gegen mein Bedürfnis angekämpft habe, sollte ich es zulassen und mich bemühen, die sexuelle Begegnung mit mir selbst aus vollem Herzen zu genießen. Erst wenn ich genießen kann, wird es möglich, freiwillig darauf zu verzichten. Danach erst kann sich mir das Geheimnis erschließen, dass eine gelungene Selbststeuerung in sich selbst einen hohen Lustfaktor hat. Dass ein momentaner Verzicht reicher und eine bewusste Selbstbeschränkung freier macht. Dass eine akzeptierte Anstrengung zu einem höheren Maß an späterem Glück führt.

Zu meinem Erstaunen schrieben mir einige ältere, verwitwete, gläubige Frauen, wie sehr sie die Selbstliebe genössen und wie diese ein fester Bestandteil in ihrem Leben sei. Eine berichtete, seit sie »es« regelmäßig tue, seien sogar ihre Inkontinenzprobleme verschwunden. Doch wir sind weit davon entfernt, die Selbstliebe allgemein wertzuschätzen. In unseren Augen ist richtiger Sex nur Sex mit einem Partner, Selbstliebe zählt nicht. Doch Selbstliebe ist kein minderwertiger Ersatz für nicht verfügbaren Paarsex. Wenn wir dies annehmen, so behaupten wir, dass nur in einer Beziehung lebende Menschen ein Recht auf eine ganzheitliche und sexuelle Lebensweise haben.

Eine Pflegende in einem christlichen Altersheim bestätigte mir, dass auch alte gläubige Menschen sexuelle Bedürfnisse haben. Verschiedene Studien stellen fest, dass sexuelle Erfüllung über Selbststimulation im letzten Lebensdrittel für viele Menschen eine wichtige Rolle spielt. Etwa die Hälfte aller Männer und ein knappes Viertel aller Frauen geben an, sich selbst zu befriedigen, egal, ob sie alleinstehend sind oder in festen Partnerschaften leben.

Jeder von uns braucht soziale Kontakte und emotionales und körperliches »Umarmtwerden«. Vor Kurzem wurde eine Studie zur Zufriedenheit von Priestern mit ihrem (zölibatären) Leben veröffentlicht. Sie zeigt, dass diese als besonders belastend den Verzicht auf Sexualität, Intimität und eigene Kinder empfinden. Solosex könnte eine Form sein, diese Bedürfnisse teilweise zu stillen. Ob man sich das erlaubt, ohne ein schlechtes Gewissen zu haben, hat offenbar damit zu tun, wie befriedigend man die Sexualität in jungen Jahren erlebt und gelebt hat und ob einem eine strenge moralische Erziehung die Freude am Sex vergällt oder eine wertschätzende Erziehung die Freude daran geweckt hat.

ENTDECKE DICH SELBST

Selbststimulation ist nicht nur Selbstliebe, sondern auch Selbsterfahrung. Sie ist ein »Sich-Ausprobieren«. Die Welt meiner eigenen Sexualität öffnet sich mir. Sie ist Teil der Beziehung zu mir selbst und hat zunächst einmal nur mit mir zu tun. Ich lerne meine Sexualität wertschätzen, und nur was ich selbst schätze und begehre, kann zum wertvollen Geschenk für jemand anderes werden. Sie ist die Hinführung zu einer zukünftigen sexuellen Beziehung. Durch Berührungen lerne ich meinen Körper kennen und entwickle ein Bewusstsein dafür, dass der Körper zu mir gehört. Ich finde heraus, welche Berührungen ich mag, was mir gefällt und was nicht.

Viele Facetten unseres sexuellen Reichtums lassen sich zuerst mit uns selbst am besten erforschen: das Surfen auf der Welle vor oder im Orgasmus, das Wechselspiel von zielgerichtetem Zusteuern auf den Höhepunkt und Wiederloslassen, das Erforschen der Lust am ganzen Körper, den Einsatz von Hilfsmitteln für den Sex. Auch die Erfahrung, sich in der Selbstliebe wahrzunehmen, mal als aktiv, mal als passiv empfangend, mit entsprechenden Berührungen, spielt eine entscheidende Rolle, um sein erotisches Potenzial zu erweitern.

Seit ich darüber spreche, sagt man mir interessanterweise, dass das ja vielleicht für Frauen ganz gut sei, aber sicher nicht für den Mann. Weil Männer sich zwingend konkrete Frauen aus ihrem Umfeld vorstellen müssten, in Abhängigkeit von Pornografie gerieten und Suchtverhalten entwickelten. Doch genau das hat damit zu tun, dass Männer wenig Zugang zu ihrem Körper haben. Dass sie den Erregungskick von außen aus den Bildern nehmen und nicht aus ihren körperlichen Empfindungen. Dass sie auf einen »Kopforgasmus« getrimmt sind. Dass sie nicht geübt sind, sich der Wahrnehmung ihres Körpers hinzugeben und Gedanken, Bilder und Fantasien von sich selbst in ihrer eigenen Erregung genussvoll zu pflegen. Sprich, sie sind nicht darin geübt, bei sich selbst zu bleiben.

Glaubt ja nicht, Männer würden sich nicht für »erweiterte Möglichkeiten« interessieren. In einer Fragerunde bei einer Tagung ließ ich den Satz fallen: »Und wenn ihr mit euren Jungs in der Jugendgruppe über Selbstbefriedigung sprecht, dann sagt ihnen, sie sollen es richtig tun, damit sie einen Lerneffekt für die Paarbeziehung haben.« Danach kamen einige junge Männer auf mich zu und fragten, ob ich in ihrer Männergruppe zu diesem Thema sprechen könnte.

Die männliche Erfahrung der Selbststimulation schildert ein Mann so: »Wir entdecken den Sex weitgehend heimlich und allein, onanieren schamvoll mithilfe von Pornografie und nähren Wünsche und Fantasien, die mit einer Beziehung zu einer realen Frau nichts zu tun haben – und fühlen uns in der sexuellen Vereinigung in der Folge nie wirklich willkommen.«

Doch es gibt Männer, die es anders erleben: »Das schnelle Abreagieren war mir schon als junger Mann bald zu langweilig. Ich habe viele Stellen entdeckt, die für mich bei zarter Berührung lustvoll sind. Mich am ganzen Körper zu berühren, nicht nur am Penis, ist schön. Ich erfühle nicht nur mit der Hand den Körper, sondern versuche auch, mit meinem Körper die Hand zu spüren.«

Viele Männer stimulieren sich über Jahre auf die immer gleiche Weise. Einer davon sagte: »Ich bin nie auf die Idee gekommen, Gleitmittel zu nehmen oder die Hand zu wechseln, geschweige denn, mein Becken einzusetzen. Doch jetzt habe ich das immer wieder probiert, und es hat sich schon etwas verändert. Ich fühle mich freier, berühre mich vielfältiger, lasse mir mehr Zeit, entdecke meinen Körper und bin weniger auf den Orgasmus fixiert. Ich habe gelernt, lange Zeit kurz vor dem Gipfel des Orgasmus zu bleiben. Das ist ein wirklich geiles Gefühl.«

Gerne würde ich Männern Mut machen, sich auf eine persönliche Reise zu begeben und die gewohnten Pfade der Sexualität zu verlassen, Liebe, Erotik und Sex erst mal für sich selbst und dann mit ihrer Partnerin zu erforschen. Das bedeutet, mutig ihre Partnerin anzusprechen und gemeinsam neue Wege zu gehen.

SOLOSEX IN DER EHE

Ein Mann um die vierzig schrieb mir: »Wie siehst du das mit der Selbstbefriedigung in der Ehe? Für mich ist es Stressabbau und ich fühle mich danach fitter. Ich habe gelesen, dass regelmäßige Orgasmen vorbeugend wirken gegen Prostatakrebs. Ich bin verheiratet und wir haben vier Kinder.« Natürlich beschäftigt Christen dieses Thema, naturgemäß vor allem die Männer, denn die Frauen muss man ja eher dazu überreden. Hier schreibt also ein ganz normaler Mann. Und um die Frage nach der jeweiligen Ehefrau vorwegzunehmen: Ich habe in der Beratung noch keine einzige Frau getroffen, die Mühe damit bekundete, dass ihr Mann sich ab und zu selbst befriedigt. Sie hatten etwas gegen seinen Pornokonsum oder wenn er sich den Sex woanders holte, sie hatten ganz viele Dinge gegen ihn, die nichts mit Sex zu tun hatten, aber nichts gegen Solosex.

Gegen Solosex spricht eigentlich nichts, außer dem Moralkodex und wenn man Solosex benutzt, um nicht mehr auf den Partner angewiesen zu sein. Für viele Frauen ist die eigene Selbststimulation der Motivator, in der Sexualität dazuzulernen. Im Laufe einer langen Ehe kann es Situationen geben, in denen es sehr sinnvoll ist, wenn beide Partner Solosexualität leben, damit niemand unter Druck gerät. Es hat auch Vorteile, wenn ein Mann regelmäßig Erektionen und Ejakulationen hat, denn sie erhalten die Erektionsfähigkeit. In jungen Jahren sorgt der Körper meist selbst für die Funktionstüchtigkeit des Sexualorgans mit spontanen Ejakulationen in der Nacht. Diese sind ein Zeichen dafür, dass alles in Ordnung ist. Hingegen spricht einiges dagegen, den

Solosex mit Pornografie zu verbinden. Solosex sollte so sein, dass er die Paarerotik befruchtet. In der Erotik geht es im Gegensatz zur Pornografie um Langsamkeit, um das Auskosten und Sich-Zeit-Lassen.

Männer wollen es immer ganz genau wissen. Daher fragte mich einer, wie viel Selbstbefriedigung denn noch okay wäre. Meine Antwort ist: Wir sollten Selbststimulation betrachten wie jedes Genussmittel. Man kann, muss aber nicht. Die Häufigkeit bestimmt jeder Mensch für sich selbst. Doch wer sexuelle Bedürfnisse überwiegend mit sich selbst erfüllt, wird irgendwann nicht mehr sehr motiviert sein, Sex mit dem Liebespartner zu haben und überhaupt um dessen Nähe zu werben, weil Solosex auch bequemer Sex ist.

Eine Frau sagte mir: »In meinem Freundeskreis befriedigen sich sowohl Ehefrauen wie Ehemänner lieber selbst, als mit dem Partner Sex zu haben.« Selbstbefriedigung schadet einer Beziehung dann, wenn wir uns nicht mehr auf den anderen einlassen, sondern uns in unsere eigene Welt zurückziehen. Wo wir lieber masturbieren, als Sex mit dem Partner zu haben. Wo wir mit der sexuellen Selbstbetätigung versuchen, dem Partner und der Auseinandersetzung mit ihm auszuweichen. Wenn Selbstbefriedigung vom Partner wegbringt, viel Zeit frisst, welche man für Wichtigeres bräuchte, in Gedanken gefangen nimmt, abhängig von Pornografie macht, dann sollte man das überdenken. Männer in der Beratung bestätigen mir, dass Selbststimulation mit und ohne Pornobilder gefühlsmäßig und körperlich bei ihnen unterschiedliche Empfindungen auslöst. Solosex »pur« empfinden die wenigsten als problematisch, ja sie genießen ihn.

Wird der Solosex in einer Ehe zum Problem, hilft es oft schon, miteinander darüber zu reden. Zudem kann ein solches Gespräch die Chance sein, überhaupt miteinander über die Paarsexualität ins Gespräch zu kommen und sich verborgene Wünsche und Sehnsüchte zu offenbaren. Es geht darum, die Quellen für den Lustgewinn zu ersetzen, die Bequemlichkeit zu überwinden und sich auf den Liebespartner einzulassen, was mit Sicherheit anstrengender, aber auch erfüllender sein wird.

DER ORGASMUS DES MANNES

Der männliche Orgasmus ist oft schnell und heftig. Vieles in der Hirnforschung spricht dafür, dass dieser Hang zu schnellerem Sex weniger mit Männlichkeit als mit entsprechendem »Training« zu tun hat, und zwar damit, dass Männer sich in jungen Jahren durch ihre hektisch-verschämte Selbstbefriedigung auf schnelles Abspritzen konditionieren. Das Gehirn funktioniert ähnlich wie ein Muskel. Es bildet diejenigen Fähigkeiten am meisten aus, die am ausgiebigsten genutzt werden, und lässt ungenutzte Potenziale verkümmern.

Ein ungenutztes Potenzial bei vielen Männern ist der langsame Sex mit dem langsamen Penis. Der behutsam über die Schwelle der Vagina gehen kann, langsam deren Wände entlangstreicht, so als hätte er Augen und wollte diese geheimnisvolle innere Welt erkunden. Der hineingleiten oder hineinstoßen kann, mal langsam, mal schneller, und jeden Millimeter seines eigenen Eindringens bewusst erspürt. Der bewusst in diesen inneren Raum geht, mit seinem Willen, seiner Kraft, und dessen Tiefen auslotet. Der auch dem Mann ganz neue Empfindungen bringt. Zum Beispiel diese: »Ich nehme heute mein Becken viel bewusster wahr, was mir auch im Sex viel mehr Empfindungen und Abwechslung bringt. Früher war mein Sex schnell. Heute kann ich wunderbaren, erfüllenden Sex haben, und ich erlebe einen fließenden Übergang von einem Hoch-erregt-Bleiben hinüber in einen Orgasmus. Der Weg dahin und die Verzögerung haben einen ganz besonderen Reiz.«

DER ORGASMUS DER FRAU

> »Ist die Frau in Vereinigung mit dem Mann, so kündet die Wärme in ihrem Gehirn, die das Lustgefühl in sich trägt, den Geschmack dieses Lustgefühls vorher an. Fast gleichzeitig damit ziehen sich die Nieren der Frau zusammen, und alle Teile, die während des Monatsflusses zur Öffnung bereitstehen, schließen sich so fest, als wenn ein starker Mann irgendeinen Gegenstand in seiner Hand verschließt.«
>
> *Hildegard von Bingen (1098–1179), Klosterfrau und Universalgelehrte*

Hildegard von Bingen interessierte sich nicht nur für Naturheilkunde, sondern auch für die weibliche Lust und beschrieb als Erste den weiblichen Orgasmus. Nicht wie er zustande kommt, sondern wie er sich anfühlt. Orgasmus ist Orgasmus. Wie er zustande kommt, ist nebensächlich. Viele Frauen sind glücklich, überhaupt einen Orgasmus zu haben. Sie nehmen dabei den Weg, der für sie am einfachsten geht, indem sie oder ihr Partner sie außen an der Klitoris stimulieren, entweder gleichzeitig zur Penetration oder vorher oder nachher. Daran ist rein gar nichts auszusetzen. Im Kapitel »Erotische Fähigkeiten« beschreibe ich viele schöne Möglichkeiten, wie Liebespartner einander mit der Hand oder oral verwöhnen können. Jedoch träumen manche Frauen davon, beim Geschlechtsverkehr mit ihrem Mann durch die Stimulation des Penis in der Vagina zum Orgasmus zu kommen. Eine Frau schrieb zum Beispiel: »Leider kann ich beim Geschlechtsverkehr nur kommen, wenn ich mich zusätzlich mit der Hand stimuliere. Weshalb ist das so? Könnte ich lernen, einen Orgasmus durch Stimulation mit dem Penis zu erreichen?«

Wenn die Frau nicht bei der Penetration durch den Penis kommen kann, dann deshalb, weil die meisten Frauen über mechanische Reibung außen an der Klitoris Lust, Erregung und den Orgasmus entdecken und dann dabei bleiben. Die »Orgasmus-Synapsen« im Hirn sind in diesem Fall durch äußere Reibung gelegt und funktionieren deshalb in diesem Bereich problemlos. Das »Kommen« bei der Stimulation innen in der Vagina muss in der großen Regel geübt werden. Das heißt, wer während des Vaginalverkehrs kommen will, muss den Weg zum Höhepunkt umlernen. Nur so werden neue Erregungspfade und Synapsen im Hirn angelegt.

Es braucht ein bisschen Zeit, Geduld, Selbsterfahrung durch eigene Stimulation und viele Wiederholungen, bis ein erster Orgasmus auf diese Weise kommt. Doch ist die Region innerhalb der Vagina erst einmal »aufgeweckt«, wird dadurch der Orgasmus noch schöner und intensiver. Immer wieder sehe ich in der Beratung, wie Frauen auf dem Weg der Selbsterfahrung zu lustvollem Sex mit ihrem Partner kommen.

Heute unterscheidet man nicht mehr zwischen klitoralem und vaginalem Orgasmus. Ob innen oder außen, beteiligt ist dasselbe Organ, nämlich die Klitoris in ihrer Gesamtheit. Nur die kleine Klitorisspitze ist außen sicht- und ertastbar, der größte Teil des weiblichen Lustorgans befindet sich jedoch innerhalb des Körpers und umschließt links und rechts die Vulva und das äußere Drittel der Vagina. Um dieses Organ in Erregung und zum Anschwellen zu bringen, sollten wir neben Berührung, Reibung, Druck und vielfältigsten Erregungsquellen vor allem auch den Beckenboden zu Hilfe nehmen. Dank dem Beckenboden können Frauen und Männer ihr Geschlechtsorgan von innen »massieren«, besser durchbluten und so in Erregung bringen und mehr dabei empfinden. Mit der Beckenschaukel und abwechselndem An- und vor allem Entspannen der Beckenbodenmuskeln steigern wir die sexuelle Erregung. Frauen können gleichzeitig mithilfe des Beckenbodens mit der Vagina den Penis massieren und nicht nur das Empfinden des Partners, sondern auch das eigene steigern.

Mit zunehmender Erregung werden die Genitallippen stark durchblutet und helfen Frauen dabei, zum Höhepunkt zu gelangen. Die inneren Genitallippen spielen beim Erregungsaufbau und beim Reizempfinden eine wichtige Rolle und tragen wesentlich zum Orgasmus bei. Deren Blutgefäße schwellen auf das Zwei- bis Dreifache an, weichen auseinander und legen die Vagina frei. Am Eingang und ein paar Zentimeter hinein ist die Scheide grundsätzlich sehr berührungs- und reibungsempfindlich. Weiter innen in der Scheide befinden sich dagegen unterschiedlichste Druckrezeptoren. Darum ist es für viele Frauen erregender, wenn die Scheidenwand nicht nur durch Rein-raus-Bewegungen, sondern auch durch kreisende Bewegungen, durch Massieren und Druck stimuliert wird, vor allem an den Seiten und an der Vorderwand im Bereich der Harnröhre, wo sich die G-Zone befindet. Diese Stimulation bekommt die Frau nicht nur durch die Bewegungen des Mannes, sondern sie erreicht sie auch, indem sie das Becken selbst kreist. Und vor allem, indem sie den Penis bewusst mithilfe des Beckenbodens und den Vaginawänden umfasst, über ihre G-Zone gleiten lässt und ihn bewusst wieder hinausbegleitet.

Vor allem das Hinausbegleiten bringt viel Empfindung, weil dann der Beckenboden ganz gelöst wird. Aber auch die loslassende Bewegung, wenn der Penis eindringt, und das Umfassen des Penis mithilfe der Beckenbodenmuskeln beim Herausgleiten gibt ein tolles Gefühl. In der Vorstellung öffnet man sich während der gesamten sexuellen Begegnung und vor allem beim Orgasmus nach außen (auch mit den Gefühlen) und zieht sich nicht nach innen zurück – als wollte die Frau mit ihrer Lust ihren Mann und sich selbst ganz einhüllen.

SICH SPÜREN MIT ALLEN SINNEN

> »Zärtlichkeit ist ein Ausströmen der Seele in Augen, Hände, Arme, Mund und in das Lächeln des Gesichts.«[80]
>
> *Jörg Zink*

Nicht die Technik, nicht die Stellung, nicht Perfektion machen den besten Sex. Technik zu beherrschen und zu wissen, wie man den anderen mit seinen Händen, seinem Mund, seinem Körper beglücken kann, ist wichtig. Aber noch wichtiger ist das Gefühl für Erotik und Sinnlichkeit. Das ist die wahre Kunst des Sex: Mich und den anderen erfahren mit meinem ganzen Körper. Genießen können und mit allen Sinnen wahrnehmen – schauen, hören, bewegen, berühren, schmecken und riechen. Mit dem ganzen Körper den anderen und mich selbst entdecken wie ein unbekanntes Land. Der Atem macht das möglich. Mein Atem fühlt Sinnlichkeit und Erotik. Im Atmen verbinde ich meine Gefühle mit meinen Genitalien, mein Empfinden und meine Erregung mit meinem Denken, meinen Kopf mit dem Körper, mein Herz mit meinem Liebespartner. Im Atmen erlebe ich beide Körper, den eigenen und den des anderen. Stufe um Stufe erklimmen wir behutsam und achtsam die Höhe des gemeinsamen Liebesrausches. Tief und hörbar. Jeder genießt für sich mit seinem ganzen Körper. Spürt sich selbst und spürt gleichzeitig den anderen. Berührt, um gleichzeitig berührt zu werden. Je aufmerksamer wir uns unseren Sinnen widmen, desto offener und freudvoller wird unsere Lust. Sexualität ist Kreativität, immer wieder neu, immer wieder überwältigend. Wir lassen uns darauf ein, lassen uns Zeit und sind aufmerksam. Genießen jeden Augenblick und zelebrieren das Liebesspiel.

Sich auf alle Sinne einzulassen, bedeutet für einige Männer, rücksichtsvoller zu werden. Nicht zielstrebig auf den Höhepunkt zuzusteuern. Und für viele Frauen bedeutet es, in Bewegung zu kommen. Schon mehr als eine Frau sagte mir in der Beratung verschämt: »Ehrlich gesagt bin ich jahrelang wie ein Brett dagelegen.« Schmecken und riechen ist für einige ebenfalls eine Hürde. Nicht nur, aber vor allem für Frauen. Sie mögen ihr eigenes Geschlechtsteil nicht riechen oder schmecken, wenn der Mann sie abwechselnd unten und oben küsst. Das Gleiche gilt für das Genital des Mannes. Es gibt einige Menschen, die Zeit brauchen, um den Ekel im Kopf zu überwinden. Aber über die Erfahrung der Sinnlichkeit mit dem Körper werden sie es schaffen, indem sie erst tun, was sie mögen, und sich danach immer weiter leiten lassen.

Liebesspiel bedeutet, sich selbst Lust nehmen und sich darin erfahren. Tun, was man tun will oder was sich mit der Zeit ergibt. Sich verwöhnen lassen und selbst verwöhnen. Streicheln, massieren, berühren, unzählige bekannte und unbekannte Stellen küssen. Sich erfahren mit der Haut, mit den Händen, den Lippen, dem ganzen Körper. Spüren mit den Armen, den Beinen, mit der Wange, sich schmiegen an den Partner, mit dem Po, dem Bauch, der Brust, und ihn ganz fühlen. Erogene Zonen finden, den ganzen Körper entdecken und die Lust und wo sie entsteht – den Penis, die Vulva und die Vagina. Einander entdecken und entdeckt werden. Sich neugierig beschauen und mit dem Liebespartner in einem Tanz voll Freude und Hingabe bleiben. Denn Geben und Nehmen macht die gleiche Freude. Und irgendwann kommt ein Orgasmus ganz von allein.

WIE MAN RICHTIG GUT BERÜHRT

Handballett

Sanftes Berühren

Mit minimalem Druck der Fingerspitzen, der flachen Hand oder auch einem Körperteil (Unterarm, Gesicht, Brustwarzen, Lippen ...) über die Haut fahren.

Streicheln

Mit wenig Muskelkraft mit der ganzen Handfläche über den Körper des anderen streichen, ihn »umhüllen« und so Wärme vermitteln.

Streichen mit dem Handrücken

Der Handrücken verändert die Wahrnehmung auch beim Berührenden, weil er im Gegensatz zur Handfläche nicht »zupackend« und sensibler spürt.

Palpieren

Die ganze Hand mit Nachdruck auf die Haut legen und die oberste Muskelschicht leicht zusammenpressen – dann wieder loslassen und mit der Hand ein wenig weiterrutschen, wieder pressen – loslassen – weiterwandern – pressen – loslassen ... auf diese Weise über den Körper wandern.

Abklopfen

Beide Hände flach und parallel auf den Körper legen. Nun gleichzeitig mit beiden Händen den Körper von Kopf bis Fuß abklopfen.

Vibrieren

Die flachen Hände auf verschiedene Stellen am Körper legen oder beide Hände nebeneinander. Nun vibriere mit den Händen, ohne dich von der Stelle zu bewegen. Stellen wechseln.

Massieren

Kneten von tiefer liegendem Gewebe und Muskulatur. Zum Beispiel vermittelt festeres Zupacken an Schultern, Rücken, Taille, Hüfte oder Pobacken intensivere Gefühle.

Stress aus dem Körper ziehen

Mit allen zehn Fingern in die Haare fassen, ganz am Haaransatz die Haare festhalten und vom Kopf wegziehen. Variante: Haare am Haaransatz festhalten und so den Kopf hin- und herbewegen.

Sehnen und Begehren wecken

Berührungen andeuten mit einigen Millimetern Distanz – das weckt das Bedürfnis zu berühren und beim anderen das Bedürfnis, berührt zu werden.

Berühren mit ganzem Körpereinsatz

Aus dem Vollen schöpfen: Es gibt keinen Körperteil, der sich nicht zum Berühren eignet oder nicht berührt werden könnte.

Mitbewegen – Aktiv berührt werden

Berührungen werden intensiver und genussvoller, wenn der Berührte sich aktiv in die berührende Hand des anderen hineinbewegt mit der Bewegung des ganzen Körpers und der Atmung. Verstärkt wird der Genuss, wenn man seine eigene Hand auf die berührende Hand legt, mit dieser mitgeht oder sie aktiv über den Körper führt.

Anschauen und erregt werden

Das Erleben von Erregung wird noch gesteigert, wenn wir mit dem Blick die berührende Hand verfolgen, uns ansehen und die Hände als zusätzliche Augen betrachten.

KÜSSEN – EINE VERLORENE KUNST

> »Er küsse mich mit Küssen seines Mundes, denn deine Liebe ist köstlicher als Wein.«
>
> *Hohes Lied 1,2*

»Man findet regalweise Bücher über Sexualpraktiken, Pornografie, Fetischismus, Sadomasochismus – und fast nichts über das Küssen. Als wäre das Küssen das letzte Geheimnis zwischen den Menschen«, so der Philosoph Alexandre Lacroix, der über das Küssen ein Buch[81] geschrieben hat. Und er fährt fort, Küssen sei zutiefst freiwillig und der reine Liebesbeweis, weil es überhaupt keine biologische Notwendigkeit gebe für den Kuss. »Aber der Kuss ist das Erste, was wegfällt, wenn die Beziehung den Bach runtergeht. (...) Es gibt zwar keine Studie oder Erhebung darüber, dennoch sind sich die Therapeuten einig, dass das Kussverhalten eines Paares widerspiegelt, in welchem Zustand sich die Beziehung befindet.«[82]

Das Küssen ist die wohl sinnlichste Berührung, die es gibt. Mit Küssen wird Sex intimer, sind die Gefühle viel intensiver. Beim Küssen drücken wir unmittelbar und ohne Worte unsere Empfindungen aus, sanft oder heftig, fordernd oder hingebungsvoll. Doch manchmal können sich Paare kaum erinnern, wann sie sich das letzte Mal richtig lange und heiß, intensiv und verführerisch geküsst haben. Irgendwie scheint die Sehnsucht nach Küssen und Schmusen auf der Strecke geblieben zu sein. Sogar beim Sex wird offenbar nicht mehr geküsst, zumindest erzählen mir das die Paare, die zu mir in die Beratung kommen. Und irgendwo las ich: im Durchschnitt höchstens noch 30 Sekunden. Was ist denn da passiert?

Es ist ein Paradox unserer Zeit. Die aufregende Phase der Erotik vor dem eigentlichen Sex erleben heute nicht mehr viele Menschen in ihren Beziehungen. Die einen nicht, weil sie sofort Sex haben, die anderen, weil sie aus der Beziehung zu Anfang die Erotik verbannen, zu der Küssen und Schmusen gehören. Dadurch bringen sich beide Gruppen um entscheidende Finessen der Erotik. Wir sollten einen Menschen gerne küssen, bevor wir mit ihm Sex haben. Küssen ist die beste Voraussetzung, dass wir gerne Sex haben. Küssen kann uns zeigen, ob wir im Bett zusammenpassen.

Küssen verbindet unsere Gefühle mit den Genitalien. Verbindet oben und unten. Küssen intensiviert das Empfinden unten und die Gefühle oben. Küssen, Schmusen und zärtliche Berührungen sind nicht einfach der Auftakt oder ein Teil des Vorspiels zum Sexualakt. Küsse und Berührungen sind eine eigene Form der Erotik und eröffnen die unterschiedlichsten, reichsten sensorischen Erlebniswelten von Sexualität. Wenn wir tiefe Gefühle füreinander empfinden, werden Berühren und Küssen zu einem intensiven sinnlichen Erlebnis. Oder umgekehrt – das sinnliche Erleben von intensivem Berühren und Küssen lässt uns tiefe Gefühle füreinander empfinden. Vom Küssen des Mundes ausgehend finden wir viele Körperstellen, die sich küssend berühren und erforschen lassen. Es ist etwas sehr Erotisches, den ganzen Körper des Partners zu entdecken, Zentimeter für Zentimeter. Im Sex landen wir mit den Gedanken und Händen viel zu schnell bei den Genitalien. Beim »Südpol«, wie es der Sexologe Jean-Yves Desjardins nennt. Er plädiert dafür, erst den »Nordpol« zu entdecken, im Nordpol die Lust auf den Südpol zu wecken. Nord- und Südpol sind so vernetzt miteinander, dass Küssen und Berühren oben die Erregung unten wecken und die Genitalregion darauf intensiv reagiert mit mehr Blutfluss, Wärme und Kribbeln. Doch was tun, wenn wir unsere Küsserei nicht schön, angenehm und erregend finden? Paar- und Sexualtherapeut Arthur Domig sagt: »Es ist schwieriger, jemandem den Zungenkuss beizubringen als den Geschlechtsverkehr.«[83] Doch es lohnt sich, denn es gehört zu einem ganzheitlichen Lieben dazu.

> »Wabenhonig träufeln deine Lippen, meine Braut, Honig und Milch ist unter deiner Zunge.«
>
> *Hohes Lied 4,11*

EROTISCHE FÄHIGKEITEN

Lust auf die Begegnung mit meinem eigenen Geschlechtsorgan und dem meines Liebespartners zu haben bedeutet, mich und den anderen erotisieren zu können. Das heißt, ich kann durch vielfältige sinnliche Reize in mir und im anderen sinnliches Verlangen wecken. Dafür muss ich vor allem erst mein eigenes Genital mögen und erregend finden. Das des anderen kann ich erst erotisieren, wenn ich mein eigenes Genital erotisiert habe. Ich muss mich für die Vulva, die Vagina oder den Penis interessieren. Für ihre Beschaffenheit, ihre Gerüche, Flüssigkeiten und den Geschmack. Ich muss mich auf eine Erotik aus Fleisch und Blut einlassen. Die Anregungen aus diesem Kapitel eignen sich sowohl für die eigene Erotisierung als auch für die des Liebespartners.

MIT GENUSS ZUM ORGASMUS

Den meisten Menschen ist nicht bewusst, dass sexuelles Begehren und Spaß am Sex lernbar sind. Das Ziel aller folgenden Ausführungen und Übungen ist es, erotische Fähigkeiten zu entwickeln und neue Gewohnheiten im Alltag zu verankern. Zu zeigen, wie wir einander abwechslungsreich stimulieren können und angenehme Gefühle im eigenen Körper achtsam wahrnehmen. Beckenbewegungen helfen, die eigene Erregung zu steigern und den Partner besser zu spüren. Mann und Frau können mit diesen Anleitungen ihren Orgasmus verstärken, verändern und intensiver erleben. Die Übungen fördern das sexuelle Selbstvertrauen und unterstützen die Fähigkeit zum Orgasmus, zur Erektion und zur erotischen Begegnung in der Partnerschaft. Ganz nebenbei verändern sich auch das Körperempfinden im Alltag und die Beziehung zum Mann- und Frausein, wenn man die erotischen Fähigkeiten entwickelt.

DIE GENUSSFREUDIGE 15-MINUTEN-ÜBUNG FÜR *SIE*

Bevor es ums konkrete Liebesspiel geht, stelle ich euch eine ganz spezielle Übung vor. Das Außergewöhnliche daran ist – nur die Frau wird stimuliert. Der Mann versucht, in dieser Zeit wahrzunehmen, was bei ihr und bei ihm passiert. In dieser Übung finden beide in der Ruhe zu sich selbst und zum anderen. Dabei geht es nicht darum, den Höhepunkt zu erreichen, sondern miteinander über den Körper in Verbindung zu kommen.

Ich berate viele Paare, bei denen die Frau Schmerzen beim Geschlechtsverkehr hat. Meistens gibt es dafür keine medizinische Erklärung. In der Folge findet der Verkehr ganz selten oder überhaupt nicht statt. Diese Paare sind überglücklich über diese Wahrnehmungsübung. Erfahrungsgemäß mögen beide sie. Sie verändert über die Zeit nachhaltig die Liebespraxis und lässt den Schmerz immer weniger werden. Das ist gut nachvollziehbar, denn die Hauptursache von Schmerzen oder mangelndem Lustempfinden ist eine hohe Anspannung im Körper und in der Geschlechtsregion, derer sich viele Frauen gar nicht bewusst sind.

Diese Übung bringt beiden Partnern Entspannung und Lust auf Lust. Doch es empfiehlt sich, die Übung vorerst ganz vom Geschlechtsverkehr zu trennen. Und man sollte die Übung regelmäßig praktizieren. Dadurch lernt der Körper, über einen meditativen Zustand zu entspannen und zu genießen. Diese Übung verbindet die Partner, gibt ihnen gegenseitige Annahme und schenkt Kraft und Vitalität. Sie hilft auch Frauen, die unter dem Druck stehen, immer etwas zu müssen, im Sex oder überhaupt. Für diese Übung müssen sie gar nichts. Nur geschehen lassen.

DIE ÜBUNG – SO GEHT'S

Richtet euch ein Nest ein auf dem Boden, mit einer weichen, aber stabilen Unterlage, mit Kissen für Kopf, Knie und Seiten und ein Handtuch für die Mitte. Weiter braucht ihr eine Uhr und ein Gleitmittel oder beispielsweise Kokosöl. Er bleibt angezogen, sie entkleidet ihren Unterleib und legt sich hin. Danach klappt sie die aufgestellten Beine nach außen und stützt ihr linkes Knie mit einem Kissen. Wenn sie bequem liegt, setzt er sich an ihrer rechten Seite auf ein Sitzkissen. Sie legt ihr rechtes Bein über seinen rechten Oberschenkel. Macht es euch nun mit Kissen und Decken so bequem wie möglich. Stellt den Timer der Uhr auf 15 Minuten, damit ihr euch ganz auf die Situation einlassen könnt.

Vielleicht wollt ihr dabei ruhig sein oder über eure Empfindungen sprechen oder kleine Anweisungen geben. Auch die Körpersprache ist ein wichtiges Kommunikationsmittel. Wenn die Erregungskurve bei der Frau steigt, kann sie dies sehr gut durch Beckenbewegungen oder Erregungslaute mitteilen.

- Zum Aufwärmen und Kontaktaufnehmen palpiert er zuerst ihre Beine.
- Dann lässt er beide Hände auf ihrer Vulva ruhen, bis er Wärme spürt.
- Danach legt er den Daumen der rechten Hand an den unteren Rand des Vagina-Eingangs und lässt ihn dort ruhen. Die übrigen Finger legen sich unter das Steißbein.
- Nun nimmt er Gleitcreme auf die linke Zeigefingerkuppe und fährt damit entlang der inneren Scheidenlippen hinauf bis zur oberen linken Seite der Klitoris (von ihr aus gesehen). Diese Stelle leicht berühren, so, wie man ein Augenlid berühren würde. Dann die Fingerkuppe in einer kleinen Bewegung stetig auf- und abbewegen, auf-ab, auf-ab, auf-ab, eine Auf-ab-Bewegung pro Sekunde. Liebkosend auf und ab streichen, ohne den Finger von der Stelle wegzuheben, mit Fokus auf der Hochbewegung.
- Und nun gebt euch euren Empfindungen hin – 15 Minuten lang. Die einzige Aufgabe der Frau ist es, sich zu entspannen und sich ganz auf sich und ihre Körperreaktionen zu konzentrieren. Ruhig und tief atmen. Die Aufmerksamkeit und Zuwendung von ihm und die Wahrnehmung ihrer eigenen Empfindungen und Gefühle ermöglichen ihr, sich vollkommen zu öffnen, sich hinzugeben und die sexuelle Energie bewusst zu spüren. Sie kann einen Orgasmus erreichen oder einfach nur die Erregung spüren. Es gibt kein Ziel, kein Richtig und kein Falsch.
- Wenn der Timer klingelt, lässt er für einen Moment die flachen Hände auf der Vulva liegen und presst leicht dagegen.
- Jetzt dürft ihr miteinander austauschen, was ihr in den 15 Minuten erlebt und gespürt habt. Teilt euch eure Gefühle und Empfindungen mit, und welche Beobachtungen ihr in eurem Körper und im Körper des anderen machen konntet.

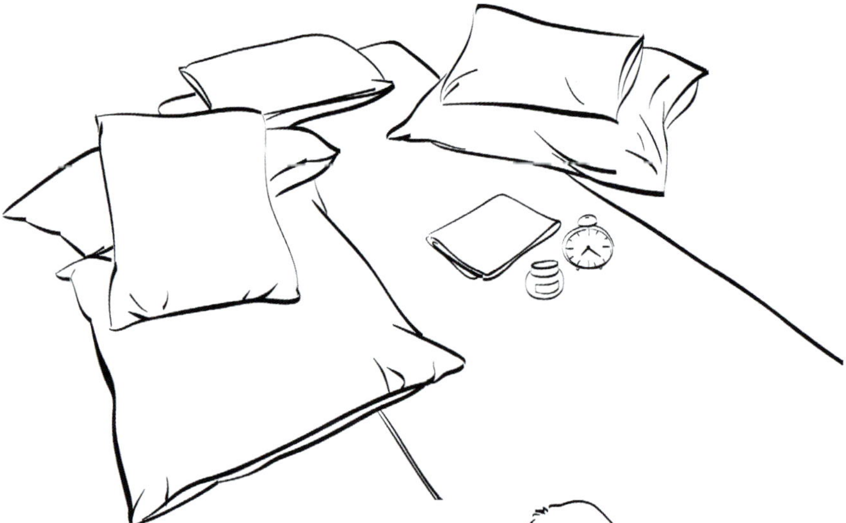

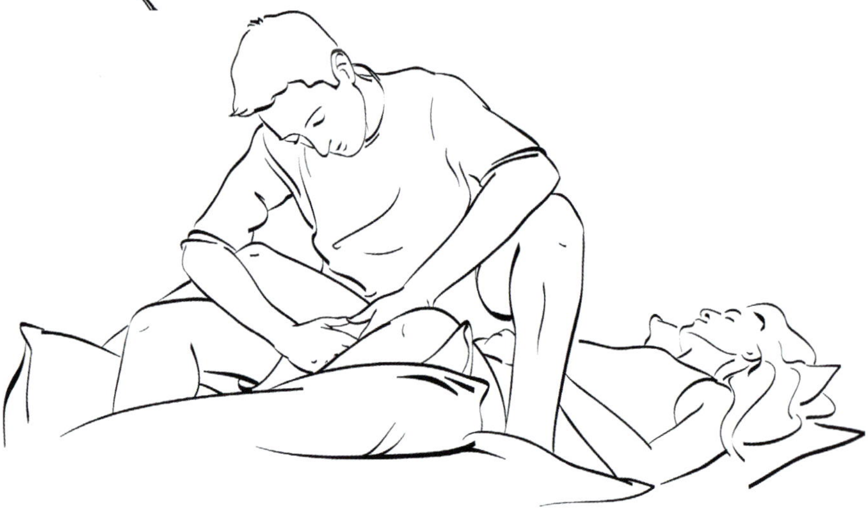

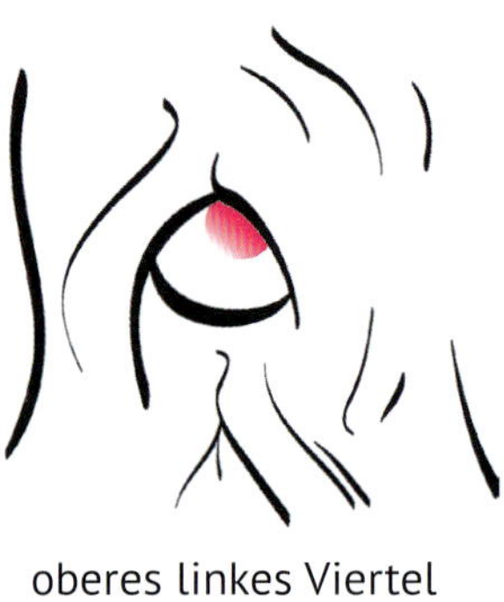

oberes linkes Viertel

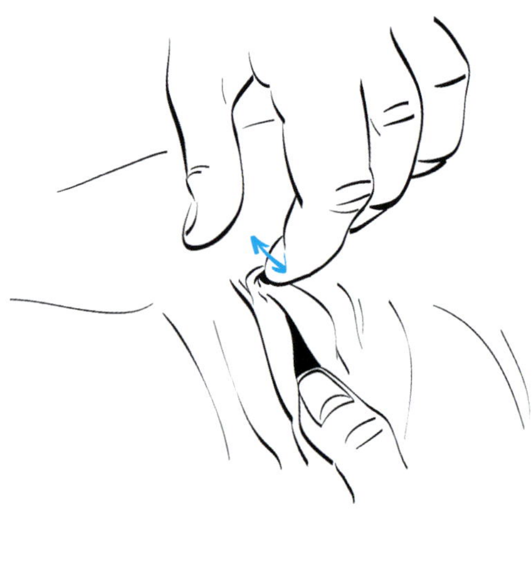

Diese Paar-Übung ist das Pendant zur Klitorisstimulation im Kapitel »Bewusste Selbstliebe«. Genau wie Männer haben auch viele Frauen einen mechanisch reibenden Erregungsmodus mit hoher Körperspannung, oft sogar auf dem Bauch liegend. Das macht es schwierig, zusammen mit dem Partner genügend Erregung hinzubekommen für einen Höhepunkt. Mit der Übung lernt die Frau eine »leise« Erregungssteigerung in einer konstanten Bewegung. Das kommt Frauen im Hinblick darauf, wie sie zu einem Höhepunkt gelangen, entgegen. Obwohl die Berührung außen ist, bereitet sie das Innere auf mehr Empfindung vor. So nimmt die Frau im Laufe der 15 Minuten wahr, wie ihr Geschlechtsteil anschwillt, feucht wird, sich öffnet und bereit und empfindsam wird für Berührungen am Vagina-Eingang und in der Vagina drin.

DAS BRINGT ES

Männer haben meist weniger Probleme, einen Orgasmus zu erreichen. Frauen fühlen und denken anders als Männer und benötigen andere Voraussetzungen, um einen befriedigenden Orgasmus zu erleben. Diese Übung hat deshalb ganz bewusst den Fokus auf dem weiblichen Orgasmus. Sie bringt nicht einfach nur einen besseren Bezug zu den Genitalien, sondern auch ein bewussteres Körper- und Lebensgefühl. Die Frau fühlt sich dadurch wohler in ihrem Körper und entwickelt die Fähigkeit zu fühlen. Sie schämt sich nicht mehr für ihre Sexualität und überwindet negatives Denken und Angst. Sie wird wissen, was sie will und wie und wo sie berührt werden möchte.

Der Mann hat selbstverständlich auch etwas davon. Zum Beispiel eine Frau, die sexuell selbstsicher ist und mehr Sex will. Der Mann erlernt zudem eine Technik, die seine Frau mit größter Wahrscheinlichkeit zum Orgasmus bringt und sie sexuelle Befriedigung erleben lässt. In der Folge entstehen mehr Intimität und Verbundenheit. Die Übung verbessert die Beziehung und baut sein Selbstvertrauen als Partner auf. Er lernt dadurch, im Sex spielerisch zu sein, zu verführen, und wird eher aktiv. Ganz praktisch hilft ihm die Übung, nicht zu früh zu kommen, denn das ist eine Kopfsache.

DIE GENUSSFREUDIGE 15-MINUTEN-ÜBUNG FÜR *IHN*

Aber es gibt auch eine Technik für ihn! Richtet euch ein gemütliches Nest ein wie oben, die Rollen sind nun vertauscht. Die Frau verteilt Gleitmittel zwischen ihren Händen. Dann umfasst sie mit der rechten Hand seine Hoden so, dass sie sanft in ihrer Hand ruhen. Das hilft dem Mann, sich aufgehoben und geerdet zu fühlen. Jetzt umfasst sie mit der anderen Hand seinen Penisschaft und verteilt darauf das Gleitmittel. Dann fasst sie von oben her mit ihren Fingern über die Eichel den Schaft des Penis unterhalb des Eichelrings (die Handfläche bildet eine »Kappe« über der Eichel) und beginnt mit langsamen und sanften streichelnden Bewegungen etwa 3 Zentimeter rauf- und runterzufahren.

Der Mann gibt ihr Feedback, ob sie fester oder sanfter, länger oder kürzer streichen soll, und zeigt oder sagt ihr, wenn sie kurz vor dem »Point of no return« eine Pause machen soll. Der Mann kann mit dem Auf- und Absteigen der Erregung spielen und genießt deren Ausbreitung im gesamten Körper, wenn er die Ejakulation zurückhält. Wenn er vor Ablauf der 15 Minuten zum Höhepunkt kommt, sagt er ihr, ob sie mit der Stimulation fortfahren soll oder nicht. Zum Ruhigwerden umfasst sie mit beiden Händen den Penisschaft mit bestimmtem Griff. Anschließend sprecht über eure Empfindungen.

AUSGEDEHNTER ORGASMUS

Diese Übung ist für Männer und Frauen, die lernen wollen, den Weg zum Orgasmus auszudehnen, damit der Weg dahin mindestens so lustvoll wird wie der Orgasmus selbst. Es ist ebenfalls eine gute Übung für Frauen und Männer, die zu schnell kommen.

Den Orgasmus auszudehnen und zu verlängern ist eine Art Meditation. Als Vorbereitung atmet man zwei Minuten (oder zwölfmal) vier Sekunden durch die Nase ein, dann sechs Sekunden durch den Mund wieder aus. Lass während des Atmens die Gedanken schweifen, ohne zu versuchen, sie anzuhalten. Lass sie vorüberziehen und lenke die

Aufmerksamkeit auf den Atem. Im bewussten Atmen üben wir die Fähigkeit, die abschweifenden Gedanken zu bemerken und die Aufmerksamkeit auf die Atmung zurückzuführen. Diese Atemübung sollten wir täglich üben, bis es uns gelingt, die Aufmerksamkeit während der gesamten zwei Minuten beim Atmen zu behalten.

Wenn du den ausgedehnten Orgasmus allein oder mit deinem Partner ausprobieren willst, schaffe dir eine schöne Umgebung mit viel Zeit. Mindestens eine halbe Stunde, eine Stunde oder vielleicht sogar mehr.[84]

- Beginne damit, zwei Minuten bewusst zu atmen. Für die Frau: Wenn du nicht so leicht in Erregung kommst, gönne dir 15 Minuten Zeit für die Klitoris-Massage. Danach gehe zu weiteren sinnlichen Berührungen in der Geschlechtsregion über.
- Nun stelle dir die Erregung auf einer Skala von 0 bis 10 vor. 0 bedeutet keine Erregung, 10 ist der Orgasmus. Lass die Erregung bis 5 ansteigen, was dich schon ziemlich interessiert und antörnt. Dann kehre zurück zu 1 und lass die Anspannung der Muskeln zurückgehen.
- Beim nächsten Mal lässt du die Erregung ansteigen bis 6 und wieder zurückfallen auf 2. Lass die Gedanken schweifen und ziehen. Setze keine erregenden Fantasien ein, sondern konzentriere dich ganz auf deine Körperwahrnehmungen. Vergiss nicht zu atmen.
- Lass die Erregung wieder steigen bis 7 und zurückfallen auf 3. Das ist schon ziemlich erregend. Vielleicht möchte der Körper jetzt ganz nach oben fahren. Also nimm den Fuß vom Gaspedal, indem du die Muskeln entspannst, die Hand ruhen lässt und tief atmest und die Erregung sanft abebben lässt.
- Dann gehe rauf auf 8 und runter auf 4, rauf auf 9 und runter auf 5. Bei 9 ist der Körper schon sehr in Fahrt und möchte auf den Höhepunkt zusteuern. Versuche trotzdem, die Bauch-, Po- und Oberschenkelmuskeln zu entspannen, um die Erregung abflachen zu lassen. Vielleicht reagiert der Körper bereits mit leichten Zuckungen oder einem Kribbeln, das sich über den ganzen Körper ausbreitet. Lass es geschehen und genieße es.
- Schnelle Orgasmen bleiben meistens auf die Genitalien konzentriert, langsame Orgasmen breiten sich im ganzen Körper aus. Wollen die Gedanken abschweifen, hol die Aufmerksamkeit zurück zu den Empfindungen des Körpers.

- Dann versuche, auf 9½ zu gehen und wieder runter auf 6. 9½ fühlt sich wie ein schmerzliches und zugleich schönes Aufgewühltsein an, kurz vor dem Orgasmus. Diesen Punkt zu halten, muss man üben. Wenn es darüber geht, freu dich am Orgasmus. Wenn du es schaffst, geh runter auf 6, wieder rauf auf 9½, runter auf 7, wieder auf 9½, runter auf 8, wieder auf 9½. Löse dabei immer wieder die Spannung in Bauch, Po und Oberschenkeln auf, weil du sonst vermutlich kommst. Während der Entspannung breitet sich die Erregung über den ganzen Körper aus.
- Nun schwebst du ständig nahe am Orgasmus, zwischen 9 und 9½. In diesem Bereich die sexuelle Spannung zu halten – nahe am Höhepunkt –, das ist ein ausgedehnter Orgasmus. In diesem Zustand der Balance kann man je nach Übung so lange bleiben, wie es der Körper aushält und die Aufmerksamkeit bei den körperlichen Empfindungen bleiben. Überschreitet die Erregung den Scheitelpunkt, wirst du loslassen, unterschreitet die Spannung den Scheitelpunkt, fällt die Erregung ab. Je länger dieses Geschehen anhält, desto tiefere Gefühle sind möglich. Auf jeden Fall wird es viel Lust bringen.

UNBEGRENZTE STIMULATIONSVARIATIONEN

Lust bereiten beginnt mit den Händen. Mit den Händen kann ich den anderen in seiner Lust »begreifen«. Ich lerne mit den Händen zu verstehen, was der Liebespartner mag, wie sein Begehren funktioniert, welche Berührungen die Lust auslösen. Aus den erotischen Fähigkeiten mit der Hand leiten wir dann ein Stimulationsrepertoire ab für sämtliche Berührungen der erotischen Zonen. Was mit den Händen gelernt ist, ist für den Mund danach ein Kinderspiel.

Sich verwöhnenden Händen hinzugeben ist köstlich. Wollen wir uns nicht mit beiden Händen verwöhnen, sondern einander nahe sein, umfassen wir und lassen uns umfassen wie der Liebhaber seine Sulamith: »Seine Linke liegt unter meinem Kopf, und seine Rechte umfasst mich« (Hohes Lied 2,6). In dieser Haltung sind wir uns nahe und haben beide eine Hand frei, mit der wir den anderen liebkosen oder stimulieren können.

SIE EROTISCH VERWÖHNEN

»Und dann wäre ich umwerfend. Ich wüsste genau, was es braucht, um eine Frau zu befriedigen, wo meine Finger hin gehörten, meine Zunge ... Denken Sie an Geigenspieler. Was die mit ihren Fingern tun können ... Ich würde so viel Lust aus der Befriedigung der anderen Person ziehen, dass ich wahrscheinlich gar nicht mehr in sie eindringen müsste ... Aber wenn ich eindränge, wäre das explosiv.«[85]

Benedict Cumberbatch

EROTISCHE FINGERFERTIGKEIT

Die Anregungen zur erotischen Stimulation in diesem und den drei folgenden Abschnitten basieren auf dem inspirierenden erotischen Know-how der Sexologin Monika Büchner.[86]

Der Auftakt jeder erotischen Verwöhnung ist ein »Warm-up«. Dazu gehören eine Umgebung zum Wohlfühlen und angenehme Pflegeprodukte und Gleitmittel. Wenn ihr es euch bequem gemacht habt, reibe dir die Hände schön warm. Dann lege erst mal die eine Hand auf ihren Bauch, die andere auf ihren Brustkorb, ganz ruhig. Wenn ihr beide zur Ruhe gekommen seid, dann lege beide Hände auf den Unterbauch deiner Liebsten und lasse sie da ruhen. Kreise mit flachen Händen über den Bauch, bis du sehen kannst, dass sie gelöst ist.

Mit den Fingerkuppen kannst du den Venushügel und die Innenseite der Oberschenkel abklopfen. Lege eine Hand auf den Venushügel und klopfe mit der anderen Schamlippen und Klitoris ab. Frage nach, wie fest es sein darf.

Versucht beide, ruhig und tief zu atmen. Lege eine Hand auf den Vagina-Eingang, die andere aufs Herz. Vibriere mit den flachen Händen, indem du mit ihnen »zitterst«. Die eine Hand bleibt auf dem Vagina-Eingang, mit der anderen vibrierst du Schritt für Schritt hinunter, bis beide Hände auf dem Venushügel liegen. Streiche mit beiden Händen über die Schultern, die Brüste, den Bauch, die Schenkel hinunter bis zu den Zehen. Palpiere die Innenseiten der Oberschenkel.

Lege eine Hand auf den Venushügel, die andere auf die Scheidenlippen. Kreise abwechselnd mit Druck der Handwurzel, sodass der Unterleib sich löst und der Körper leicht mitschwingt. Nun nimm das Gleitmittel.

Wenn die Erregung zu stark wird, streiche ab und zu mit den flachen Händen von den Schultern über die Brüste, den Bauch die Beine hinunter und die Innenseite der Oberschenkel.

- Nimm eine der beiden äußeren Scheidenlippen zwischen Daumen und Zeigefinger beider Hände. Massiere sie nun von oben nach unten und von innen nach außen. Und nun die andere Scheidenlippe genauso. Dasselbe machst du nun abwechselnd mit den inneren Scheidenlippen. Ziehe sie sanft heraus und massiere sie. Frage nach, ob die Stärke der Berührung angenehm ist.
- Nimm genug Gleitmittel und lege einen Zeigefinger zwischen innere und äußere Scheidenlippen. Kreise mit leichtem Druck um die inneren Scheidenlippen herum, umkreise die Klitoris und den Scheideneingang.
- Lege die inneren Scheidenlippen so zwischen deine Zeigefinger, dass die Fingerspitzen von der Vulva wegzeigen. Reibe mit den Fingerspitzen die Scheidenlippen aneinander wie beim Feuermachen.
- Greife alle Scheidenlippen oder abwechselnd nur die inneren Scheidenlippen mit Daumen und zwei oder drei Fingern und reibe sie leicht zwischen den Fingern. Variante: Fasse die Scheidenlippen mit Daumen und Fingern und penetriere so leicht den Vagina-Eingang.
- Greife alle Scheidenlippen mit einer Hand. Massiere sie, indem du Fingerspitzen, Handballen und Daumen gegeneinander bewegst. Greife alle Scheidenlippen mit einer Hand zwischen Handballen und Fingerspitzen und gleite an ihnen hinauf und hinunter.
- Lege den Zeigefinger neben der Klitoris auf 1 Uhr und vibriere mit Druck der Fingerkuppe. Dann vibriere im Uhrzeigersinn rund um die Klitoris. Bei ein Uhr mögen es die meisten Frauen am liebsten (siehe Klitorismassage unter »Therapeutische Selbststimulation«).
- Ertaste die Klitoris behutsam. Fühlst du den Stamm zwischen Daumen und Zeigefinger? Ist er schon erigiert? Erfasse ihn mit den gekrümmten Knöcheln von Zeige- und Mittelfinger und gleite daran sanft hoch und runter.
- Lege Zeige- und Mittelfinger auf die Klitoris und kreise darauf.

Bleibe drauf und vibriere mit leichtem Druck der Fingerkuppen. Wechsle ab zwischen kreisen und vibrieren.

IN DER VAGINA MASSIEREN

Streiche mit den flachen Händen über Schulter, Brust und Beine hinunter bis zu den Zehen. Beuge dich nach vorne, lege die Unterarme seitlich an ihren Körper und halte sie. Nun bewege deine Arme sanft schaukelnd und wiege sie sanft.

Eine Hand liegt auf dem Venushügel, zwei Finger der anderen Hand kreisen um den Vagina-Eingang. Nimm mehr Gleitmittel, falls nötig. Stelle dir vor, deine Fingerspitzen hätten Augen. Gleite mit einem Finger behutsam hinein und fühle die warmen Innenwände und ertaste die Welt, die sich dir öffnet. Mit der anderen Hand streiche über Brüste, Bauch und Oberschenkel. Oder lege dich neben sie und umfange sie mit dem einen Arm, mit der anderen Hand stimulierst du sie.

- Lege Zeige- und Mittelfinger aneinander und kreise an den Scheidenwänden entlang in alle Himmelsrichtungen und ringsherum.
- Erforsche den G-Zonen-Bereich, eine raue Stelle Richtung Bauch, wenige Zentimeter hinter dem Vagina-Eingang. Drehe die Hand so, dass du deine Handfläche siehst. Massagevarianten: Kreise mit den Fingerkuppen; presse und lasse los; gleite mit Zickzackbewegungen; spiele mit Rein-raus-Bewegungen. Wechsle zwischen G-Zone und Klitoris ab.
- Deine Handfläche schaut nach oben. Dein Mittelfinger gleitet in die Vagina. Mit Zeige- und Ringfinger umschließt du die inneren Scheidenlippen. Gleite mit der Hand vor und zurück und stimuliere dabei Vagina und Scheidenlippen gleichzeitig. Der Handballen der anderen Hand kreist mit sanftem Druck auf der Klitoris.
- Deine Handfläche liegt auf den Scheidenlippen, der Daumen gleitet in die Vagina. Indem du nun mit deiner Hand mit leichtem Druck über die Scheidenlippen rauf- und runterfährst, gleitet der Daumen hinein und hinaus. Massiere gleichzeitig innen und außen. Die andere Hand streicht über den Körper. (Die Frau spielt mit Anspannen und Loslassen der Beckenbodenmuskeln und atmet ruhig und tief.)

- Gleite mit einem, zwei oder drei Fingern in die Vagina, indem du das Handgelenk drehst wie beim Entkorken einer Flasche. Gleite drehend hinein und drehend heraus. Die andere Hand liegt auf dem Venushügel.
- Gleite mit zwei Fingern hinein und heraus ohne Drehung. Werde schneller und penetriere. Zeige- und Mittelfinger der anderen Hand kreisen gleichzeitig auf der Klitoris.
- Gleite mit zwei Fingern hinein und reibe mit den beiden Fingerkuppen sehr schnell und sehr kräftig den G-Zone-Bereich. Höre auf ihren Atem und nimm ihre Beckenbewegung wahr. Mit der anderen Hand stimuliere die Klitoris. Wechsle zwischen den beiden Stimulationen ab.

Diese Stimulationen können äußerst intensiv sein. Deshalb frag nach, was deine Geliebte möchte, und achte darauf, was du wahrnimmst. Wenn sie zum Orgasmus kommt, ziehe langsam deine Finger aus der Vagina, lege deine Hand über die Vulva und halte sie. Decke sie zu und verweile.

IHN EROTISCH VERWÖHNEN

EROTISCHE MASSAGE

Richtet euch schön ein und haltet Gleitmittel bereit. Wenn ihr es euch bequem gemacht habt, reibe dir die Hände schön warm. Dann lege erst mal die eine Hand auf den Bauch deines Liebsten, die andere auf seinen Brustkorb, ganz ruhig. Wenn ihr beide zur Ruhe gekommen seid, dann berühre und »palpiere« mit beiden Händen seinen Körper. Das heißt, lege die ganze Hand mit Nachdruck auf die Haut und presse die Haut und die oberste Muskelschicht leicht zusammen. Danach lässt du wieder los und wanderst auf diese Weise weiter über den Körper. Beginn bei der Brust, dann fahre weiter über Schultern, Oberarme, den Oberkörper, die Beine bis zu den Zehen und dann zur Oberschenkelinnenseite. Anstelle von Palpieren kannst du die Hände an verschiedenen Stellen des Körpers auflegen und vibrieren, zum Beispiel eine Hand auf der Brust (beim Herzen), die andere auf dem Penis. Atmet beide dabei tief und ruhig. Lockere die Hüfte, indem du eine Hand auf dem Penis hältst, die andere liegt auf der Hüfte und schaukelt den Unterleib. Hand auf dem Penis und Seite wechseln. Beende die Berührungen, indem du beide Hände auf dem Penis ruhen lässt. Nimm ein Gleitmittel und verteile es in deinen Händen, auf Penis und Hoden.

Die folgenden Massagemöglichkeiten können sehr in Erregung und kurz vor den Orgasmus bringen. Um die Erregung sinken zu lassen, nimm die Hände vom Penis, lege sie auf die Schultern und streiche den Körper von da über die Brust zum Bauch aus. Streiche über die Arme, massiere die Innenseite der Oberschenkel und streiche hinunter zu den Füßen.

VERSCHIEDENE MÖGLICHKEITEN, DEN PENIS ZU BERÜHREN, ZU MASSIEREN UND ZU STIMULIEREN

- Wohlfühlmassage: Erotisch berühren, einfach zur Entspannung: Von hinten unten über den Damm nach vorne über den Penis zum Bauch streichen.
- Weicher Penis: Der Penis liegt auf dem Bauch. Die eine Hand hält die Vorhaut an der Wurzel fest. Der Handballen der anderen Hand gleitet kreisend über Penis und Eichel und massiert gleichzeitig den Bauch.
- Weicher oder halb erigierter Penis: Halte den Penis mit der einen Hand. Mit der anderen Hand umfasst du den Penis und drückst ihn so fest, wie er es gerne hat. Loslassen und wieder drücken und von der Peniswurzel her bis nach oben zur Spitze hin so den Penis massieren (palpieren). Erst die Unter- und Oberseite, danach die Seiten.
- Weicher oder halb erigierter Penis: Stelle dir vor, der Penis ist wie der Zeiger einer Uhr. Er liegt bei 12 Uhr Richtung Bauchnabel auf dem Bauch. Gleite mit der anderen Handfläche von der Wurzel bis zur Spitze über den Penis hinweg und streiche ihn aus. Mach das nun in verschiedene »Zeit«-Richtungen von 8 über 12 bis 4. Bei 5, 6 und 7 ist es nur möglich, wenn der Penis nicht erigiert und noch weich und flexibel ist: Halte mit einer Hand die Vorhaut zurück, mit der anderen umschließt du den Penis und ziehst ihn sanft nach außen.
- Weicher oder halb erigierter Penis: Halte mit der einen Hand die

Vorhaut zurück, mit der anderen umfasst du den Penis so, dass der Handballen oben ist und der Daumen Richtung Peniswurzel. Nun drehe die Hand aus dem Handgelenk hin und her und gleite so hinauf zur Eichel und wieder zurück nach unten. Wenn der Penis weich ist, kannst du ihn nach unten »ausdrehen«. Die Vorhaut mit der anderen Hand zurückhalten.

- Halb oder ganz erigierter Penis: Eine Handfläche liegt auf dem Bauch, die andere auf dem Penis. Kreise großflächig und kräftig mit beiden Händen in alle Richtungen über den Unterleib und die Innenseiten der Oberschenkel. Viel Öl benutzen. Ist der Penis erigiert, fahre mit den Händen darum herum.
- Von weich bis hart: Der Penis liegt auf dem Bauch, deine Hand darauf. Gleite mit der Handfläche hoch und runter, vom Damm unterhalb der Hoden bis zur Eichel, und wieder zurück. Massiere dabei die Vorderseite (Unterseite) ganz.
- Dieselbe Massage. Die andere Hand streicht wahlweise über Brust, Arme und Beine.
- Dieselbe Massage. Die andere Hand kreist gleichmäßig über den Bauch, die Brust, umkreist die Brustwarzen mit den Fingerspitzen, massiert, kribbelt und zieht diese sanft heraus.
- Dieselbe Massage. Mit der zweiten Hand gleite in einem großen U von der einen Innenseite des Oberschenkels über den Bauch hinüber zu anderen Innenseite des Oberschenkels. Lass das U größer werden vom Knie über die Schenkel zum Bauch, zum Nabel oder zur Brust, auf die andere Seite und wieder zurück. So kannst du die Energie im ganzen Körper verteilen. Lass dir Zeit und mache die Bewegungen bewusst.
- Nimm den Penis zwischen deine Hände. Er zeigt Richtung Bauch. Benutze viel Gleitmittel. Nun gleite seitlich nach oben und unten, indem du die Hände am Penis reibst, wie wenn du die Hände waschen wolltest.
- Lege eine Hand auf den Penis, halte ihn. Die andere Hand kreist langsam zwischen den Brustwarzen, gleitet zwischen Herz und Schambein auf und ab, wandert über den Körper und streicht ihn aus.
- Halte den Penis mit einer Hand umschlossen. Die Fingerkuppen oder die Handfläche der anderen Hand kreisen achtsam über die Spitze der Eichel.

- Umgreife den Penis mit den Fingerkuppen der einen Hand. Nun gleite mit den geschlossenen Fingern von der Wurzel her bis über die Eichel. Die andere Hand folgt gleich hintendrein mit derselben Bewegung, so als würdest du mit beiden Händen melken. Spiele mit Tempo und Druck.
- Der Penis liegt auf dem Bauch. Beide Hände massieren, indem sie sich voneinander wegbewegen. Die eine über den Stamm zur Eichel, die andere über die Hoden zum Damm. Vorsichtig »auseinanderziehen«. Mit runden und mit flachen Händen über Penis und Hoden gleiten.
- Vibriere: Die eine Hand liegt auf dem Penis, die andere auf der Innenseite des Oberschenkels in der Leiste. Nun vibriere mit beiden Händen.
- Damm vibrieren: Lege deinen Handballen oder die Faust hinter den Hoden und vibriere mit kräftigem Druck. Innehalten und entspannen. Wieder vibrieren.
- Schenkelmassage: Massiere mit einer Hand den Oberschenkel, kreisend mit der Handfläche von innen nach außen – vom Knie bis zur Leiste. Die andere Hand gleitet gleichzeitig über den Penis, der auf dem Bauch liegt. Seite wechseln.
- Hoden: Lege die Hoden in die eine Hand wie ein Ei. Mit der anderen Hand tripple sanft mit den Fingerspitzen darauf und massiere mit dem Handballen. Kratze ganz leicht mit den Fingernägeln.
- Eichel: Lege alle fünf Fingerspitzen über die Eichel. Gleite drehend hinunter und wieder hinauf, als wolltest du eine Orange drehend auspressen.
- Frenulum (Penisbändchen): Halte mit einer Hand an der Peniswurzel die Vorhaut zurück. Mit der anderen umfasst du den Penis und massierst mit dem Daumen das Frenulum (das Bändchen entlang der Unterseite des Penis, welches die Vorhaut hält). Kreise sanft und mit viel Gleitmittel. Diese Stelle ist äußerst sensibel, wie die Klitorisspitze.
- Frenulum: Nimm den Penis zwischen beide Hände, die Finger gegen den Bauch. Die Daumen liegen links und rechts vom Frenulum. Kreise mit beiden Daumen abwechselnd. Gleite mit beiden Daumen abwechselnd vom Stamm über die Eichel nach vorn, wie beim Skilanglauf. Nimm vorsichtig die Haut unterhalb des Frenulums zwischen Daumen und Zeigefinger und massiere leicht.

- Fasse mit deinen Fingern über die Eichel zum Stamm, sodass deine runde Handfläche auf der Eichel liegt. Nun gleite mit dem Handballen über die Eichel und mit den Fingern über den Stamm. Spiele mit der Bewegung. Lege die Fingerspitzen hinter den Penisstamm (Bauchseite). Nun massiere die Eichel, indem du mit dem Handballen an der Vorderseite (Unterseite) des Penis hoch- und runterfährst, wie über eine Tischkante.
- Nimm den aufrecht stehenden Penis zwischen deine Hände und reibe ihn, als würdest du aus Knete eine Rolle formen wollen. Gleite dabei von der Wurzel hoch zur Eichel und wieder runter. Je fester der Penis erigiert ist, desto mehr Druck darf sein.
- Nimm den Penis zwischen die Hände und verschränke die Finger. Gleite nun mit den geschlossenen Händen auf und ab.

Kommt er bei der Massage zum Orgasmus, lege deine Hand auf seinen Penis, die andere auf sein Herz. Decke ihn zu und lege dich zu ihm.

ORAL REVOLUTION

> »In seinem Schatten zu sitzen, gelüstet es mich, und seine Frucht ist meinem Gaumen süß.«
>
> *Hohes Lied 2,3*

Die Sexualität entwickelt sich über Jahre hinweg. Was man heute nicht mag, kann in ein paar Jahren interessant sein. Was heute gut ist, ist vielleicht in ein paar Jahren nicht mehr so interessant. Aber eine Entwicklung setzt voraus, dass man überhaupt regelmäßig Erfahrungen und Erlebnisse macht. Es macht nicht nur Spaß, von einem Mund verwöhnt zu werden, es macht auch Freude, dies selbst zu tun. Der Mund ist eine äußerst sensible Zone, mit Millionen von Nervenzellen, bereit Lust zu empfinden und zu geben. Das erfahren schon Säuglinge und Kleinkinder, denn sie lernen und begreifen zuallererst mit Mund und Händen. Es bereitet ihnen größte Freude, die Welt mit ihren Sinnen zu entdecken.

Viele Männer fragen mich, wie sie es anstellen könnten, dass ihre Frau sich gerne oral befriedigen lässt, denn das möchten sie genauso gerne tun, wie selbst mit dem Mund befriedigt zu werden. Letzteres würden sie oft gar nicht einfordern wollen, auch wenn sie davon träumen. Die größte Hürde ist, dass eine Frau zuerst mal die Scheu vor ihrem eigenen Genital ablegen muss. Zuerst sollte sie lernen, gern angefasst zu werden. Wer sich nicht für sein eigenes Geschlechtsteil und Erregung interessieren kann, kann sich auch nicht für das Geschlechtsteil des anderen interessieren. In diesem Zusammenhang ist für die Frau die Hygiene besonders wichtig. Sie möchte sich darauf verlassen können, dass er sich gut gewaschen hat, rund um den Penis, am Penis, unter der Vorhaut. Mangelnde Hygiene des Mannes kann nicht nur abstoßen, sondern auch schmerzhafte Intimkrankheiten verursachen.

SICH MIT MUND UND ZUNGE VERWÖHNEN

In diesem Fall gilt, wie bei Berührungen der Haut: Sie zu geben heißt auch, sie zu bekommen. Wir können hauchen, blasen, pusten, knabbern, (sanft) beißen, schlecken, lutschen, saugen, küssen, kaum ein Liebespartner wird dies nicht genießen. Die Anregungen für die Stimulation mit den Händen geben viele Ideen für die Erregung mit dem Mund. Um sich für diese Stimulationen zu sensibilisieren, kann man zuerst den eigenen Mund, Lippen und Zunge erforschen.

Vulva verwöhnen: Manche Frauen erreichen nur bei direkter Stimulation der Klitoris durch eine Zunge oder ihre eigene Hand einen Orgasmus. Willst du Vulva und Vagina verwöhnen, sei am Anfang sehr zart, sehr leicht, spielerisch und erkunde die Umgebung. Lecke über die Klitoris, die Scheidenlippen, sauge vorsichtig und finde heraus, wo es dir und ihr gefällt. Wenn du nicht sicher bist, dann frage nach. Hast du die richtige Stelle gefunden, dann bleibe auf ihr, gib gleichmäßigen Druck und finde einen Rhythmus, auf den sie sich konzentrieren kann. Vielleicht mag sie es, wenn du behutsam einen Finger in ihre Scheide steckst und gleichzeitig die G-Zone massierst. Lass dich von ihrem Atem leiten und schau ihr nicht ins Gesicht.

Penis verwöhnen: Finde eine Position, in der du dich wohlfühlst und länger bleiben willst, denn es wird für dich nur schön, wenn du es genießt und dich hingeben kannst. Viele Frauen genießen es, den Penis mit dem Mund zu stimulieren. Mögen es, zu spüren, wie er sich allmählich aufrichtet. Mögen ihn mit der Zunge verwöhnen, über die

Eichel, das Frenulum, den Stamm, den Hoden, sich allem mit Hingabe und vielfältig zu widmen, und es gibt selten einen Mann, der dies nicht mag. Wie könntest du beginnen? Setze deine geschlossenen Lippen auf die Eichel und küsse die Spitze. Lasse ihn allmählich hinein, in die Wärme deines Mundes. Lege eine Hand um seine Hoden, die andere um den Stamm, gib ihm Stabilität. Gleite über die zarte Eichel, ertaste sie mit deiner Zunge, schlage am Frenulum mit der Zungenspitze, gleite um den Rand, sauge leicht und spiele all das, was du vorhin schon mit deinen Händen ausprobiert hast. Kombiniere Zunge, Mund und Hände.

STOSSTECHNIKEN

Oh ja, darüber muss man sprechen. Denn verlässt sich ein Mann darauf, was er sich in der Selbststimulation beigebracht oder in Pornofilmen gesehen hat, wird er keine Medaille für den tollsten Liebhaber gewinnen. Da sieht man nur schnell und immer schnelleres mechanisches Rein-Raus. Doch Stoßtechnik ist auch Frauensache. Sie sollte mit ihrem Becken »antworten«, indem sie ihr Becken mitbewegt und mitkreisen lässt und ihre Beckenbodenmuskeln einsetzt, um mit den Vaginamuskeln seinen Penis zu massieren, was ihr gleichzeitig Erregung verschafft.

Die Abwechslung macht's. Der tolle Liebhaber ist variantenreich. Er stößt flexibel, variabel und streicht dabei immer wieder über die G-Zone. Kleine Variationen und kontrollierte Änderungen sind das Geheimnis der Stöße: langsam oder schnell, flach oder tief; abwechselnd tiefe und flache Stöße oder tief drinnen bleiben, mit nur wenig Bewegung rein und raus; nach oben und unten; nach links und rechts; langsames Stoßen, sozusagen Millimeter für Millimeter oder nur mit der Eichel eindringen und dann die Hüfte kreisen lassen. Hier heißt es, spüren, was sich gerade am besten anfühlt. Manchmal ist es sanft sehr schön, dann wieder hart, liebevoll oder dominant – das kommt auf das Zusammenspiel der Partner an.

Doch das Allerwichtigste dabei ist, den Penis aus dem Becken heraus (Beckenschaukel) wirklich zu führen und zu steuern. Das bringt nicht nur der Liebespartnerin, sondern auch dem Mann viel mehr. Und je sicherer und langsamer sich der Mann bewegt, desto länger kann er, ohne gleich zu kommen.

WIE KANN ICH LÄNGER

Mann kann länger mit mehr Übung, weniger Spannung, langsameren Bewegungen und indem er den Atem fließen lässt und nicht anhält. Zu hohe Körperspannung und die Angst vor dem Kommen lassen ihn erst recht schnell kommen. Verschiedene Stellungen benötigen zudem unterschiedlich viel Anstrengung. Die Missionarsstellung ist zwar die beliebteste Stellung, aber für den Mann anstrengend und mit mehr Spannung verbunden als andere. Reitet die Frau auf dem Mann, kann er die Erektion oft besser kontrollieren und länger halten, weil er entspannt ist.

Erektion ausdehnen: Mit Selbststimulation nach der »15-Minuten-Übung für Ihn« und dem Muster »Ausgedehnter Orgasmus« kann der Mann lernen, seine Erregung ansteigen und abfallen zu lassen, immer wieder, bis er kommen möchte.

SPATZ UND WAL

Spatz-Wal ist der klassische japanische Neuner-Zyklus. Hier spielt man mit dem Penis im Innenraum der Vagina, indem man zwei Stöße kombiniert: kleine, feine, kurze mit langen, tiefen. Der kurze Stoß heißt »Spatz«, weil die Bewegung an einen kleinen Vogel erinnert, der auf ruckartige Vogelweise Krümel vom Boden pickt. Der lange Stoß trägt die Bezeichnung »Wal«, weil er lang, tief und kraftvoll ist wie ein Wal, der durch das Meer pflügt.

Beim Spatz stößt der Mann nicht ganz hinein, sondern bewegt sich lediglich mit der Eichel am Eingang der Vagina, wo die Frau am meisten spürt, rein und raus. Mit dem Wal dringt er tief mit dem ganzen Penis ein. Der Mann wechselt die beiden Stöße nach Belieben ab. Eine Variante ist es, neunmal hintereinander den Spatz und dann einmal den Wal zu machen, danach achtmal den Spatz und zweimal den Wal, dann siebenmal den Spatz und dreimal den Wal und so weiter – je weniger Spatzen, desto mehr Wale. Irgendwann hört man automatisch auf zu zählen, denn es geht nicht um starre Regeln, sondern um gute Gefühle. Hat man den Rhythmus gefunden, kann man Muskelspannung und Tempo variieren und dadurch mehr oder weniger Intensität herstellen. Und immer schön tief in den Bauch atmen.

Spatz und Wal kann natürlich auch die Frau nutzen, beim Oralverkehr oder wenn sie auf ihm sitzt oder liegt.[87]

HUBSCHRAUBER UND ERDBEBEN

Lässt man die Eichel im vorderen Bereich der Vagina kreisen, wird daraus der Hubschrauber. Das geht vor allem gut, wenn die Frau auf dem Tisch liegt und er davor steht oder wenn er vor der Matratze kniet. Dafür bewegt der Mann das Becken in kreisenden Bewegungen. Sein Becken steuert den Penis. Äußerst anregend lässt sich der Hubschrauber mit einem Wal kombinieren. Wer jetzt auf den Geschmack gekommen ist, greift das Becken der Frau und hält es fest, während er mit dem eigenen Becken kräftig schüttelt: Schon ist das Erdbeben geschafft. Dabei wird der Penis für einmal zu einem Vibrator. Diese zwei Varianten brauchen Übung und eine gewisse Beweglichkeit im Becken.[88]

STELLUNGEN

Bei gutem Sex geht es nicht um akrobatische Leistungen, sondern um entspanntes Genießen. Natürlich ist es erregend und anregend, sich durch Bilder verschiedenster Sexstellungen zu blättern. Ein Stellungswechsel bringt Abwechslung und durchbricht die Routine. Wobei gilt – Übung macht den Meister. Denn eigentlich werden Sexstellungen überbewertet. Die Frage ist ja immer: Was kann ich dabei spüren? Kann ich mich dabei entspannen? Kann ich dabei überhaupt loslassen? Viel wichtiger als viel Abwechslung bei den Stellungen sind Rhythmen, Bewegungen, die wechselseitige Anspannung und Entspannung, Berührungen und der Atem. Ein langsamer, konstanter Rhythmus lässt beide am meisten spüren. Wichtig ist dabei, dass der Penis in der Vagina die Stellen stimuliert und drückt, die aufregend sind, was in allen Positionen möglich ist.

Im Grunde gibt es nur drei Hauptstellungen, alle anderen sind Varianten davon: die klassische Missionarsstellung (Mann oben, Frau unten), die Hündchenstellung (Mann hinter der knienden Frau) und die Reiterstellung (Frau oben, Mann unten).

Wer sich gerne inspirieren möchte, findet bei Gofeminin witzige Videos mit Zeichnungen und Bilder zu hundert Stellungen.[89]

Vor allem in der Schwangerschaft, im Alter, bei Schmerzen oder Verletzungen lohnt es sich, schonende Stellungen zu recherchieren und auszuprobieren. Insbesondere Scherenstellungen, bei denen keiner von beiden sich aufstützen muss, sind hier hilfreich.

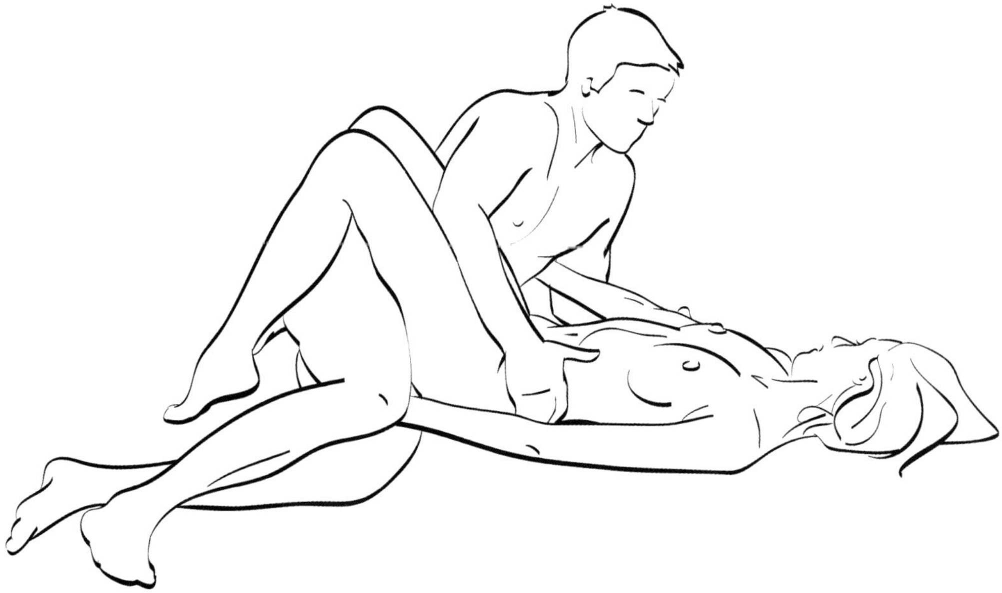

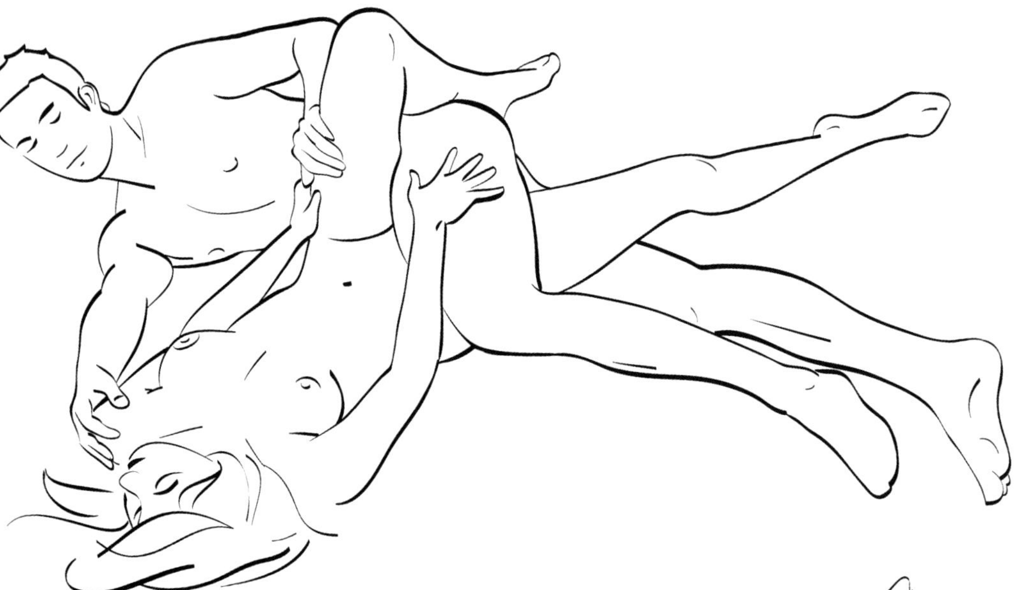

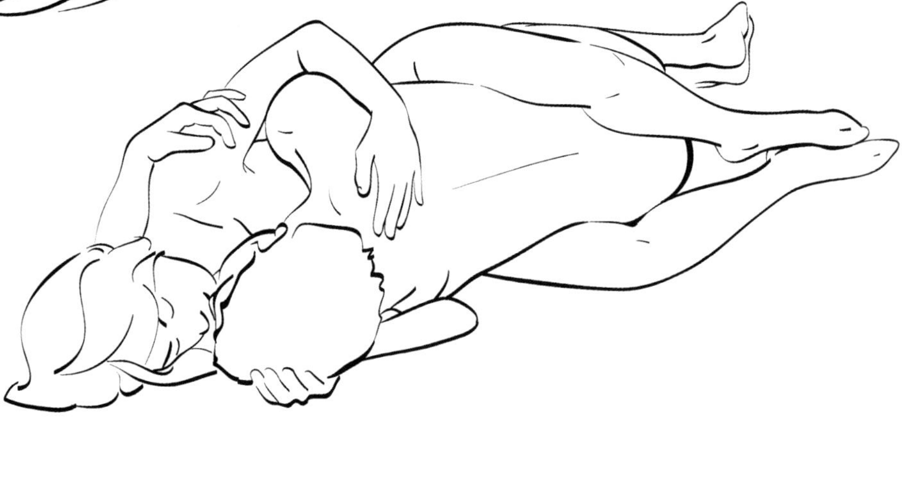

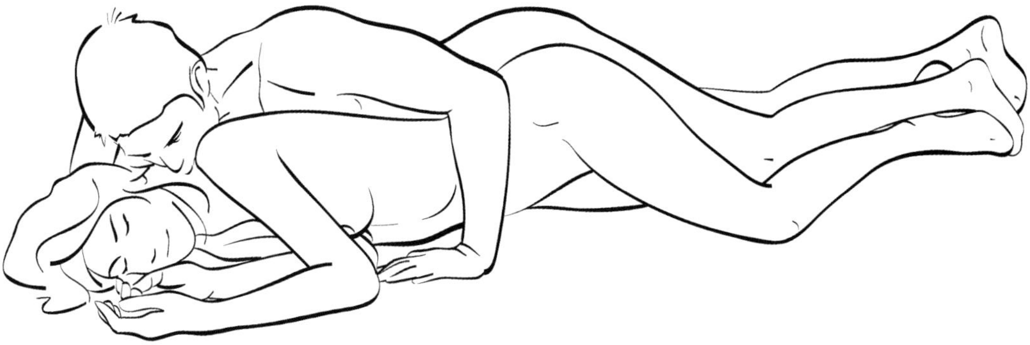

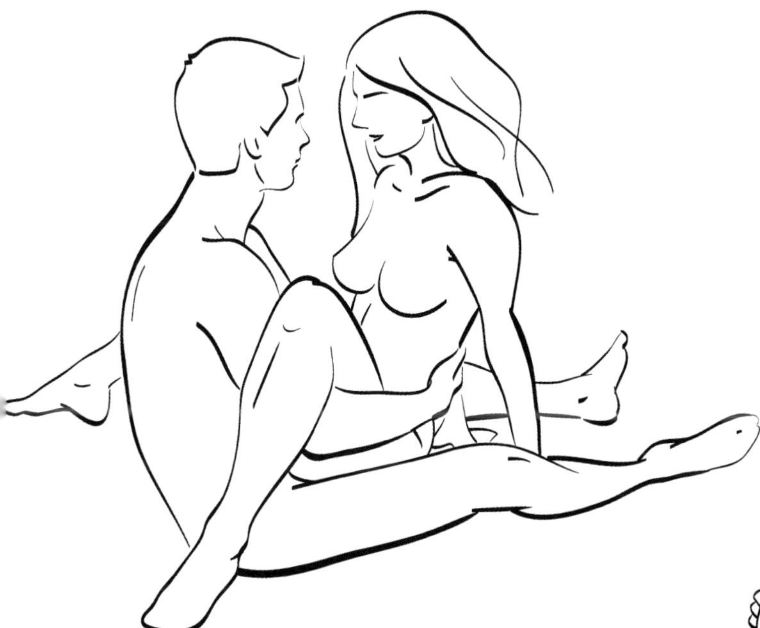

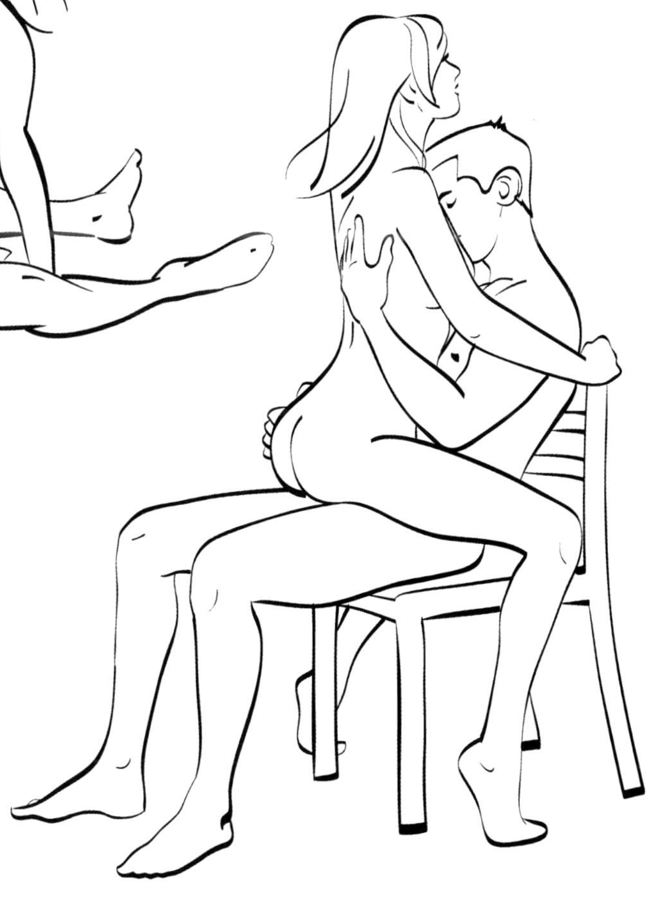

DIE HINTERTÜR

Die Hintertür ist eine Jammerpforte. Einige Männer wollen da unbedingt hinein, die Frauen denken nicht mal dran. Viele Frauen sagen mir, ihr Mann wolle unbedingt Analverkehr und lasse ihr keine Ruhe. Der Mann klagt, seine Frau wolle sich partout nicht darauf einlassen, er aber könne und wolle nicht länger darauf verzichten, dann werde er es sich halt auswärts holen. Analverkehr ist ein großer Streitpunkt. Nicht viele Frauen mögen ihn. Einige, vor allem junge Frauen, machen widerwillig mit, wollen ihn aber später irgendwann nicht mehr. Ich habe etlichen Männern in meiner Beratung dargelegt, dass sie kein Recht auf bestimmte Sexualpraktiken haben.

In den Pornos bekommt der Mann den Analverkehr vorgeführt. Und je mehr er ihn sieht, desto mehr will er ihn haben. Frauen aber wollen nicht aufgrund von Pornos auf ihre Hintertüre reduziert werden. Was man im Porno nicht sieht, ist die sehr lange, ausgiebige Vorarbeit, die geleistet werden muss, bevor die Kamera eingeschaltet wird. Denn der Afterschließmuskel ist sehr stark und meistens sehr angespannt. Er muss daher vor dem Analverkehr gelockert werden, damit er nicht verletzt wird. Analsex birgt Gefahren, über die man sich vorher informieren sollte. Wer sich anal penetrieren lässt, geht ein Verletzungsrisiko ein und nimmt die Gefahr von Stuhl-Inkontinenz in Kauf, weil Analverkehr gegen die natürliche Funktion des Schließmuskels arbeitet. Der Anus ist ein relativ kompliziertes Gebilde aus einem äußeren Schließmuskel, den man willentlich steuern kann, und einem inneren Schließmuskel, der nicht willentlich steuerbar ist. Nur mit dem äußeren Schließmuskel ist eine vollständige Kontinenz nicht sicher. Dazu benötigt man auch den inneren Schließmuskel, der zusätzlichen Druck aufbaut. Damit staut er die abführenden Blutgefäße, die direkt unter der Schleimhaut sitzen. Dies sichert die eigentliche »Feinkontinenz«. Verletzungen des Schließmuskels können zu Vernarbungen führen und mit der Zeit schließt der Muskel nicht mehr richtig.

Auch sexuell übertragbare Infektionen sind beim Analverkehr ein Risiko, durch den Kontakt des Mundes mit dem Anus können diverse Infektionen übertragen werden und auch der Finger im Anus ist nicht ganz ungefährlich, denn der Finger landet danach schnell in anderen Körperöffnungen und so können Keime übertragen werden.

Doch auch ohne einzudringen, sind Berührungen rund um die Region des Anus sehr lustvoll. Im Bereich der Prostata des Mannes befinden sich Nervenendigungen, die sexuell erregt werden können (diese entsprechen den Paraurethraldrüsen der G-Zone bei der Frau). Wenn der Damm des Mannes (der Bereich zwischen Hodensack und Anus) massiert wird, werden diese Nervenendigungen indirekt stimuliert. Bei Analmassagen bzw. Prostatamassagen wird die Drüse über den Anus stimuliert.

ES GIBT KEIN RECHT AUF BESTIMMTE SEXUALPRAKTIKEN

Sex kann in einer Beziehung rechtlich nicht eingefordert werden, eine bestimmte Sexualpraktik schon gar nicht, denn die körperliche Unversehrtheit und die Entscheidungsfreiheit des Individuums sind unantastbar. Sex, wie er stattfindet, muss für beide stimmen. Vor allem Männer sind manchmal in ihren Vorstellungen so sehr auf etwas Bestimmtes wie Analsex, Totalrasur, Kostüme fixiert, dass sie deswegen die Beziehung riskieren. Zum selbstverständlichen Sexrepertoire der Schweizer Bevölkerung gehören laut einer Umfrage Vaginalverkehr (91 %), Zungenküsse (89 %), Oralsex (87 %), Petting (79 %) und Selbstbefriedigung (92 %). Analverkehr (54 %) hat zugenommen.[90]

SEXTOYS

Ein Mann überraschte seine Frau mit einem Vibrator für ihr Solosexvergnügen. Gleichzeitig hoffte er, den Vibrator zukünftig beim Vorspiel einbeziehen zu können. Doch die beiden hatten noch nie vorher über Sexspielzeug gesprochen. Er schrieb mir: »Leider kam dieses Überraschungsgeschenk bei ihr überhaupt nicht gut an. Damit hatte ich echt nicht gerechnet. Sie sagte mir, sie habe Respekt davor. Sie wolle nicht, dass dieser Vibrator meinen Penis ersetzt. Das habe ich verstanden. Trotzdem würde ich gerne wissen, ob aus biblischer, moralischer oder genereller Sicht Vibratoren in Ordnung sind oder davon abzuraten ist.«

Natürlich beeinflussen Sexspielzeuge das Empfinden. Die Art und

Weise, wie ich erregt werde und zum Höhepunkt komme, ist in meinem Hirn verankert. Bei einem Paar in der Beratung konnte die Frau mit dem Vibrator sehr gut Orgasmen haben, leider aber nie beim Geschlechtsverkehr oder der Stimulation mit der Hand. Diese Frau wollte ihre Wahrnehmung an der Vulva und in der Vagina durch andere Empfindungen schulen, weil sie gerne ohne »Maschine« Orgasmen erleben wollte. Im Grunde genommen ist ein Penis mit einem Mann dran immer noch besser als jedes »Sextoy«. Mit der Zeit entwickelt man mit dem Partner zusammen seine eigene erotische Körperstimme, mit der man mit sich selbst und dem Partner »kommunizieren« kann. Das will man dann nicht unbedingt mit einem Sexspielzeug ersetzen. Generell ist überhaupt nichts gegen Sextoys einzuwenden, sofern beide das mögen. In der Bibel steht, wir sollen uns aneinander erfreuen, ein Leben lang. Wie, darüber schweigt sich die Bibel aus, nicht aber darüber, dass damit sinnliche Erotik gemeint ist.

VERFÜHREN – SCHALTE DEINE AUSSTRAHLUNG AN

Verführen ist ein Projekt. Aber nicht unbedingt eine Inszenierung, sondern eine Entscheidung. Im Liebesalltag geht es nämlich meistens darum, irgendeinen Ärger über den anderen zu überwinden, um ihm nahe zu sein. Ich muss mich also immer wieder zwischen dem Verführungsprojekt und dem Rechthabenwollen (Antiverführung) entscheiden.

Verführen bedeutet erst mal, den anderen auf mich aufmerksam zu machen. Ihn dazu zu bringen, mit mir zu tun, was ich möchte, indem ich ihn mit meiner Ausstrahlung gewinne. Indem ich tief einatme, ein Strahlen aufsetze, und mich präsentiere. Kann ich verführen, indem ich dem anderen signalisiere, dass ich will? Ihn will? Weiß ich, was dem anderen gefällt? Was er an mir liebt? Was er sich wünschen würde? Mache ich mir darüber Gedanken? Frage ich nach? Nimmt der andere wahr, was ich tue, um ihm zu gefallen?

Und dann im Bett. Ziehe ich lieber den Bauch ein, als fröhlich zu sein und mich gehen zu lassen? Denke ich daran, wie mein Gesicht aussieht beim Orgasmus, anstatt Becken und Hüfte, Atem und Stimme machen zu lassen, was sie wollen? Die beste Verführung ist, mich hinzugeben und den Wunsch im anderen zu wecken, wieder und wieder mit mir zusammen zu sein.

Humor und Ungezwungenheit sind immer noch am erfolgreichsten, um zu verführen. Indem ich den anderen zum Lachen bringe, ihn necke und anstrahle. Mit Humor überwinden wir Grenzen und Hemmungen oder eventuelle Peinlichkeiten. Es ist nicht sexy, sich zu ernst zu nehmen. Außerdem ist Lachen dem Orgasmus sehr ähnlich. Beides öffnet und entspannt.

FANTASIEN

Die Fantasie ist gleichzusetzen mit unserer Vorstellungskraft. Alttestamentliche Stellen, zum Beispiel das Hohe Lied oder Sprüche 5,19, malen uns fantasievolle Bilder vor Augen, wie wir uns selbst in einer lustvollen Begegnung mit unserem Liebespartner wiederfinden könnten. Doch Fantasien stehen bei vielen Gläubigen unter Generalverdacht, vermutlich weil sie sich der moralischen Kontrolle entziehen. Fantasien gehören ganz allein mir und ich teile sie nur, mit wem ich will. Sie sind mein erotisches inneres Bilderbuch, eine wichtige Erregungsquelle unter vielen anderen. Dürfen Fantasien nicht sein, schneiden wir eine der wichtigen Lustquellen ab. Fantasien lassen sich nur bedingt steuern, erotische Träume gar nicht. Zu meinen, wir könnten innere Bilder und Erregung abstellen und gleichzeitig eine Liebesbeziehung führen, ist absurd. Im Gegenteil, wir sollten uns Sorgen machen, wenn eine Liebesbeziehung uns nicht auch in der Vorstellung erregt. Das Spiel mit der Fantasie ist ein wichtiger Schritt auf dem Weg zu wunderbarem Sex. Die Fantasie ist es, die von innen Lust und Energie aktiviert und uns flirten lässt.

Die Fantasie ist ein wirkungsvolles Mittel, um das Sexleben in Gang zu halten. Fantasie kann mich den ganzen Tag daran denken lassen, was ich mit meinem Lieblingsmenschen am Abend erleben könnte. Es ist die Fantasie, mit der ich in mich hineinspüren kann, in mein Lustzentrum, mir vorstellen kann, was ich damit mache. Es ist Fantasie, die es mir ermöglicht, etwas Anregendes von außen mit mir und mit meiner Beziehung zu verbinden. Ich brauche Fantasie, um mich selbst zu erotisieren, mich selbst lustvoll sehen zu können. Fantasie hilft, uns selbst und den Liebespartner zum Sex zu verführen. Sie trägt dazu bei, dass ich mich selbst sexy finde und das ausstrahle. Es ist die Fantasie, die mich schließlich befähigt, fantasievollen Sex mit meinem Liebespartner tatsächlich zu leben. Fantasie ist wunderbar und die Gedanken sind frei.

Fantasie entzündet sich an etwas, das wir gerade sehen, lesen, erleben, empfinden oder in einem unausgefüllten Moment in Gedanken entstehen lassen. Sie entsteht aus Wünschen und Bedürfnissen, oft ganz geheimen, die wir nicht aussprechen wollen und auch nicht müssen. Zwischen inneren Bildern und der gelebten Realität gibt es einen Unterschied. Nicht jede Fantasie entspricht einem Wunsch, den es umzusetzen gilt, schon gar nicht gegen den Wunsch des Partners. Es geht um das Spiel mit den Gedanken, sich in Gedanken etwas zu erlauben, sich Szenen vorzustellen, die mich erfreuen und erregen. Aber vielleicht möchte ich doch mal etwas davon ausprobieren mit meinem Liebsten oder dem anderen einfach davon erzählen, um uns beiden einen Kick zu geben. Das Spiel mit der Fantasie ist ein kreativer Wegbegleiter zu wunderbarem Sex. Fantasie weckt, wärmt und wärmt an, lockt und lockert. Bringt ein Prickeln und Spannung in meinen Unterleib. Wer die Fantasie verdrängt, verpasst vielleicht die schöne Begegnung miteinander, wird weggeschwemmt von all den lauten Stimmen des Alltags.

VERHÜTUNG

Die Frage der Verhütung gehört unbedingt an den Beginn einer sexuellen Beziehung. Etliche Frauen können im Sex nicht loslassen, weil sie Angst vor einer Schwangerschaft haben. Das Paar möchte vielleicht noch keine Familie gründen, weil es erst Erfahrung im Beruf sammeln möchte oder sogar noch in der Ausbildung oder im Studium ist. Ein Paar schreibt mir, dass es leider in der Gemeinde und unter Freunden niemanden hätte, mit dem es darüber sprechen könnte, was sich in der Verhütung bewährt.

Liebe junge Paare, habt den Mut und löchert die Frauenärztin und fragt nach: Welche Verhütungsmethoden sind sinnvoll? Welche Nebenwirkungen sind bekannt? Wie steht es mit hormonfreien Methoden? Macht euch im Internet schlau. Fragt neben der Frauenärztin ganz konkret bei schon verheirateten Freunden nach. Entscheiden müsst ihr zwar selbst, aber ihr hört, was nicht funktioniert, wo die Risiken liegen, was andere versucht haben, was in den Flitterwochen schieflief.

Der Schwangerschafts-Risikofaktor heißt Mensch. Und sichere Verhütung sollte auf keinen Fall nur Frauensache sein. Verhütung ist immer so gut wie ihre Anwendung, wobei es natürlich Methoden gibt, die an sich sicherer oder weniger sicher sind. Coitus interruptus (Zurückziehen des Penis aus der Scheide vor dem Samenerguss) ist keine Verhütungsmethode, sondern die risikoreichste Spielerei überhaupt. Wenn man Kondome benutzt, ist die sichere Anwendung entscheidend. Kein »Rumspielen« vor Eindringen in die Scheide mit dem Penis ohne Kondom. Kein Wiederverwenden des Kondoms, wenn dieses aus Versehen falsch aufgesetzt wurde. Dreht man es um, kann auf der Außenseite bereits Samenflüssigkeit sein. Unachtsamkeit in der Handhabung kann schwanger machen. Das steht übrigens auch auf dem Beipackzettel, den man unbedingt lesen sollte. Es lohnt sich, in qualitativ hochwertige Kondome mit spermizid wirkendem Gleitgel (Spermien abtötendes Mittel) zu investieren, außer man reagiert auf Spermizide allergisch.

Um sicherzugehen, nehmen viele Frauen die Pille, denn sie hat die kleinste menschliche Versagensquote. Hormonelle Verhütung ist jedoch wegen der Nebenwirkungen nicht immer wünschenswert. Zudem sind viele Frauen mit Anfang zwanzig bereits pillenmüde, weil sie sie schon jahrelang schlucken, oft wegen Menstruationsbeschwerden. Neben körperlichen Symptomen und dem Verlust der Lust beklagen Frauen am meisten, dass sie sich »nicht mehr als sich selbst« fühlen. Sie klagen über diffuse körperliche und psychische Symptome bis hin zu Panikattacken, die sich nicht eindeutig zuordnen lassen. Oft kommen die Beschwerden schleichend.

Pille, Vaginal-Ring, Stäbchen, Spritze, Hormonspirale etc., alle transportieren sie Hormone in den Körper und wirken auf den gesamten Körper ein, auch diejenigen mit der Bezeichnung »lokal auf die Gebärmutter«. Wegen der unterschiedlichen Wirkung kann es sinnvoll sein, verschiedene Präparate auszuprobieren. Es gibt Frauen, die fast nichts bemerken, andere haben sogar eine bessere Lebensqualität als vorher, wieder andere vertragen sie schlecht oder überhaupt nicht.

Hormonfreie Verhütungs-Alternativen beruhen auf Beobachtungen des weiblichen Zyklus und erfordern viel Selbstverantwortung. Die symptothermalen Methoden setzten – ebenso wie Verhüten mit Kondomen – Wissen, Erfahrung und Disziplin voraus. Wissenschaftliche Untersuchungen bestätigen allerdings: Wenn die Methode richtig gelernt und richtig und mit Selbstkontrolle angewendet wird, ist ihre Sicherheit vergleichbar mit der Pille. Die sicherste und wissenschaftlich am besten erforschte Variante der natürlichen Empfängniskontrolle ist die Methode sensiplan®[91], zu der Kurse dazu angeboten werden. Auch NER bietet Kurse an.[92] Sinnvoll ist, wenn der Mann mitlernt und mit Verantwortung übernimmt.

Auf Dauer bewährt sich eine Kombination von symptothermaler Methode und Kondomen. Es gibt inzwischen Computer und Apps, die einem bei der natürlichen Empfängnisregelung helfen. Aber das A und O ist die Selbstwahrnehmung und Selbstbeobachtung der zyklischen Vorgänge im Körper der Frau.

Die Frage der Verhütung bleibt auch in einer langjährigen Beziehung, nach einer Geburt und nach Abschluss der Familienplanung wichtig. Sollte ein Paar definitiv keine weiteren Kinder mehr wünschen, kann sich durchaus die Frage stellen, ob sich der Mann sterilisieren lassen sollte. Auch hier ist es sinnvoll, sich vorab genau über eine Vasektomie zu informieren und sich gemeinsam als Paar mit den Konsequenzen auseinanderzusetzen.

DER SEX KOMMT IN DIE JAHRE

> »Und immer geschah in der Zuwendung, die wir Liebe nennen, Schöpfung. Es wurde – ein getrösteter Mensch. Ein gesunder Mensch. Ein freier. Ein mutiger. Eine zuversichtliche Gemeinschaft. Alles entstand durch das Wort, das schöpferische, das von Gott kommt.«[93]
>
> *Jörg Zink*

Die beste Alterserscheinung ist mehr persönliche Freiheit. Wir können nochmals etwas vom Leben erwarten und es in seiner Fülle genießen. Mehr Lebensreife bringt mehr Erfahrung im Gebrauch von Körper und Geist. Wir sind vielleicht sogar leistungsfähiger geworden, auch wenn wir mehr Ruhe und Schlaf brauchen. Doch die Lebensspannen zwischen

40 und 50 und dann nochmals um die 60 können krisenanfällige Phasen sein, denn etwa alle 15 Jahre ziehen wir Bilanz bezüglich dem, was wir erhofft, und dem, was wir tatsächlich erreicht haben, überprüfen die Beziehung, den Beruf und die eigenen Ansprüche. Und wenn uns nicht gefällt, was wir sehen, beginnen wir vielleicht zu kompensieren und uns in auswärtigen Sexgeschichten Bestätigung zu holen, statt uns mit der eigenen Irritation zu befassen. Gleichzeitig können einem die familiären Veränderungen dieser Zeit zu schaffen machen. Pubertierende Jugendliche zehren an den weniger stabilen Nerven. Die eigenen Eltern benötigen vielleicht unsere Fürsorge und führen uns gleichzeitig den bevorstehenden eigenen Abbau und die eigene Sterblichkeit vor Augen.

Verschiedenste Veränderungsprozesse, auch biologische, finden in der Lebensmitte statt. Spätestens ab 45 Jahren ist der hormonelle Rückbau im Körper bei beiden Geschlechtern spürbar. Bei den Frauen fallen die Östrogenwerte, bei den Männern etwas weniger dramatisch das Testosteron. Frauen müssen sich mit dem veränderten Aussehen abfinden und damit, dass die Fruchtbarkeit zu Ende geht. Männer bemerken, dass sie nicht mehr so leistungsfähig sind wie zuvor. Wer nur auf jung und straff steht, hat spätestens jetzt ein erotisches Problem. Hat es verpasst, in sinnliche Reize zu investieren. Denn die Haut fühlt sich in jedem Alter gut an, die Vagina immer noch geil und ein Penis ebenso. Wer in die Wahrnehmung statt in die Optik investiert, für den bleiben der Partner und der Sex interessant. Definieren wir uns in unserem Leben jedoch über Attraktivität und Leistung, werden wir das Älterwerden als Verlust sehen und damit hadern. Ob wir diesen Veränderungen mit mehr oder weniger Gelassenheit entgegentreten, entscheidet oft die Persönlichkeit, ob wir eher ängstlich oder neugierig und offen sind. In Umbruchsphasen sind wir gefordert, unsere Identität neu zu definieren. Wir müssen akzeptieren, dass wir nicht mehr sind, wer wir waren. Wir müssen uns neu kennen- und neu mögen lernen.

Körperliche Veränderungen haben auch ihr Gutes. Bei Frauen tritt mehr das Testosteron in den Vordergrund, weshalb sie »kantiger« auftreten und mehr zu ihren Interessen stehen. Und bei den Männern bewirkt der Testosteronabfall, dass ihre emotionale und soziale Seite mehr zum Zug kommt. Im Alter haben wir eine breitere emotionale und soziale Handlungspalette zur Verfügung. Wir können uns nun vielleicht besser durchsetzen, für unsere Rechte einstehen, aber auch Schwäche zeigen und Hilfe annehmen.

Zwischen 40 und 60 starten viele Menschen nochmals richtig durch und fangen etwas Neues an. Auch lösen wir uns eher von traditionellen Vorstellungen und Rollen. Das Älterwerden bietet völlig neue Chancen und Gewinne, gerade für Frauen. In der ersten Lebenshälfte macht man sehr viele Kompromisse, beruflich, partnerschaftlich, familiär. Nun kann man sich fragen: Welche Träume, Ambitionen und Möglichkeiten habe ich noch? Welche Freunde passen zu dieser Lebensphase? Denn jetzt muss ich nicht mehr allen gefallen wollen. Das Urteil anderer muss mich nicht mehr interessieren. Man kann es wagen, sich zu exponieren, weil man »nichts mehr zu verlieren hat«. Und last but not least werden wir in unseren Ansichten um einiges milder.

STILLER SEX

In einer kanadischen Studie wurden Paare mit über 35 Jahre Beziehungsdauer gefragt, was für sie guter Sex ist. Für sie treten Erektion und Orgasmus in den Hintergrund, während Intimität, Aufrichtigkeit und Sich-verbunden-Fühlen zur Hauptsache werden. Der Slow-Sex ist für langjährige Paare attraktiver. Zusammen liegen, genau wahrnehmen, die Sinne öffnen, das macht es aus. Je langsamer wir sind, umso mehr können wir wahrnehmen. Je zarter wir sind, umso feiner können wir unsere Empfindungen auseinanderhalten und unser Erleben vertiefen. Gleichzeitig sollten wir einander ehrlich mitteilen, was uns hemmt und hindert, und einander fragen: Was stimmt für dich heute, was brauchst du? Denn zufriedene Paare haben auch gelernt, dass der andere nicht die eigenen Wünsche erfüllen muss.[94]

Die Fähigkeit, sexuell erregt zu sein, lustvoll zu genießen und einen Höhepunkt zu erleben, bleibt bei Frauen grundsätzlich nach der Menopause unverändert. Deshalb ist diese Zeit für Frauen oft eine lustvollere als die anstrengende Phase von Kindererziehung und Karrieremachen. Da ist es verständlich, wenn Frauen frustriert sind, wenn es nun im Bett nicht mehr klappt. Den Mann setzt diese Tatsache unter Druck, denn bei ihm nimmt die Erektionsfähigkeit ab und wird unzuverlässiger. Die Erektionen entwickeln sich langsamer, er braucht mehr Reize und Stimulation.

Trotzdem oder gerade deshalb können wir in der späteren Lebensphase lustvollen, befriedigenden Sex erleben. Vorausgesetzt, es gelingt uns, uns die gemeinsame Sexualität in erweiterten Dimensionen vorzustellen. Ich habe einige rührende Zeilen von älteren Paaren bekommen, die mir schilderten, wie wundervoll ihr Sexleben jetzt im Alter sei. Dass sie noch nie zuvor in ihrem Leben so viele Sexmomente gehabt hätten. Heute hätten sie mehr Muße und Gelassenheit dazu. Heute sei für sie Geschlechtsverkehr weniger penetrieren als vielmehr ein Streicheln der Vagina von innen und dabei von ihr gestreichelt werden. Stiller Sex, nicht bewegungslos, sondern ein langsames Sich-ineinander-Bewegen und Sich-Rekeln. Die Sexpraktiken, die in diesem Buch beschrieben sind, führen geradewegs in diese Form des stilleren Sex. Denn neben der Penetration können auch ganz andere Sachen beim Sex viel Spaß machen. Es stehen neben dem Penis noch viele weitere »Werkzeuge« zur Lusterfüllung zur Verfügung. Zunge, Lippen, Händen und Fantasie sind keine Grenzen gesetzt. Eine Frau sagte zu ihrem Mann angesichts seiner Zweifel über seine Potenz: »Das ist doch kein Problem, du hast doch so schöne Hände.«

Es gibt keine speziellen Sextechniken für das Alter. Ein Mann rief mich nach dem Erscheinen von *Liebeslust* an und bedauerte, dass das Kapitel über den »späten« Sex nicht ausführlicher sei. Doch es braucht nicht mehr und nicht weniger als das Wissen über die Empfindungen, die Wahrnehmung und die Langsamkeit. Alles, was in diesem Buch steht, eröffnet vielfältigste Möglichkeiten für den Sex im Alter. Entscheidend ist, dass wir über die Jahrzehnte die Gewohnheit am Leben halten, uns körperlich zu begegnen. Wir sollten uns feste Zeiten gönnen, in denen wir unsere Körper genießen und uns von jeglichem Druck befreien.

Auch wenn bei einer Erektionsstörung kein Eindringen mit dem erigierten Penis möglich ist, kann eine entspannt geöffnete Vagina den weichen Penis aufnehmen (hört sich gut an, meist ist es eher ein liebevolles Hineinstopfen ...). So können wir unseren Empfindungen nachspüren. Die Frau kann seinen Penis mit den Fingern führen und mithilfe von Vagina und Beckenbodenmuskeln umfangen, massieren, ihn spüren, ihn sich spüren lassen und vielleicht bewegt sich dann plötzlich mehr. Muss aber nicht. Dann steht nicht höchste Erregung im Vordergrund, sondern mehr der Wunsch, dem anderen nahe zu sein. Ekstase beim Sex kommt dann mehr durch Loslassen und immer tieferes Entspannen, indem man einfach beieinander oder ineinander bleibt und ganz wach, sensibel und bewusst im Hier und Jetzt den anderen genießt. Denn je ausgeglichener und freier die Intimität fließt, desto weniger geht es nur um den Orgasmus und der Sex wir umso erfüllender.

Das bereits erwähnte Buch *Make More Love* von Ann-Marlene Henning enthält viele Anregungen und Hilfestellungen für Sex in der zweiten Lebenshälfte.

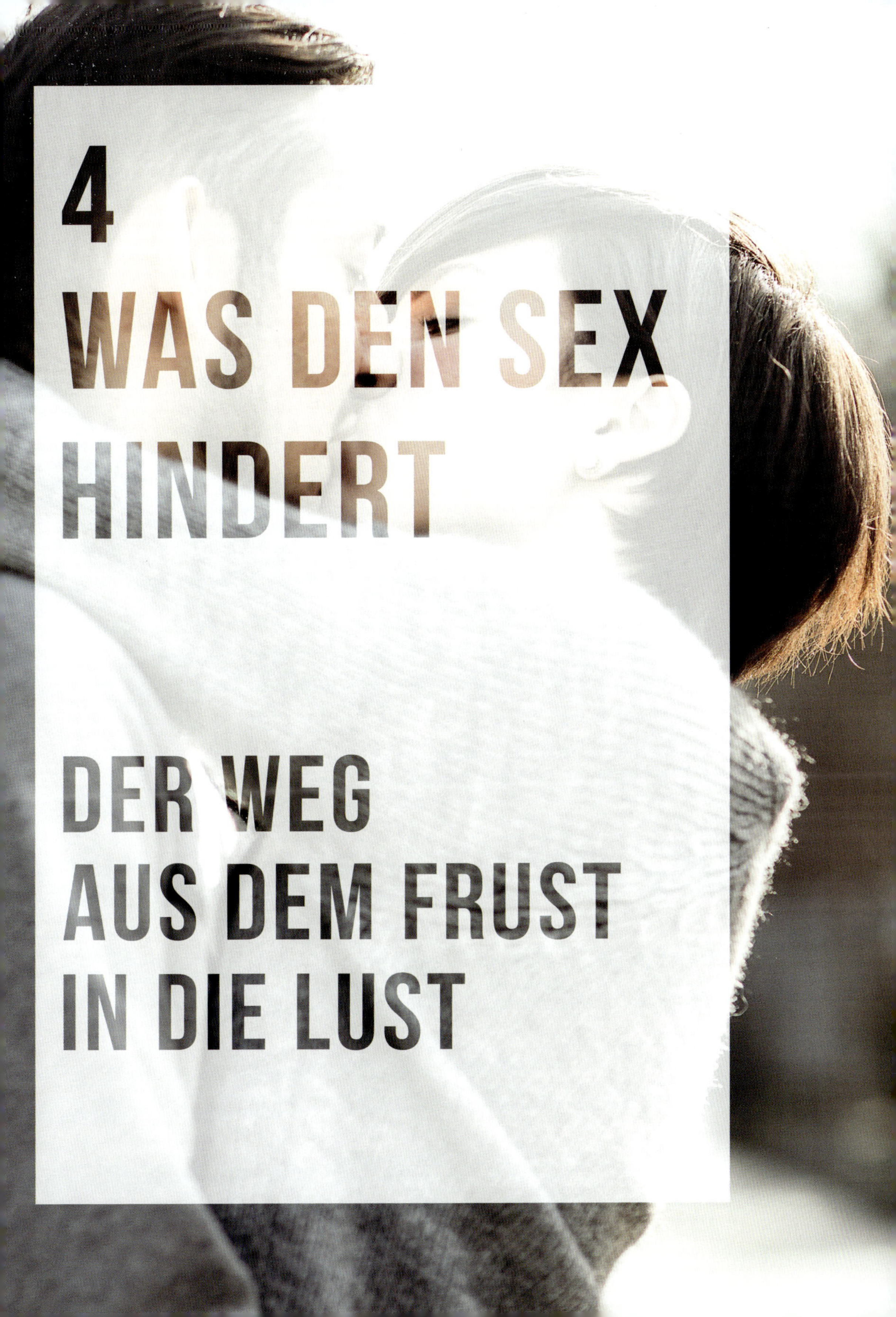

4 WAS DEN SEX HINDERT

DER WEG AUS DEM FRUST IN DIE LUST

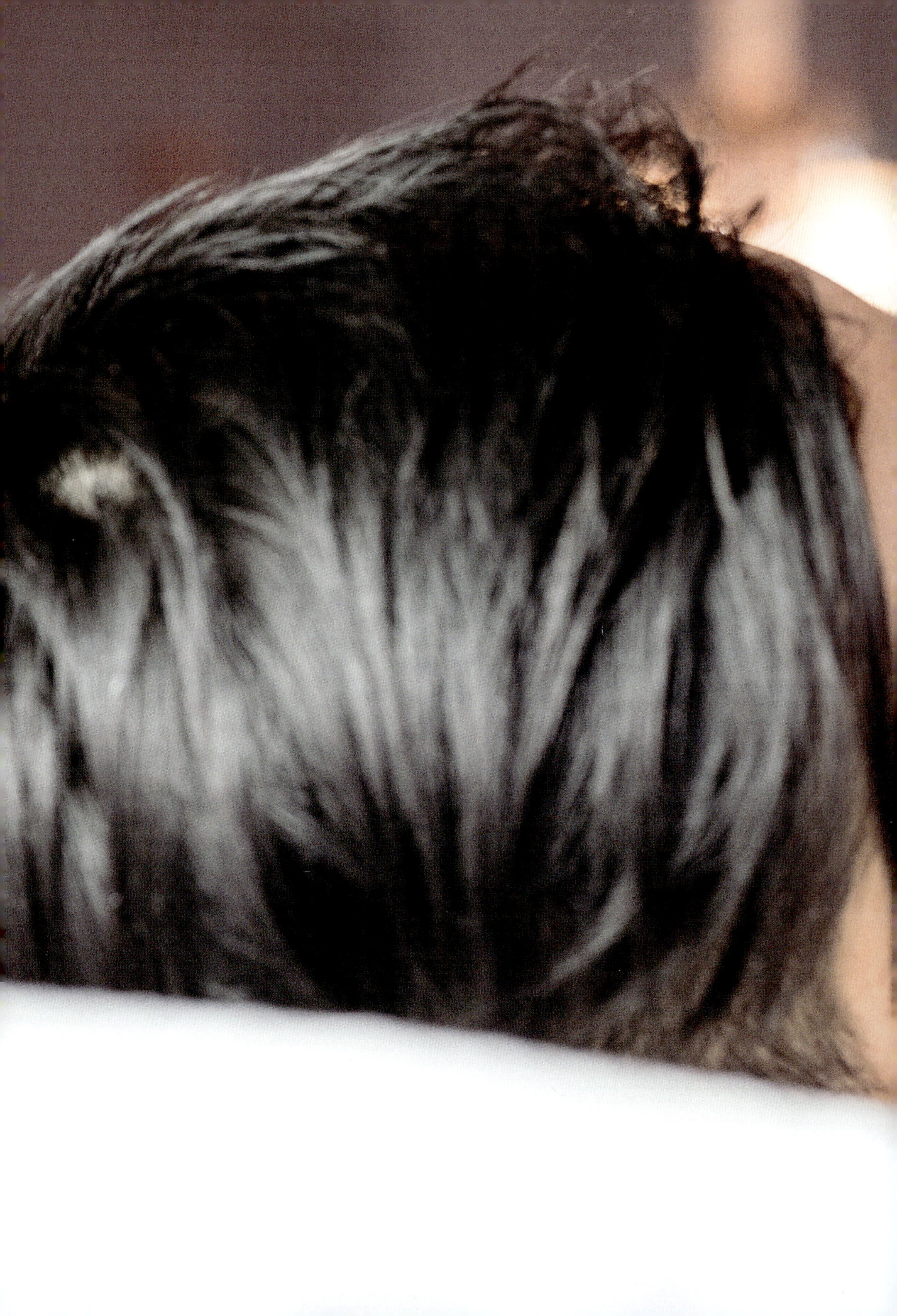

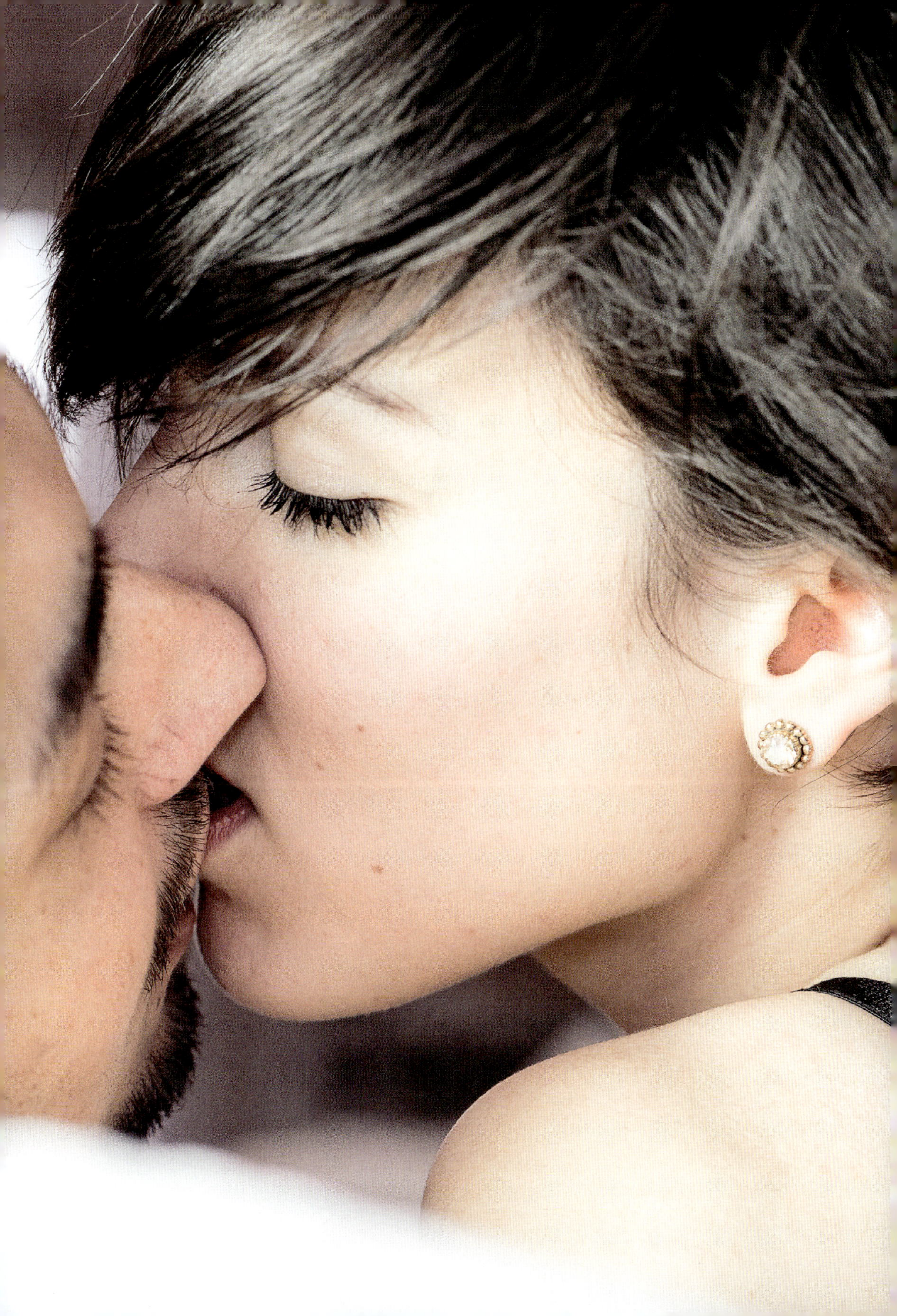

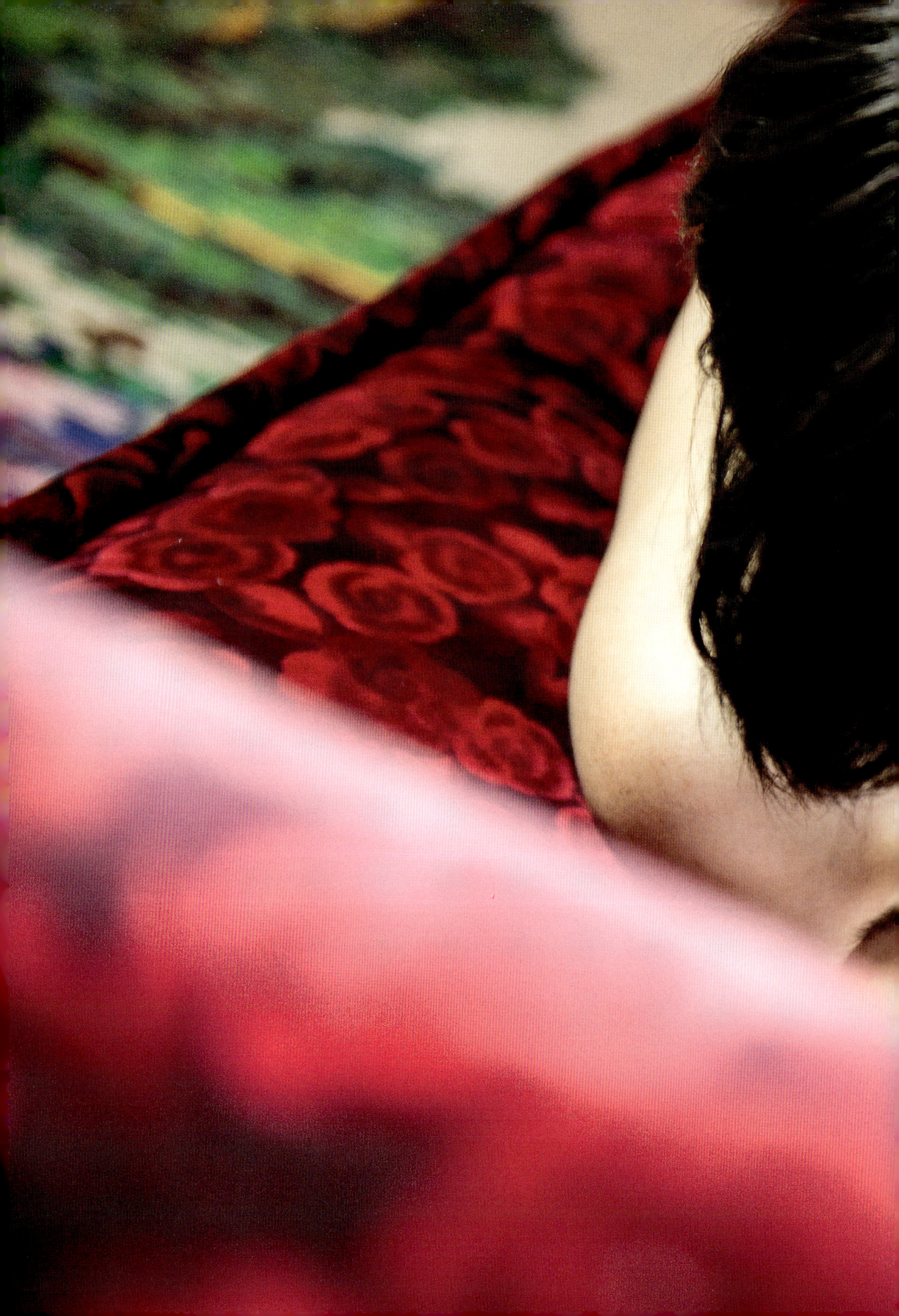

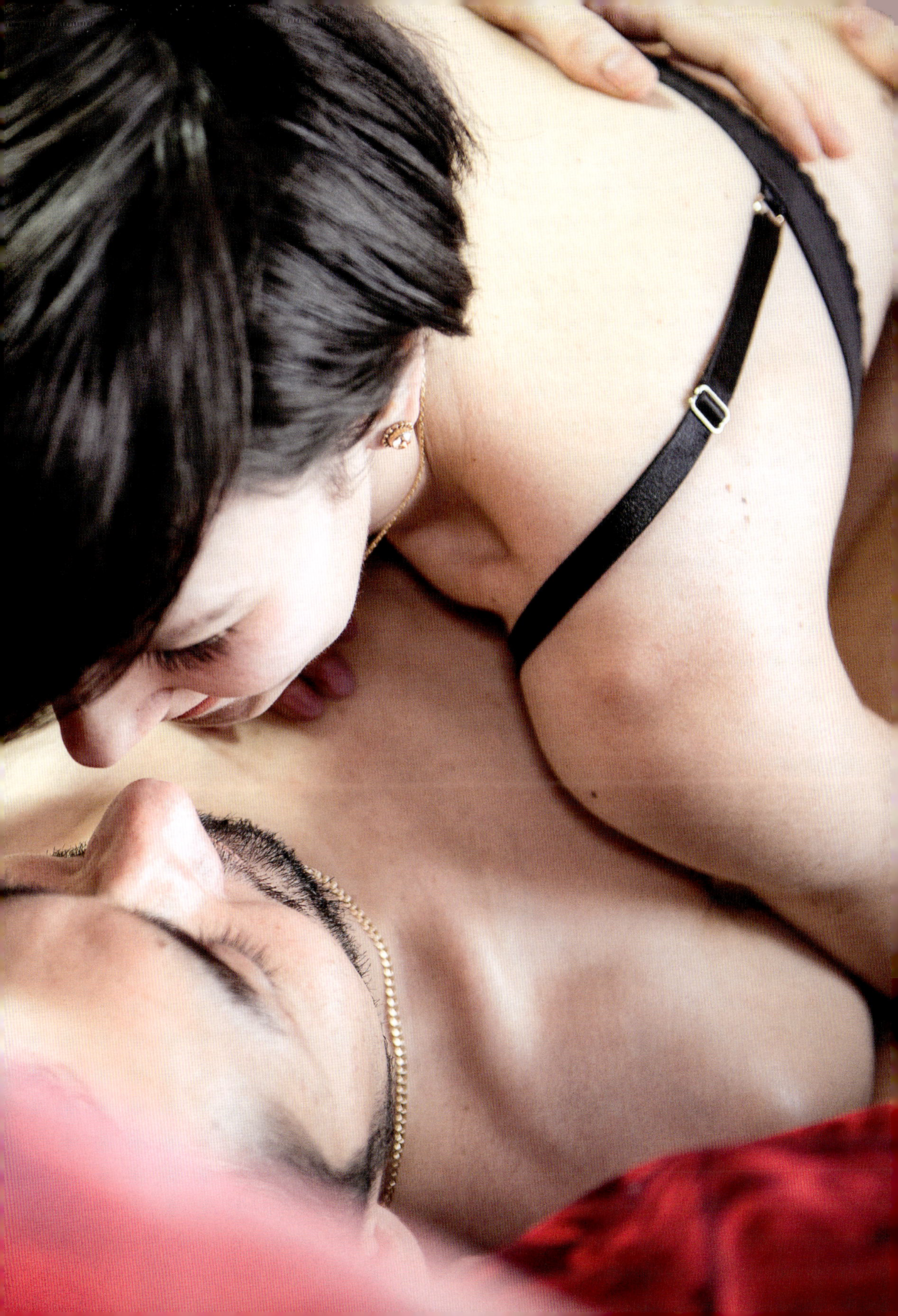

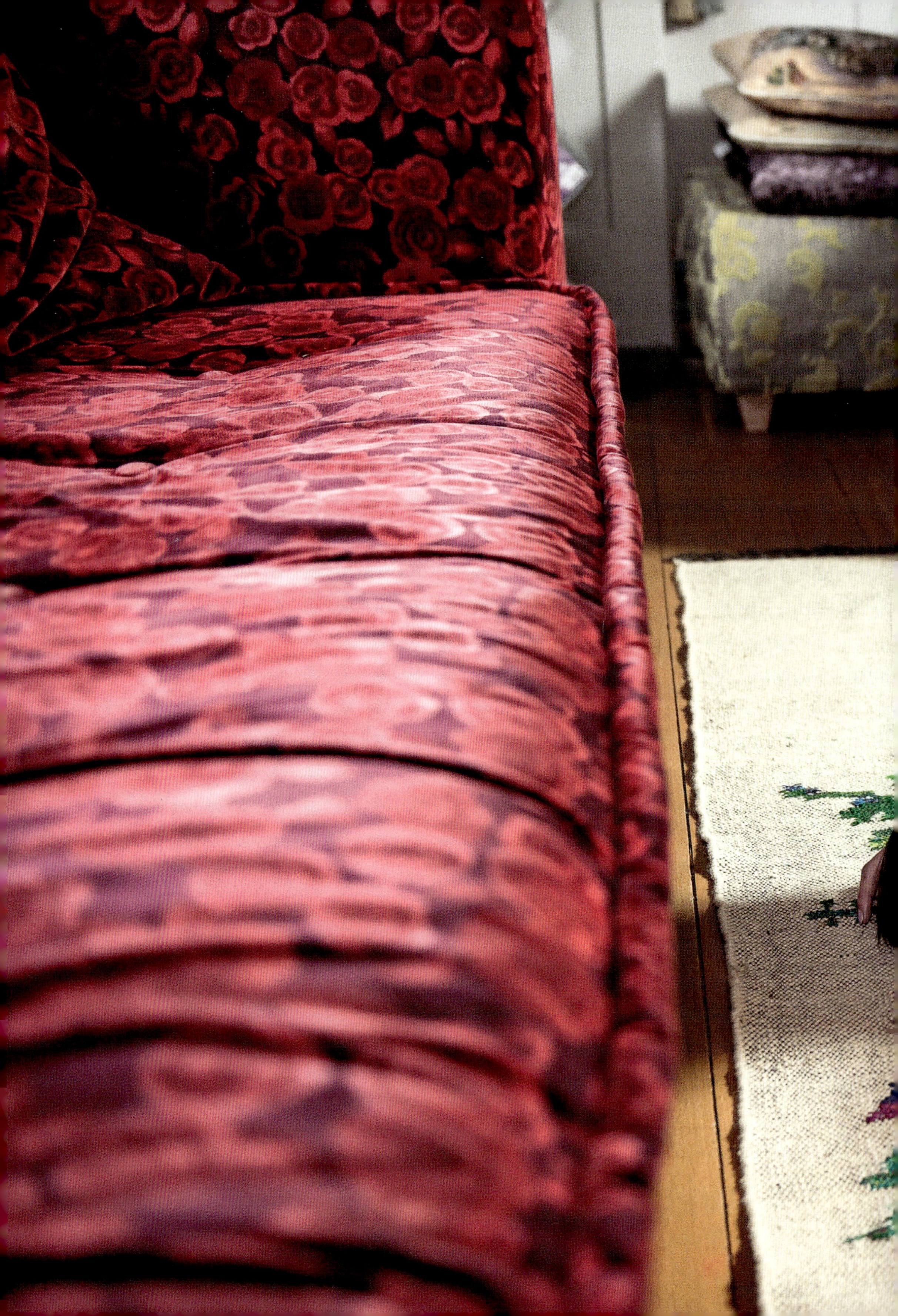

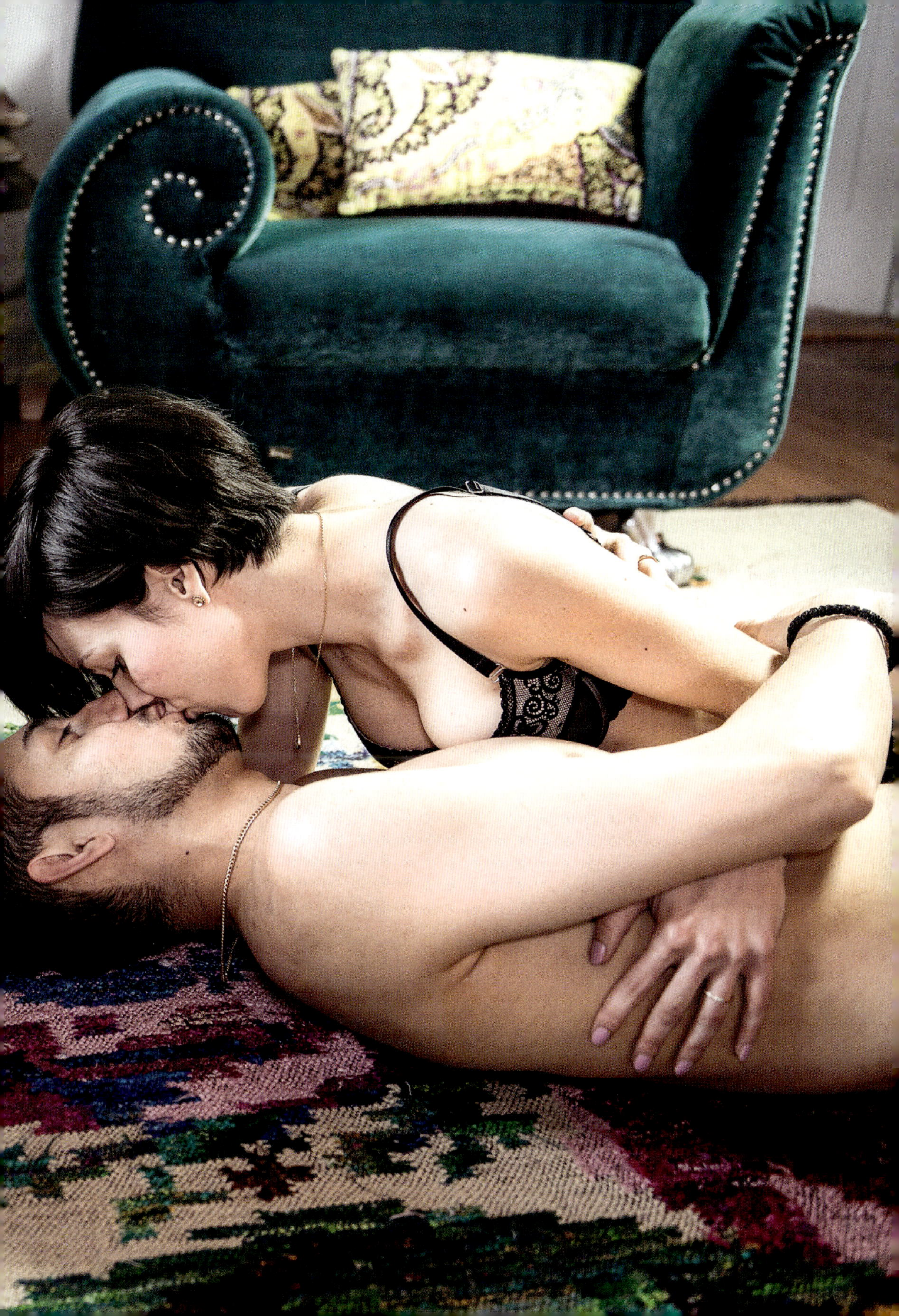

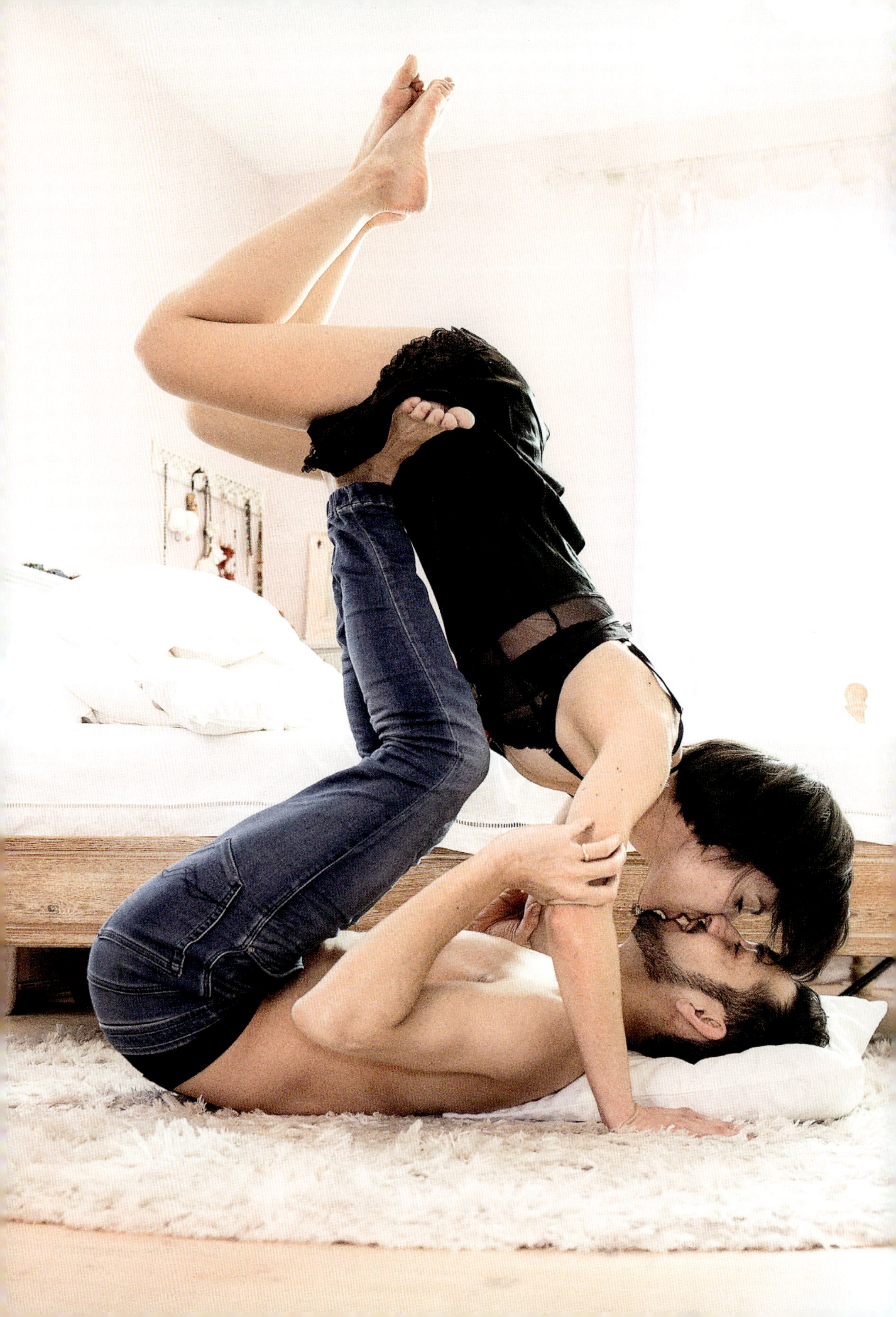

SEX, DER ES WERT IST, GEWOLLT ZU WERDEN

»Denn man kann sich nach dem Paradies sehnen,
ohne zurückzufallen in kindliche Wünsche.«[95]

Jörg Zink

»Sex sollte doch das Natürlichste auf der Welt sein, wieso klappt das bei uns nicht?«, fragen manche.

»Sex ist total unnatürlich, was hat sich Gott nur dabei gedacht!«, fragen andere.

Die Zweifelnden und die Vorwurfsvollen unterliegen demselben Irrtum. Sie meinen, Sex sei quasi angeboren. Sex ist hochkomplex und erlernt, doch unsere persönliche innere Entwicklung als sexuelle Wesen erleben wir oft nicht bewusst. Wir sind von Kindheit an mit dem Entdecken unserer Sexualorgane ziemlich allein und werden darin nicht ermutigt. Das große Potenzial unseres Körpers schöpfen wir bei Weitem nicht aus, was unsere Sexualität limitiert und nicht unbedingt paartauglich macht. Deshalb ist oft schon der Einstieg ins Sexleben frustrierend. Plötzlich sind wir zu zweit und haben oft beide keine Ahnung, wie wir eine selbstbestimmte, ganzheitliche Sexualität leben können, die uns persönlich entspricht.

VON ANFANG AN ÜBER DEN SEX ENTMUTIGT

»Ich bin seit einem halben Jahr verheiratet. Wir haben mit dem Sex bis zur Ehe gewartet und sind dann freudig, aber etwas nervös gestartet. Wir wussten, es würde vielleicht zu Beginn nicht gleich klappen. Wir haben schon einiges gelernt seit dem Anfang. Doch für mich ist der Sex nicht befriedigend. Meistens kann ich die Nähe und Intimität genießen und empfinde unser Zusammensein als schön. Doch ich wünsche mir mehr Erregung, Lust und einen Orgasmus. Im Voraus stellte ich mir vor, diese Übungszeit würde vielleicht zwei Monate dauern. Doch inzwischen verliere ich den Mut und frage mich, ob das bei mir überhaupt noch klappt. Oder ist das ›normal‹?«

Die Zeilen dieser jungen Frau sind symptomatisch für christliche Paare. Die Erwartungen an den Sex sind übergroß und die Vorbereitung darauf oft rudimentär. Es kann ein Jahr dauern, bis der Geschlechtsverkehr richtig genussvoll wird. Fortschritte hängen wesentlich davon ab, wie intensiv das Paar »übt« und neue Körpererfahrungen macht. Doch vielen Frauen fehlt es an Wissen über die körperlichen Zusammenhänge und Funktionen, um zu einem Orgasmus zu kommen. Es braucht Vorstellungskraft, Fantasien, Berührungen, sich Zeit lassen und die Scheu verlieren vor dem eigenen Körper und dem des anderen. Und üben, üben, üben.

Wir können einiges tun, damit unser Körper lernt, Sex zu genießen. Körper und Hirn sind eine untrennbare Einheit. Wie wir denken, hat unmittelbaren Einfluss auf den Körper. Alles, was dem Körper passiert, passiert auch im Kopf; alles was im Kopf geschieht, geschieht auch im Körper. Entmutigung im Sex kann Erektions-, Orgasmus- und Lustprobleme zur Folge haben und deshalb auch körperliche Probleme. Viele Frauen haben Schmerzen beim Geschlechtsverkehr, die vor allem aus einer zu hohen Muskelspannung resultieren, und diese hohe Spannung schränkt das Lusterleben ein. Doch Sex, den wir nicht genießen, wollen wir nicht wieder haben. Deshalb ist es wichtig, sich zunächst zu entspannen.[*]

LUST, WO BIST DU?

Lustlosigkeit gilt als das häufigste sexuelle Problem bei Frauen. Doch auch Männer gehen manchmal dem Sex nicht nur aufgrund einer körperlichen Störung aus dem Weg. Wer kein Verlangen hat, kann oft gar nicht sagen, weshalb. Die Frage: »Worauf hättest du denn Lust?«, löst bei diesen Menschen die Antwort »Auf gar nichts!« aus. Wer keine Lust auf Sex hat, sollte gefragt werden: »Was magst du nicht?«, »Was passt dir nicht?«, »Wogegen wehrst du dich?« Der begehrende Partner denkt oft resigniert, dass er nichts gegen die Situation tun könne. Doch die Vermeidungsstrategie ist eher kontraproduktiv. Indem der eine seine sexuellen Wünsche in den Hintergrund stellt, entwickelt der andere

[*] Siehe »Der Schlüssel ist der Beckenboden« und »Die genussfreudige 15-Minuten-Übung«.

noch lange keine Lust, im Gegenteil. Vielen würde es helfen, wenn der Partner sein Verlangen deutlich zeigt, ohne etwas einzufordern, weil er dadurch für sie attraktiver wird. Das motiviert, etwas zu unternehmen. Es ist wichtig, offen und ehrlich miteinander über das gemeinsame Sexleben zu sprechen, damit sich der Körper (wieder) öffnen kann.

Die Lust kann verschwinden, doch sie tut das nie einfach so. In den seltensten Fällen ist der Grund ein sexuelles Problem. Dieses ist nur ein Symptom für darunterliegende Konflikte und Ängste, die wir einander nicht sagen und zeigen wollen. Dann weichen wir einander aus, obwohl wir in der sexuellen Begegnung genau das finden könnten, was wir vermissen: die intensivste, direkteste Möglichkeit, uns angenommen, geborgen, nahe, geschätzt und geliebt zu fühlen.

Paradoxerweise schlafen wir manchmal gerade deshalb nicht miteinander, weil uns die Beziehung so wichtig ist. Weil wir unsere Beziehung vor Konflikten verschonen wollen. Deshalb behalten wir unsere sexuellen Wünsche, Bedürfnisse und Fantasien für uns, hauptsächlich aus Angst, abgelehnt oder verachtet zu werden. Doch der, welcher nicht mehr »beschlafen« wird, fühlt sich erst recht abgelehnt. Statt: »Ich habe keine Lust«, hört er: »Ich habe keine Lust auf dich«. Frauen können ausdrücken, dass sie sich wegen seiner Unlust verletzt, abgewiesen und minderwertig fühlen. Männer fühlen sich ebenso, können es aber oft nicht ausdrücken.

Für genussvollen Sex müssen nicht alle Konflikte und Ängste ausgeräumt sein. Aber es braucht die Risikobereitschaft, sich dem anderen wieder zu öffnen und sich auf ihn, aber auch auf den eigenen Körper und die eigenen Körperempfindungen einzulassen. Konflikte zu verdrängen, benötigt viel mehr Kraft, als sie anzusprechen. Nur durch emotionale Offenheit und sexuelle Nähe bleibt die Paarsexualität lebendig. Wir müssen es wagen, unsere sexuellen Vorlieben zu erforschen und zu äußern. Dafür aber brauchen wir Vertrauen in die Beziehung und ein Gefühl der Sicherheit. Die glücklichsten Menschen im Bett sind diejenigen, die realistische Vorstellungen haben, eine Niederlage akzeptieren können und trotzdem weitermachen.

Zu Beginn einer Beziehung begehren wir spontan und daraus ergeben sich von selbst Erregung und Sex. Doch im späteren Lauf der Paarbeziehung müssen wir lernen, uns vorbehaltlos auf liebevolle sexuelle Stimulation einzulassen, um das Begehren zu wecken, indem wir uns auf genitales Lernen einlassen. Wenn wir körperliches Begehren in uns wecken können, ist es uns möglich, den Körper wie einen Schalter zu benutzen, um aus dem Inneren heraus Lust auf Sex »anzuknipsen«. Damit sind Sex und letztlich das Liebesgefühl viel weniger störungsanfällig und weniger gefährdet durch momentanen emotionalen Stress wie Alltagsbelastung, vorangegangene Unstimmigkeiten, enttäuschte Vorstellungen und anderes. Wir können uns die Motivation für sexuelle Betätigung aus dem Körper selbst holen. Wenn wir genitale Erregung lernen, steigern wir damit die Intensität des emotionalen Erlebens, ob es nun um Liebe, Sicherheitsbedürfnisse oder Selbstbestätigung geht.

OVERSEXED AND UNDERFUCKED

Von Sex-Eindrücken überflutet, aber trotzdem sexuell unbefriedigt – so ist unsere Zeit. Wir scheinen alles über Sex zu wissen, doch das wahre Tabu ist das Schweigen darüber in der Beziehung. Seltsamerweise sind wir nach tausenden Jahren Sex nicht aufgeklärter, abgeklärter und sexuell kompetenter. Jedenfalls nicht, was die Lust anbelangt. Lustlosigkeit, Orgasmusstörungen der Frau und Erektionsstörungen beim Mann sind die Hauptgründe, weshalb Menschen Beratung suchen. Ursachen für die Unlust können unterschiedlich sein. Lust nicht gelernt, Krankheit, Schmerzen beim Geschlechtsverkehr, keine Erektion, nicht eindringen können, Ekel, Beziehungsstress, erschwerende Lebensumstände. Der Hauptgrund für die sexuelle Unlust auf beiden Seiten aber ist: Die Sexualität läuft schlicht nicht sehr lustvoll ab. Sex ist schön, nur wissen das ganz viele Menschen nicht.

UNTERSCHIEDLICHE BEDÜRFNISSE

Die wenigsten Paare haben ein übereinstimmendes Lustempfinden. Deshalb ist es wichtig, dem Sex eine gewisse Priorität in der Beziehung einzuräumen und einen Kompromiss zwischen den unterschiedlichen Bedürfnissen zu finden. Wenn der Partner mit dem geringeren Bedürfnis nach Sex dauernd vom anderen bedrängt wird, wird er noch weniger Lust empfinden. Selbst wenn wir meinen, keinen Druck auszuüben, eine stille Anspruchshaltung reicht oft schon aus. Ich muss eine Absage vom anderen hinnehmen können. Er sollte Nein sagen dürfen, denn nur wer Nein sagen darf, kann auch Ja sagen. Deshalb sollten wir die eigenen Wünsche immer klar äußern, selbst wenn Zurückweisung droht. Sonst ist der eine in einer Dauer-Lauer-Stellung, ob der andere nun endlich realisiert, was von ihm gebraucht und gewünscht wird. Und der andere ist in einer Dauer-Abwehr-Haltung, weil er immer damit rechnet, bedrängt zu werden.

Das heißt aber nicht, dass der Partner mit weniger Lust einfach allein bestimmen sollte, wie das gemeinsame Sexualleben aussieht, was darin geschehen darf und was nicht. Ewige Zurückweisung nagt genauso am Ego des einen Liebespartners, wie bedrängt zu werden an dem des anderen. Wenn jeder einen Schritt auf den anderen zu macht, können beide eine erfüllende Sexualität erleben.

Dabei reicht es nicht, einfach nur mitzumachen, dem anderen zuliebe, denn sexuell begehrende Partner wünschen sich nicht nur, dass Sex stattfindet, sondern sie wollen gerne einen leidenschaftlichen Liebespartner, der seine Lust ausdrückt. Lass dich mit hineinnehmen in die Lust, ihr werdet beide davon profitieren.

ICH STERBE VOR LANGEWEILE

»Ich sterbe vor Langeweile« – Dieser Satz kommt vor allem von Frauen, denn das trauten sich die meisten Männer nie laut auszusprechen, obwohl sie manchmal genauso empfinden. Frauen sprechen mit so einem Satz vor allem die Unzufriedenheit an, die aus der Unterschiedlichkeit der Charaktere entsteht. Sie nervt, dass sie sich sehr für die Beziehung engagiert, ihr Mann aber in der Inaktivität ganz zufrieden ist. Passive Männer sind oft auch passive Liebhaber. Sie genießen zwar den körperlichen Kontakt, werden aber nicht sexuell aktiv. Der aktive Partner empfindet daher schnell einmal, dass er um Liebe betteln muss. Eine Frau klagte: »Seit wir verheiratet sind, bettle ich darum, geküsst zu werden, dass er mit mir schläft, dass er mich begehrt, aber es ändert sich nichts. Nun habe ich es sein lassen. Wir schlafen sehr selten miteinander und es ist für mich größtenteils unbefriedigend. Mein Mann kann sich nicht erklären, weshalb das so ist. Mittlerweile liebe ich meinen Mann nur noch als Freund. Mir ist es furchtbar langweilig mit ihm. Wir haben keinen echten Austausch. Die Gespräche verlaufen oberflächlich.«

Lust – Unlust, Kurzweil – Langeweile, gesprächig – wortkarg, es gäbe noch andere Gegensätze in der Beziehung, über die sich wahlweise Frau oder Mann beklagen. Uns zieht normalerweise am anderen an, was uns fehlt. Doch mit der Zeit ärgert uns das, was uns anfänglich faszinierte. Die ruhige und pragmatische Art war einmal wohltuend, nun nervt sie nur noch. In vielen Beziehungen hat der eine die Rolle des Motors für Aktivitäten. Er organisiert – der andere macht gerne mit. Beide sind mindestens zu Beginn glücklich mit dieser Rollenteilung. Doch irgendwann findet der Aktive, der andere könnte sich jetzt mal anstrengen, und hört auf, sich zu engagieren. Aber der andere kann genau das nicht, zumindest nicht so einfach. Weil es ihm nicht liegt, weil er es nicht gelernt hat, weil er eigentlich zufrieden war mit dem, wie es war. Je mehr Druck nun kommt, desto lethargischer wird er.

Der aktivere Partner sollte schleunigst dazu übergehen, sein Leben zu gestalten, wie es ihn glücklich macht. Nicht der Liebespartner macht uns in erster Linie glücklich, sondern wir selbst und unsere eigene Lebensgestaltung. Wir sollten Freunde treffen, die Familie besuchen, aktiv werden und Dinge unternehmen. Will der andere mitkommen – gut. Wenn nicht, lassen wir ihn zu Hause und gehen trotzdem los. Dann wird er sich selbst organisieren müssen, Ideen entwickeln und Verantwortung für sich selbst übernehmen. Verantwortung für andere kommt erst aus der Verantwortung für sich selbst. Übernimmt ein Liebes- und Lebenspartner keine Verantwortung für die Beziehung, bedeutet das oft, dass er emotional noch nicht erwachsen ist.

In allen Konflikten einer Ehe gilt immer: Mich kann ich verändern – den anderen nicht. Ehe ist vor allem dann harte Arbeit, wenn wir uns gegen die Lebensrealität auflehnen und den anderen nicht mehr nehmen können, wie er ist. Wir haben die Wahl, ob wir unsere Energie in die Veränderung des Partners stecken oder in eine Lebensgestaltung, die uns gefällt. Wir müssen versuchen, das Liebenswerte wiederzufinden, indem wir den anderen sein lassen, wie er ist. Der Sexualtherapeut David Schnarch nennt das »Differenzierung«. Sich auseinanderdividieren, selbstständig werden, ein Eigenleben haben, Abstand gewinnen – und sich auf diese Weise wieder besser sehen können und schlussendlich auch wieder begehren, nicht nur sexuell.

Schlechter Sex ist ein Segen – das sagt niemand anderer als der bekannte Sexualtherapeut David Schnarch. Er behauptet, Bettfrust mache mutiger und freier. Gelegentlicher Bettfrust ist seiner Ansicht nach ganz normal in einer langjährigen Beziehung. Probleme im Paarsex können der Anstoß für eine Weiterentwicklung sein. Nur wer sich nicht entwickeln und anstrengen will, flüchtet aus der Beziehung durch eine Affäre oder eine Scheidung, oder er führt in völliger Gleichgültigkeit eine furchtbare Beziehung. Gegen mangelnde Lust helfe nur die Einsicht, dass man wachsen muss.[96]

ENTWICKLE DICH IN DER LANGEWEILE WEITER

Willst du Gespräche mit deinem Partner, unterhalte dich mit ihm, auch wenn er nicht viel dazu beiträgt. Möchtest du Nähe und Zärtlichkeit, gehe auf ihn zu und gib sie, du hast auch etwas davon. Zeige dein Begehren, vielleicht löst das beim anderen Begehren aus. Sorge für deine Lust und zeige, was dich erregt. Werde ein guter Liebhaber, ein gute Liebhaberin in dem Sinne, dass du dich und deinen Körper gut kennenlernst. Wenn du Sex unbefriedigend findest, setze dich mehr mit deinem Körper auseinander. Gib deinem Mann/deiner Frau Nachhilfe in Sex, lehre ihn/sie, ein guter Liebhaber/eine gute Liebhaberin zu sein. Manchmal tut eine professionelle Paarberatung gut. Bei großen Charakterunterschieden empfiehlt sich eine systemische Beratung, in der die verschiedenen Herkunftsfamiliensysteme eingehend betrachtet werden.

VOR LAUTER STRESS KEIN SEX

Manche Paare sind eigentlich ganz zufrieden mit dem Sex – eigentlich. Denn leider findet er so gut wie nie statt. Diese Paare landen oft in einer Negativspirale unterschiedlicher und enttäuschter Bedürfnisse. Eine Frau schreibt: »Oftmals bin ich diejenige, die nicht will und keine Lust hat. Meinem Mann fällt es dann immer schwerer, mir im Alltag seine Liebe zu zeigen, sodass mein Begehren noch geringer wird. Unser größtes Problem ist, dass ich beruflich sehr gefordert bin. Abends kann ich fast nicht abschalten und fühle mich emotional leer. Oft kann ich mich überhaupt nicht mehr auf meinen Mann einlassen und hätte lieber Zeit und Ruhe für mich. Ich bin eher introvertiert, mein Mann ein extrovertierter Beziehungsmensch. Es verletzt ihn, wenn ich abweisend bin. Er zweifelt immer mehr an sich, unserer Liebe und seinem Sexappeal. Einerseits tut mir das sehr leid, andererseits kann ich ihm einfach nicht geben, was ich gerne möchte. Ich habe das Gefühl, als Ehefrau zu versagen, was mir noch mehr Stress und Druck bringt.«

Stress ist für beide Geschlechter ein großer Lustkiller. Setzen wir uns wegen unseres Sexlebens zusätzlich unter Druck, geht oft gar nichts mehr. Sind wir verkrampft, ertragen wir meistens keine Nähe und Berührungen und spüren wenig Lust. Sind wir dazu noch introvertierte oder sensible Persönlichkeiten, entsteht ein sensitiver »Overkill«.

Zusätzlich erschwerend sind Vorstellungen über Sex, die fixiert sind auf den eigentlichen Geschlechtsverkehr und den Orgasmus. Zwischen dem Begrüßungskuss und dem Sexakt finden bei vielen Paaren keine zärtlichen oder sexuellen Zwischentöne statt. Doch gerade diese würden eine langsame Annäherung ermöglichen, die Druck wegnimmt. Statt einander auszuweichen, um entweder Sex zu verhindern oder keine Abfuhr zu erhalten, sollten wir körperlich aufeinander zugehen, aber dabei klarstellen, um welche Art Annäherung es sich handelt, welches Bedürfnis dahintersteht, damit der Partner sich nicht unter Druck gesetzt fühlt. Dies kann zum Beispiel einfach nur das Bedürfnis sein, zu halten oder gehalten zu werden. Einander »absichtslos« zu streicheln.

Auch sollten wir Berührungen nicht einfach empfangen oder gar über uns ergehen lassen, sondern uns aktiv in diese hineinbewegen. Durch die leichte Bewegung und die wechselseitige An- und Entspannung der Muskeln weicht die Verspannung. Dabei darf selbstverständlich sexuelle Erregung entstehen. Wichtig ist, Signale abzumachen zum Aufhören oder Weitermachen. Petting ist beispielsweise eine entspannte Lust-ohne-Druck-Variante, indem man einfach zusammen liegt, sich aneinanderschmiegt, sich miteinander leicht bewegt und sich gegenseitig stimuliert. Viele Männer nehmen ihre Lustbefriedigung auch daraus, ihre Frau durch Stimulation zum Höhepunkt zu bringen und dabei selbst einen Orgasmus zu erleben.

ENTSPANNUNG TROTZ STRESS

Stress lässt sich nicht immer vermeiden. Daher ist die Herausforderung, mit Stress umgehen zu lernen und in einen Ruhe- und Entspannungsmodus zu kommen. So kann es gelingen:

Über den Tag hinweg: Sämtliche »Techniken« für Lust und Entspannung in diesem Buch führen auch in die innere Ruhe. Die Beckenschaukel (im Stehen, Sitzen oder Liegen) hilft im Berufsalltag, die Mitte zu finden. Dabei geht es vor allem darum, beim Atmen die Luft loszuwerden. Oft atmen wir höchstens zwei Drittel der Luft aus, bevor neue Luft dazukommt. Je mehr Luft wir zurückhalten und dazu neue einatmen, desto verkrampfter werden wir im Brustbereich und in der Folge im Nacken und im ganzen Körper. Wir sollten immer mal wieder heftig sämtliche Luft mit offenem Mund »ausschnauben« und mithilfe der Beckenschaukel ganz rauspressen. Und erst danach wieder Luft einströmen lassen, wenn der Körper es verlangt. Ein paarmal wiederholen.

Innerlich vorbereiten: Viele Dinge im Leben gelingen besser, wenn wir uns gedanklich darauf vorbereiten. Deshalb würde es Druck wegnehmen, lustvolle Zeiten im Voraus auszumachen oder sich tagsüber zu signalisieren, dass man abends gerne Sex hätte.

Nachhausekommen: Sag deinem Partner, dass du zuerst eine Viertelstunde oder eine halbe Stunde für dich brauchst, um herunterzufahren und zu entspannen. Erst danach widmet euch eurem Alltagsprogramm.

Berührungszeiten: Plant mindestens zwei- bis dreimal pro Woche nackte Berührungszeiten ein, die sexuelle Spannung entstehen lassen können im Gegensatz zu zärtlicher Romantik. Berührt euch auf verschiedene Art und Weise. Nehmt diese Berührungen bewusst wahr und erspürt euch gegenseitig. Die Berührungen sollten eher fester sein. Je höher die Anspannung in uns ist, als desto unangenehmer empfinden wir leichte Zärtlichkeiten. Wir können besser entspannen, wenn der Partner mit der Hand an verschiedenen Körperstellen bestimmt anfasst und leicht zudrückt (palpieren) oder uns abklopft. So kann Anspannung weichen. Eine Nacken- und Kopfmassage lässt den Stress über den Kopf entweichen.[*]

---

[*] Siehe Kasten »Handballett«.

SCHMERZEN BEIM SEX UND VORZEITIGES KOMMEN

Sowohl Schmerzen beim Sex als auch eine zu frühe Ejakulation entstehen aufgrund einer hohen Spannung im Körper. Wenn es bei ihr wehtut oder er zu schnell kommt, ist in der Regel der Muskeltonus sehr hoch. Angst, Nervosität, Unsicherheit lassen uns den Atem anhalten und den Körper anspannen. Dann spüren und fühlen wir das Geschlechtsorgan und die Erregung viel weniger oder haben keine Kontrolle darüber. Eine lustvolle runde Bewegung des Beckens in der Körperachse, vorwärts und rückwärts mithilfe von An- und Entspannen des Beckenbodens, lässt Blut in die Geschlechtsregion fließen, löst die Erektion beim Mann und das Feuchtwerden der Frau aus. Diese eher kleine, feine Bewegung des Beckenbodens lässt einen die Erregung besser wahrnehmen und die Erektion und das Becken besser steuern. Wenn man sein Becken kreist oder mit ihm eine Acht beschreibt, kann man nochmals andere Empfindungen wecken. Mit dieser Vorstellung bewegt man sich in die Berührungen hinein und atmet regelmäßig in die Tiefe des Bauches ein. Dabei sollte man nicht unbedingt viel Luft einatmen. Entscheidender ist, mit der Bewegung des Beckens nach vorne wieder auszuatmen. Ein geöffneter Mund und Töne oder Stöhnen beim Ausatmen erhöhen zudem die Sinnlichkeit.

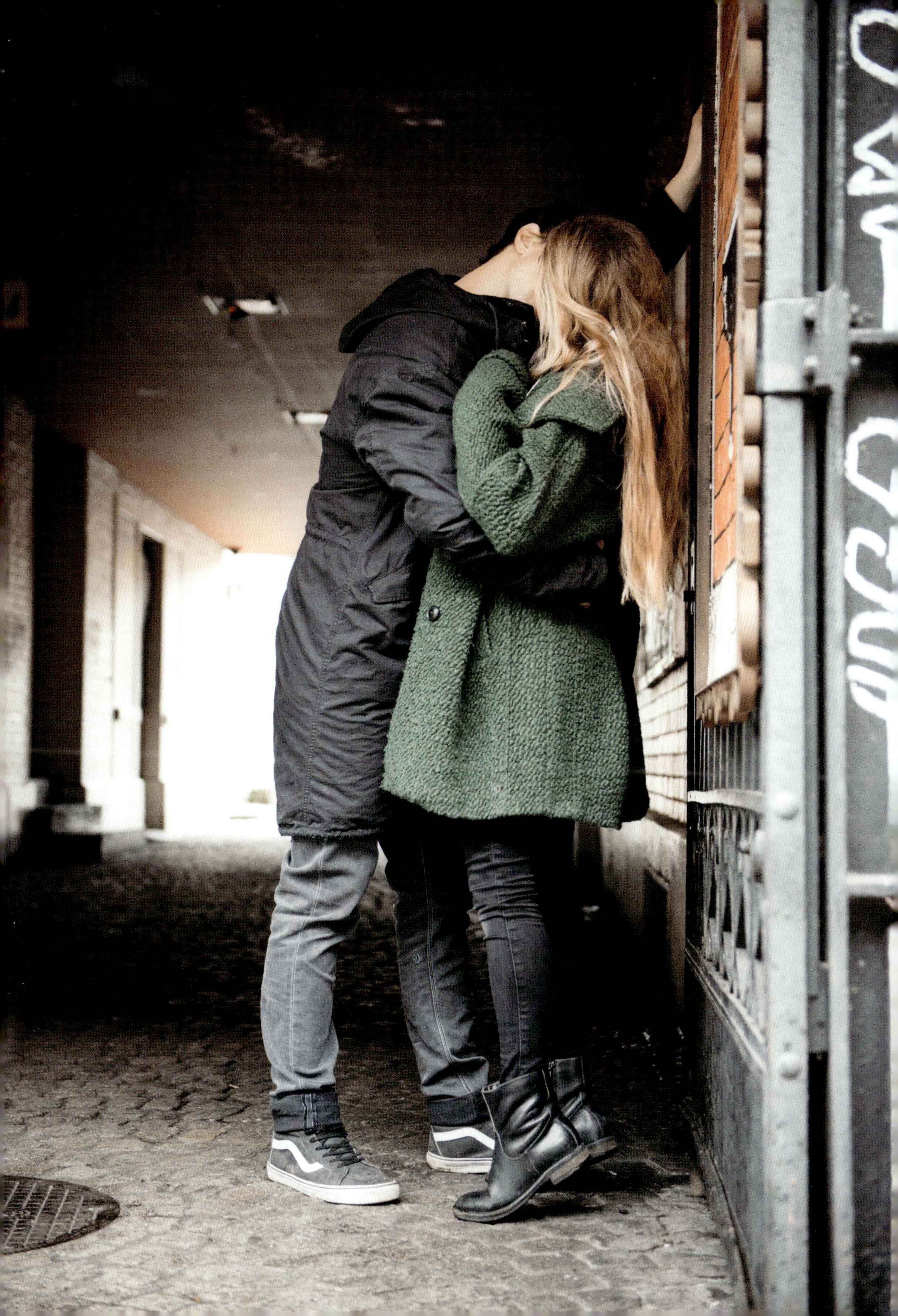

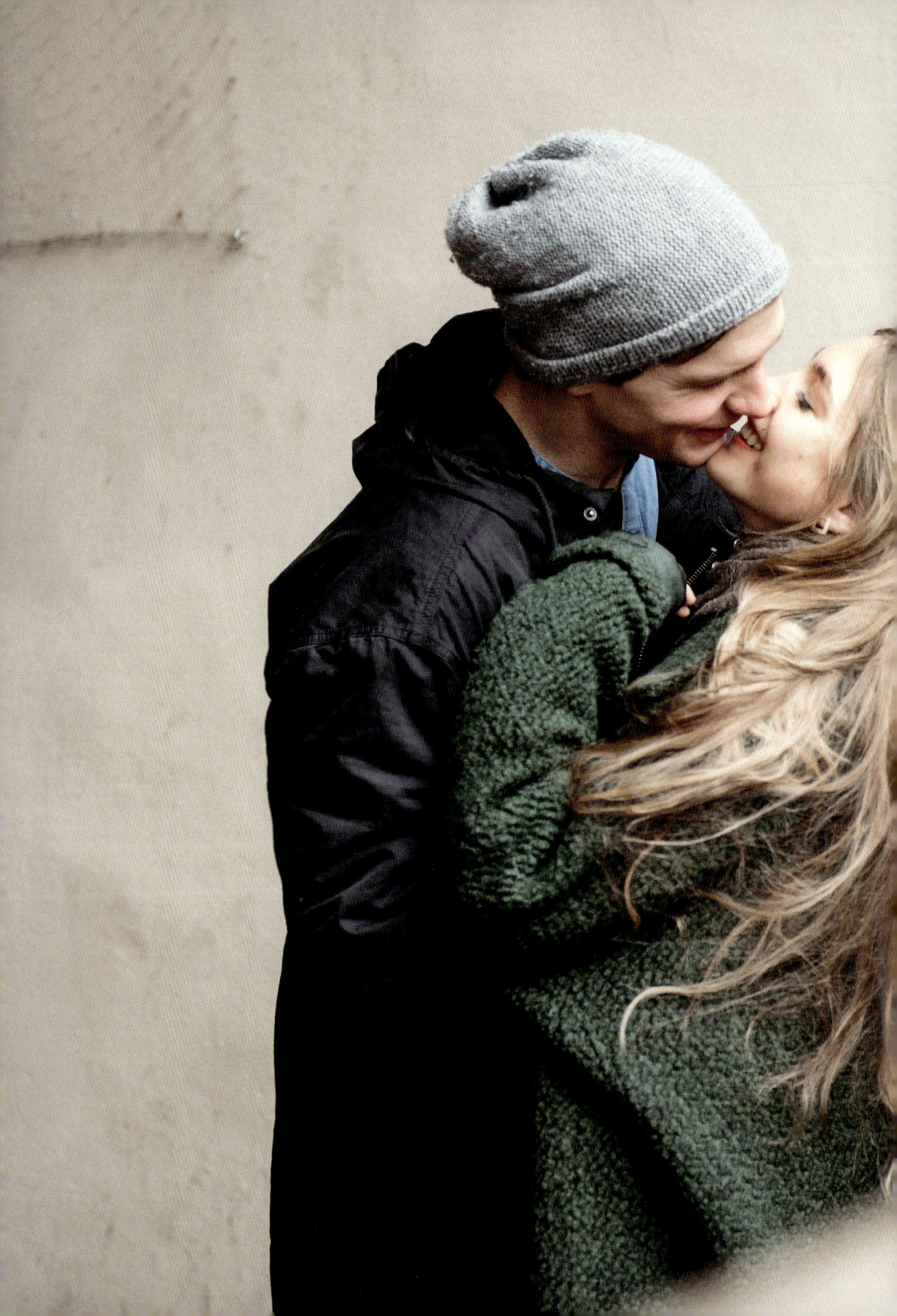

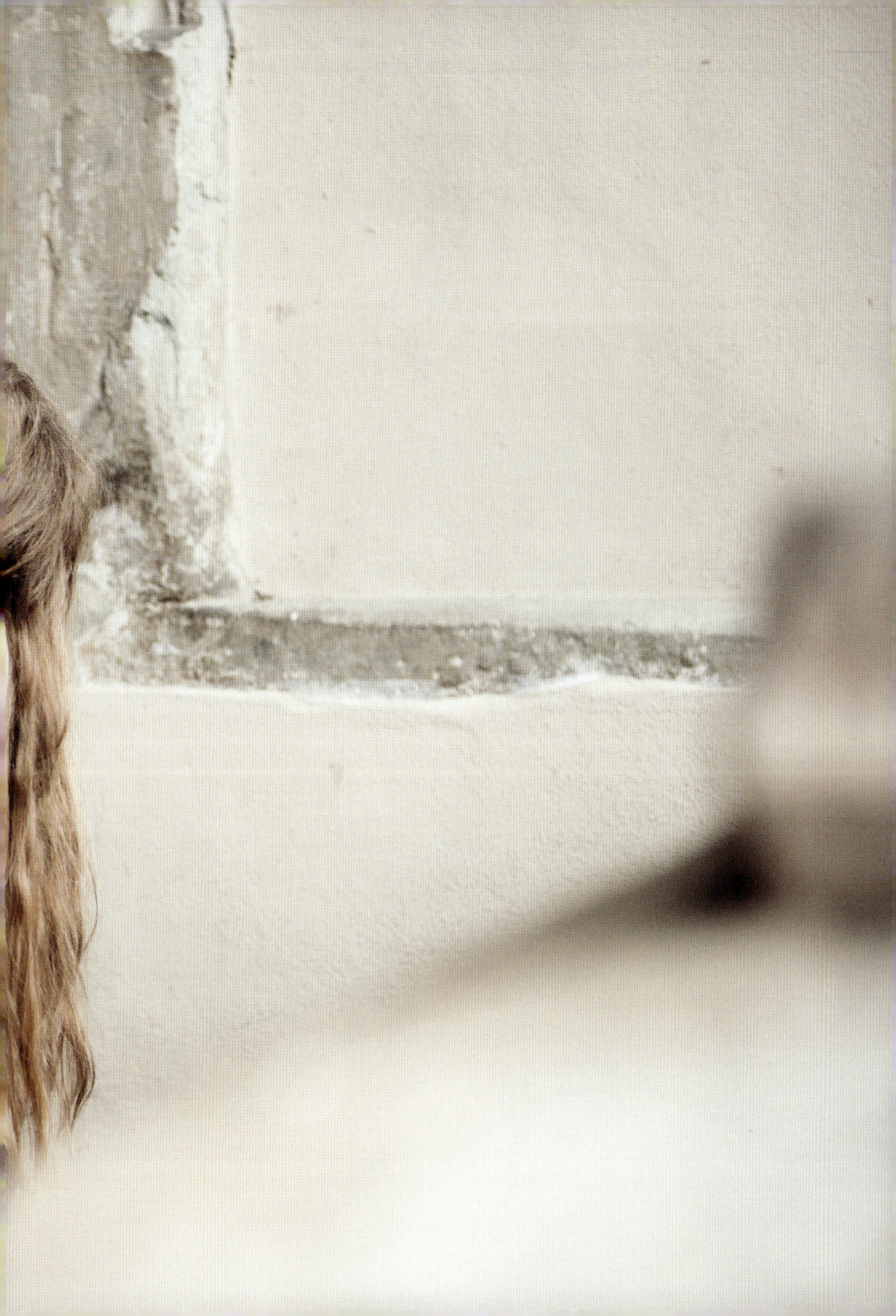

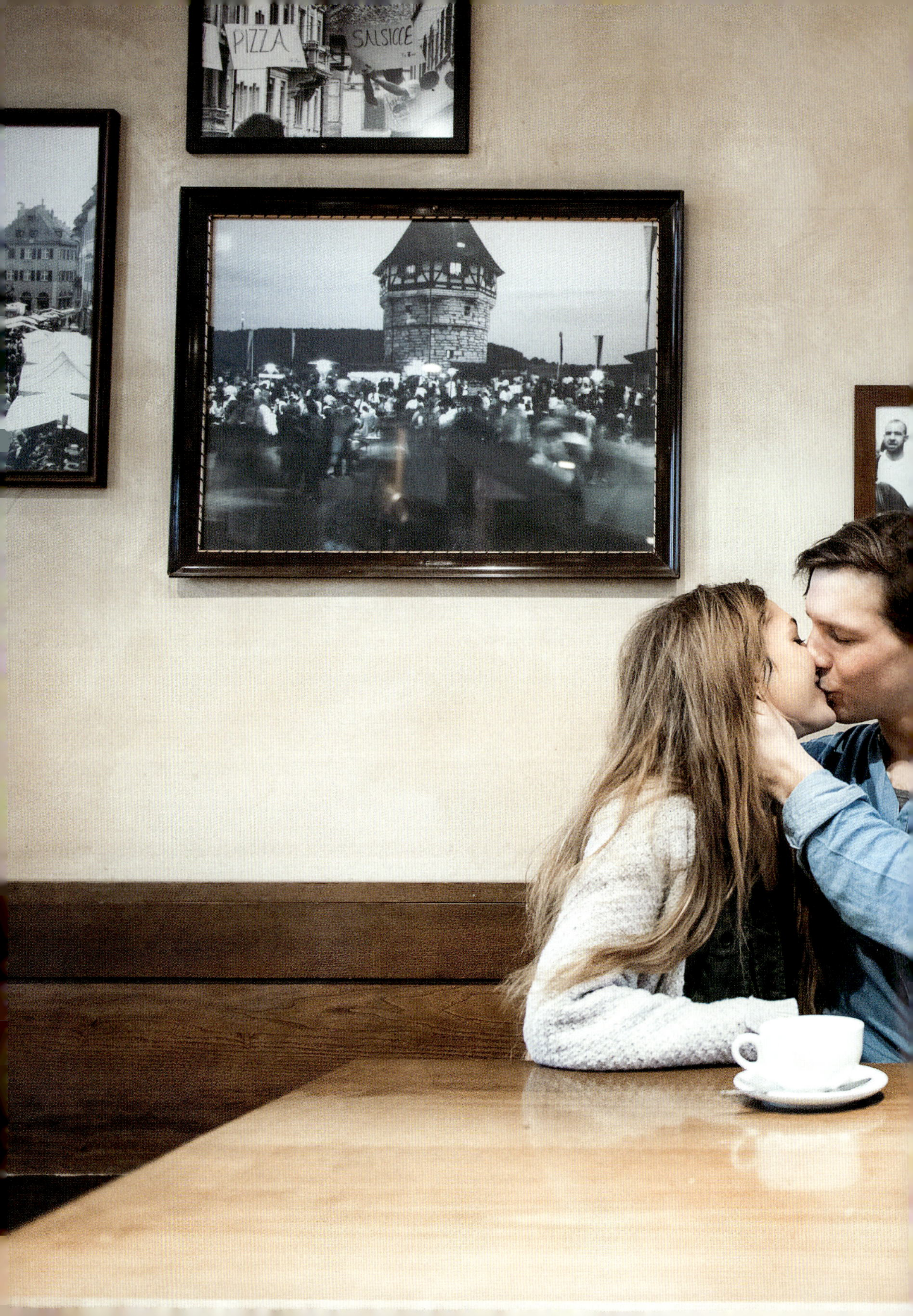
PIZZA
SALSICCE

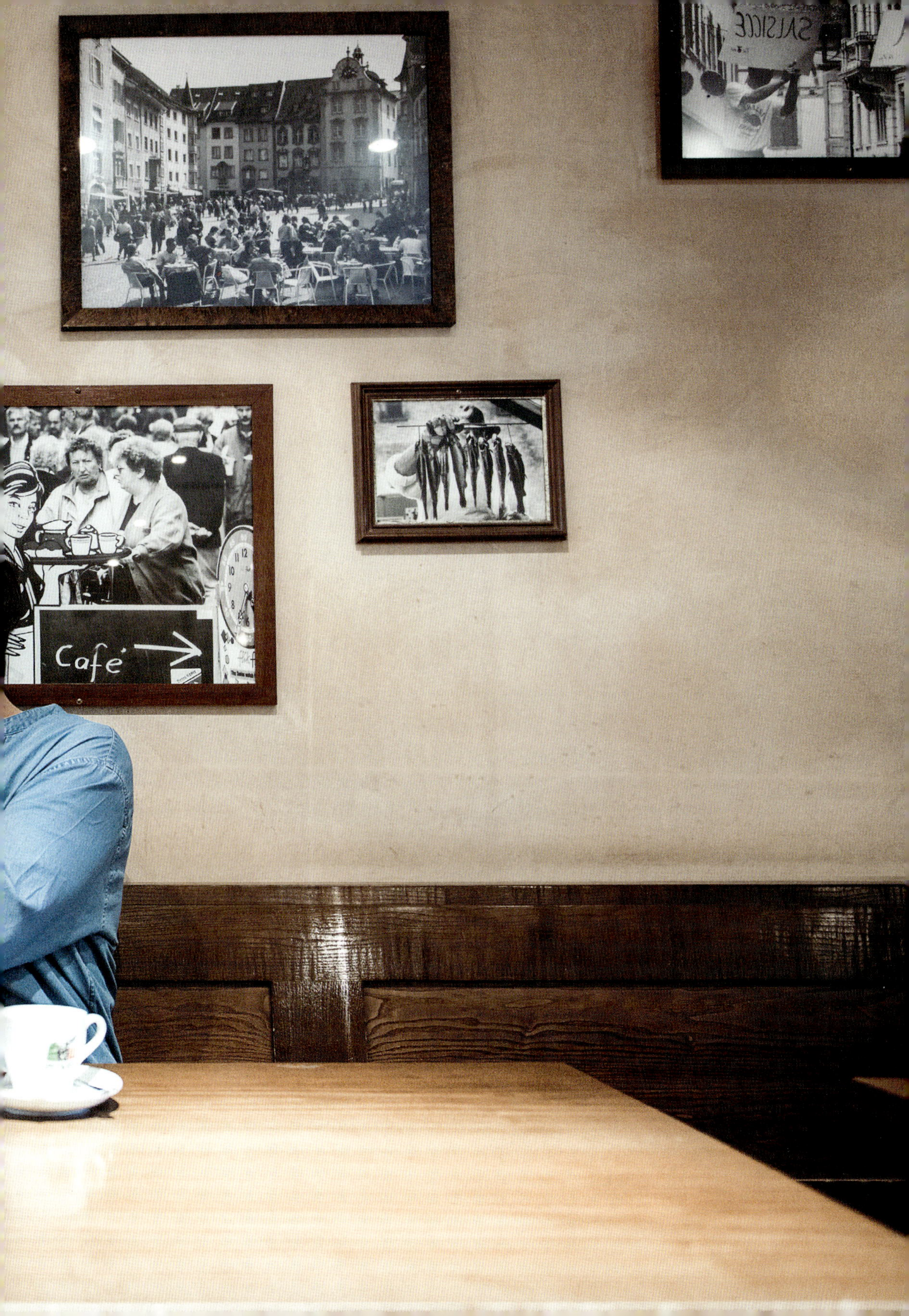
Café

DER SEX TUT WEH

Rückenschmerzen, Kopfschmerzen, chronische Irgendwas-Schmerzen oder Schmerzen aufgrund von Sex vermiesen uns die Lust schon allein bei der Vorstellung ganz gewaltig. Leichte Kopfschmerzen und Verspannungen gehören zu den harmloseren Schmerzen, die oft sogar mit dem Sex verschwinden. Plagen uns jedoch lang anhaltende körperliche, psychische oder soziale Probleme, wird es für den Sex schwierig.

Eine sechzigjährige Frau schreibt: »Seit den Wechseljahren habe ich starke Schmerzen beim Geschlechtsverkehr. Weder Cremes noch angepasste Positionen noch Nachfragen bei meiner Frauenärztin und Freundinnen halfen. Deshalb haben wir sozusagen keinen Geschlechtsverkehr mehr, weil es weder meinem Mann noch mir Spaß macht.« Es ist ja nicht so, dass man unbedingt Sex mit Penetration haben muss. Wenn es für beide stimmt, ist es völlig in Ordnung, sich auf andere Weise seine Liebe zu zeigen. Ich nehme aber an, dass diese Frau mir geschrieben hat, weil sie und ihr Mann gerne »echten« Sex haben wollen. Viele Frauen haben Schmerzen beim Geschlechtsverkehr. Der Hauptgrund ist, dass die Muskulatur sehr angespannt ist, entweder allgemein von der Grundkörperspannung her oder weil man sich vor dem Schmerz beim Sex fürchtet, ein Teufelskreis.

Mit dem »Schmerzmonster« kämpfen auch frisch verheiratete Frauen. Eine dreißigjährige Frau schrieb mir: »Mein Mann und ich sind seit einem Jahr verheiratet, aber unser Sexleben ist trotzdem schon eingeschlafen, weil ich immer Schmerzen beim Geschlechtsverkehr habe. Ich war deswegen bei der Frauenärztin, aber sie konnte medizinisch nichts feststellen. Jeder Frauenarztbesuch ist für mich der blanke Horror und ich fühle mich danach manchmal tagelang wund. Lust zu empfinden, ist kein Problem. Ich habe mich vor unserer Ehe oft selbst befriedigt und tue es auch jetzt manchmal. In unserer Verlobungszeit hatten wir einige Male fast schmerzfreien Sex und ein schönes Intimleben, bei dem ich Lust empfand. Doch im Vorbereitungsstress für die Hochzeit waren wir nur noch selten intim und nun tut es eigentlich immer weh. Sobald mein Ehemann mit mir schlafen will, kriege ich Panik, obwohl er sehr geduldig ist. Je öfter es nicht funktioniert, desto mieser und minderwertiger fühle ich mich. Wir wissen beide nicht, was wir noch tun können. Da wir schon vor der Hochzeit Sex hatten, traue ich mich nicht, mir seelsorgerliche Hilfe zu holen. Was können wir deiner Meinung nach machen, um ein richtiges Sexleben zu haben?«

In dieser Frage kumulieren sich die Problemstellungen. Selbst wenn die Frau den Mut fände, seelsorgerliche Hilfe zu holen – sie würde vermutlich keine finden, denn die meisten Seelsorger kennen sich mit Sexualität nicht aus. Schuldgefühle können durchaus bewirken, dass sich der Körper verkrampft und Schmerzen entstehen, der Hochzeitsstress hat das Übrige getan. Aus lauter Angst vor dem Schmerz verkrampft sich der Körper dann schon beim Gedanken an Sex. Die Muskeln am Scheideneingang können in einer Abwehrreaktion so stark schließen, dass ein Eindringen sehr schmerzhaft oder oft gar nicht mehr möglich ist. Man spricht dann von einem Scheidenkrampf oder Vaginismus.[97]

Auch auf lange Sexpausen reagiert die Vagina manchmal mit Schmerzen. Durch Sport stark trainierte Beckenbodenmuskeln können ebenfalls für Probleme sorgen, wenn sie nicht mehr loslassen können. Manchmal ist sogar beides gleichzeitig der Fall. Eine lange Sexpause lässt die Vagina enger werden, weil sie nicht mehr regelmäßig durchblutet wird. Deshalb raten Gynäkologinnen und Sexualtherapeutinnen in diesem Fall zur Selbstliebe aus gesundheitlichen Gründen, falls man möglichst lange im Leben Sex haben möchte. Die Beckenschaukel wirkt dieser Anspannung zwar entgegen, doch nur, wenn der Fokus zuerst auf dem Loslassen liegt. In der Wahrnehmung ziehen wir dabei nicht die Sitzbeinhöcker gegen den Damm zusammen wie in der Vorwärtsbewegung, sondern wir versuchen, die Sitzbeinhöcker gegen außen zu bewegen, dabei einzuatmen und das Becken ins hohle Kreuz zu bewegen.[*]

Die Erregungsphase sollte zudem ausgiebig, lustvoll und lang sein. Erst durch genügend Erregung und die deshalb verstärkte Durchblutung sondern die Vaginawände mehr Flüssigkeit ab. In den seitlichen Vaginalwänden befinden sich eine hohe Anzahl Blutgefäße, die bei Erregung anschwellen und sich kräftig mit Blut füllen. Durch den entstehenden Druck wird Blutflüssigkeit (vor allem Wasser) in kleinen Tröpfchen durch die Gefäßwände abgegeben. Diese Tröpfchen zwängen sich durch die Zellschichten der Vaginalschleimhaut hindurch und bilden in der Scheide den Feuchtigkeitsfilm, der das Eindringen angenehm macht. Natürlich hilft Gleitmittel, aber Gleitmittel sollte auf keinen Fall die Erregung ersetzen.

---

[*] Siehe auch Kapitel über den Beckenboden.

Wer Schmerzen hat, kann mit Selbststimulation die Entspannung und Luststeigerung üben. Zuerst mit der 15-Minuten-Übung »vorglühen« und genügend Speichel, eine Creme oder Gleitgel verwenden. Dann vorsichtig einen Finger in die Scheide einführen und unbewegt so lange darin ruhen lassen, bis sich die Vagina entspannt und weitet. Nun gewöhnt man mit den Fingern die Vagina daran, dass sie ausgefüllt, massiert, bewegt und penetriert wird, ohne dass sie sich reflexartig zusammenzieht. Wecke ganz langsam durch Berührungen außen und An- und Entspannen im Geschlechtsorgan Erregung, aber steigere die Erregung nicht durch Körperspannung, sondern durch die Bewegung. Fahre dann damit fort, innen in der Vagina zu stimulieren und das Becken sanft mit An- und Entspannen des Beckenbodens hin- und herzubewegen und zu kreisen. Für diese Übung hilft ein Glasdildo (kein Vibrator), um damit das »Offenhalten« und Stimulieren zu üben.

Ein hohe Beckenboden-Muskelspannung und die damit verhinderte Durchblutung der Beckenregion verursachen nicht nur Schmerzen beim Geschlechtsverkehr, sondern können auch zu chronischer Verstopfung, Rissen und Juckreiz am After, wiederkehrenden vaginalen Pilzentzündungen oder wiederkehrenden Blasenentzündungen führen.

BLASENENTZÜNDUNG (ZYSTITIS)

Eine Blasenentzündung ist eine durch Bakterien verursachte Infektion der Harnblasenschleimhaut, welche einen verstärkten, schmerzhaften und häufigeren Harndrang und starke brennende Schmerzen beim Urinieren zur Folge hat. Bekommt die Frau dazu Fieber, ist Blut im Urin, sind die Symptome nach drei Tagen nicht verschwunden oder leidet sie sehr häufig an Entzündungen der Harnwege, sollte sie einen Arzt aufsuchen. Denn eine Blasenentzündung kann zu einer Infektion der Nieren führen.

Vor allem bei häufigem heftigem Geschlechtsverkehr steigt die Gefahr einer Infektion. Aber auch selten stattfindender Verkehr kann die Ursache sein. Durch die mechanische Reibung beim Geschlechtsverkehr können vor allem die eigenen natürlich vorhandenen Bakterien der Geschlechtsregion in die Harnröhre gelangen. Hormonelle Veränderungen wie die Wechseljahre begünstigen Harnwegsinfekte.

Die erste Maßnahme zur Vorbeugung ist, nach dem Geschlechtsverkehr umgehend die Blase zu leeren. Der Urin schwemmt so die Bakterien aus und weg. Generell sollte die Blase regelmäßig und vollständig entleert werden, damit sich darin keine Bakterien ansiedeln.

Bei Neigung zu Blasenentzündung gilt – viel trinken, als Vorbeugung, aber auch bei einer bereits bestehenden Entzündung. Zur Prävention oder Behandlung empfehlen sich Produkte mit D-Mannose oder auch Preiselbeer- oder Cranberrysaft, ebenso Cranberryextrakt in Kapselform.

Weiter hilft regelmäßige, aber nicht übertriebene Intimhygiene, um die natürliche Flora im Genitalbereich zu erhalten. Keine Intimsprays oder aggressive Duschgels verwenden, keine Scheidenspülungen vornehmen. Auf der Toilette immer von vorne nach hinten wischen, ebenfalls nach dem Duschen immer von vorne nach hinten abtrocknen. Bei Neigung zu Blasenentzündung sollte man besser Baumwollunterwäsche tragen, da synthetische Materialien ein feuchtwarmes Mikroklima schaffen, das das Wachstum von Bakterien und Pilzen fördert. Den Unterleib warm halten, nasse Badesachen sofort wechseln und nicht auf kalten Oberflächen sitzen. Beim Geschlechtsverkehr sollte man keine Kondome mit Spermizid oder Diaphragma mit Spermiziden verwenden.

Im Liebesspiel ist es wichtig, durch Bewegungen des Beckens und des Beckenbodens und mit vielfältigen sinnlichen Berührungen am ganzen Körper und dem Geschlechtsorgan für eine gute Erregung zu sorgen, bevor der Mann eindringt. Auf dem Weg zum Höhepunkt sollte nicht ausschließlich die Klitoris mechanisch gerieben werden und der Mann nicht nur durch Penetrieren der Vagina kommen wollen.

SCHMERZEN DER SEELE

Viele Frauen, aber auch Männer, sind in ihrer Sexualität tief verletzt. Die Skala der Verletzungen reicht vom Überschreiten und Missachten der Intimsphäre bis hin zu gravierendem Missbrauch oder Verunsicherung in der sexuellen Identität.

Unser Gehirn vergleicht alles, was wir erleben, mit ähnlichen vergangenen Situationen und Erfahrungen. Diese Erinnerungen machen es uns entweder leicht oder schwer, uns auf eine sexuelle Begegnung einzulassen. Negative sexuelle Erlebnisse sind im Hirn und im Körpergedächtnis abgespeichert. Bei sexueller Nähe schaltet alles in uns auf Gefahr und löst eine Fluchtreaktion aus. Sobald wir eine Situation als bedrohlich oder beängstigend wahrnehmen, wollen wir am liebsten aus dieser Situation wegspringen oder wir »frieren ein«. Der Körper verkrampft sich, der Atem stockt und das Herz rast. In diesem Zustand ist es überhaupt nicht möglich, sexuelle Aktivität als Genuss zu erleben.

Ein Heilungsprozess von schlimmen Erfahrungen ist kein gerader Weg und kann Jahre oder sogar Jahrzehnte dauern. Manchmal will man aufgeben, dann aber findet man doch wieder Mut. So schrieb mir eine Frau, die ab dem sechsten Lebensjahr regelmäßig vergewaltigt wurde: »Mit den Beckenboden-Übungen habe ich begonnen, aber von Erregung spüre ich gar nichts. Trotzdem mache ich weiter. Selbsterfahrung mache ich schon seit Langem nicht mehr, weil ich zu gar keinem Orgasmus mehr komme. Ich hoffe sehr, dass sich mein Problem löst. Obwohl ich meinte, meine Vergangenheit verarbeitet zu haben, bin ich mir da nicht mehr so sicher. Es wurde nämlich erst recht schlimm, als ich in einem Seminar lernte, meinen Unterleib und meine Scheide zu entspannen. Ich war unglaublich verspannt, wusste das aber überhaupt nicht. Durch die Entspannung wurde mir bewusst, wie schmerzhaft der Geschlechtsakt für mich ist. Ich habe das Gefühl, dass am Penis vorne ein kleines Messerchen befestigt ist, das mich ›sticht‹. Deshalb spannte ich alles an und verkrampfte mich völlig.« Nachdem ich der Frau zurückgeschrieben hatte, meldete sie sich nach ein paar Monaten wieder: »Nach deiner Mail wurde mir bewusst, dass ich gar keine Verbesserung meines/unseres Sexuallebens will, da ich resigniert hatte. Das habe ich dann mal so zur Seite gelegt. Und nun fand ich plötzlich den Mut, um das Thema anzugehen. Ich habe mich für die Sexualtherapie angemeldet und das von dir empfohlene Buch gekauft.«

Oft bleiben wir in unseren Schwierigkeiten nur deshalb passiv, weil wir keine anderen Lösungsmodelle kennen. Durch befreiende Erfahrungen können Ängste und Schamgefühle verschwinden und unsere eigentlich angeborene Neugier erwacht wieder. Diese Neugier beflügelt unsere sexuellen Fantasien und macht und hält uns sexuell lebendig. Unsere ganz eigenen, ganz persönlichen Erfahrungen formen das für uns passende Sexualverhalten. Oft geht es darum, zuerst einmal überhaupt ein sexuelles Bedürfnis zu entwickeln, und erst danach darum, dieses ausleben zu können.

So gelingt es uns allmählich, eine einengende Moral, eine sexfeindliche Erziehung, schlechte Erfahrungen bis hin zu Missbrauchserfahrungen zu überwinden und im Gegenzug dazu sexuelle Fähigkeiten, Fantasie, sexuelles Begehren, sexuelle Lust, sexuelle Intensität und Stolz auf das Geschlechtsorgan und das Frau- oder Mannsein zu entwickeln. Und zwar über Körpererfahrungen und das Wissen über diese Zusammenhänge. Von den bereits erlebten positiven Erfahrungen braucht es immer noch mehr. Deshalb benötigen viele betroffene Frauen und Männer Zuspruch, damit sie den Mut nicht sinken lassen. Es dauert seine Zeit und viele Wiederholungen, bis die genussvolle Sexualität zu einem einfacher zu beschreitenden Weg wird.

DAS TRAUMA ÜBERWINDEN

Nicht nur Frauen, auch missbrauchte Männer leiden. Sie erleben ihren Körper als nicht zu ihnen gehörend und müssen ihn sich durch bewusste Körpererfahrungen und Therapie zurückerobern. Dazu müssen sie oft mehr als Frauen ermutigt werden.

Lass sinnliche Situationen so entstehen und ablaufen, wie es dir guttut. Sag deinem Mann/deiner Frau, was dir guttut. Lass dich nackt halten und spüre deinen Reaktionen nach und dem, was sich vielleicht durch die Dauer des Haltens verändert. Mach dabei nur das, was dein Körper tun möchte. Ihr solltet also eure Sexualität so gestalten, wie du es brauchst. Erinnere dich aktiv an die schon erlebten schönen Momente.

Lass mal für eine Weile die direkten Berührungen deines Genitals und übe die Beckenschaukel in einer entspannten, angenehmen Umgebung. Lass deinen Körper fließen und atme ruhig dazu. Dein Mann / deine Frau könnte dir Übungsstellen aus dem Buch vorlesen (oder du könntest sie dir selbst aufs Smartphone sprechen und anhören), damit du dich mitbewegen kannst, bis die Bewegungen für dich automatisiert sind. Dabei geht es vorerst überhaupt nicht um Erregung, sondern um die Wahrnehmung deines Körpers, deiner Empfindungen und deines Geschlechtsorgans.

Wenn du so weit bist, genieße eine schöne Zeit nackt oder leicht bekleidet. Ab diesem Zeitpunkt lege deine Hand auf dein Genital und spüre die Wärme, die dort entsteht. Viele weitere Schritte, die dich in Kontakt mit deinen Genitalien bringen, sind in diesem Buch aufgezeigt. Das Ziel ist immer, deine Körperreaktionen und den Atem bewusst wahrzunehmen. Lass dabei deinen sexuellen Fantasien freien Lauf. Lach den Stimmen der Vergangenheit fröhlich ins Gesicht, die dir einreden wollen, das sei schmutzig. Versuche, mit deinem Mann/deiner Frau Fantasien auszutauschen. Nach und nach wird sich deine Einstellung zu deinem Körper, zu eurer Sexualität und zu deinen Fantasien positiv verändern und die negativen Gedanken und schlechten Erfahrungen werden immer schwächer werden.

Mehr Wissen über Sexualität hilft uns, wünschenswerte Empfindungen zu vermehren und die zwiespältigen zu überwinden und hinter uns zu lassen. Vielleicht findest du den Mut zu einer Therapie – einer Trauma- oder Körpertherapie. Oder du gönnst dir regelmäßige Massagen, besuchst Körpertrainingsstunden oder ein Beckenbodentraining.

ALKOHOL UND DROGEN

> »Romantische Liebe könnte die Mutter aller Süchte sein – und zwar gerade eine positive Sucht, die es uns ermöglicht, andere Süchte zu überwinden, um den größten Preis des Lebens zu erringen: einen Partner für die Liebe.«[98]
>
> *Helen Fisher*

Ich habe einige »unlustige« Männer kennengelernt, die lange Zeit exzessiv irgendeiner Sucht gefrönt haben. Sie haben mit Alkohol, Medikamenten, Drogen und Computerspielen ihr Belohnungszentrum ausgereizt, sodass Sex gar keinen Platz mehr hatte. Vor allem Cannabis-Konsum beeinträchtigt nicht nur die Lust, sondern auch die Fruchtbarkeit des Mannes. Verliebtheit, Liebe und Orgasmen aktivieren denselben Hirnmechanismus des Wünschens (Belohnungssystem im Hirn) wie Alkohol, Nikotin, Kokain und Heroin. Egal aus welcher Lustquelle, auf dem Gipfel der Lust schüttet der Körper eine Menge Dopamin aus, welches uns in einen Rausch der Euphorie versetzt. Helen Fisher, eine amerikanische Anthropologin, vermutet, dass es eine Hierarchie der

Süchte gibt. Demnach könnte Sex geradezu das Heilmittel sein. Wenn dem so wäre, ließen sich mit Verliebtheit, Liebe und den damit verbundenen sexuellen Höhepunkten andere Süchte überwinden.

Psychoaktive Substanzen können wie Stützräder beim Radfahren-Lernen funktionieren. Sie geben uns eine Ahnung davon, »wie es sein könnte«. Beispielsweise wie es sich anfühlt, sich im Sex fallen zu lassen. Es sind Hilfsmittel, mit denen wir punktuell die Fluchtreaktion oder das Erstarren überlisten. Sie »bewahren« uns vor dem mühsamen Prozess, unsere Erlebnisse, unsere ungeliebten Seiten, Widerstände und Tabus wirklich anzuschauen. Es kann ungemütlich werden, wenn wir uns mit Themen wie Gewalterfahrungen und mangelndem Körperbewusstsein und der Tatsache, dass wir den Sex von unserer Person abspalten, ehrlich konfrontieren. Doch auf Dauer sind Alkohol und Drogen trügerische Hilfsmittel.

Manche Frauen brauchen Alkohol, manchmal nur wenig, um ihre sexuelle Blockade zu überwinden. Ohne Alkohol können sie sich sexuell nicht fallen lassen und sich nicht lustvoll erleben. Eine Frau schrieb: »Ich hatte früher einschneidende übergriffige und grenzverletzende Erlebnisse. Ich machte mit, um nicht abgelehnt zu werden oder keinen Unwillen zu erregen. Sehr fromm und körperfeindlich erzogen, sah ich meine Eltern nie nackt. Sex war tabu und peinlich.« Der Alkohol übernahm bei dieser Frau die Aufgabe, die Vergangenheit ruhig zu halten.

Doch statt das Bewachungssystem mit irgendwelchen Substanzen zu überlisten, sollten wir versuchen, das Belohnungssystem des Hirns zu aktivieren, was der Frau kurzzeitig gelang: »Dein Buch schaffte es für den Moment, Hemmungen bei mir auszuschalten und mir die Erlaubnis zur Lust zu geben. Doch obwohl mein Mann sehr rücksichtsvoll ist, fühle ich mich oft benutzt und auf meine Sexualorgane reduziert. Das macht mich so traurig und unglücklich. Ich gehöre zu den Menschen, die sich fragen, warum hat Gott das nicht anders gemacht und warum ist alles nicht einfacher?« Diese Frau möchte gerne mit ihrem Mann Sex genießen können, ohne vorher Alkohol zu trinken. Sie erzählte weiter, nach der Lektüre des Buches hätten sie zusammen an drei Tagen hintereinander wunderschönen, lustvollen Sex gehabt, bei dem sie sich richtig darauf einlassen und genießen konnte. Doch leider habe es nicht angehalten.

Woran liegt das? Es hat nicht angehalten, weil es einfach viel, viel mehr von allem braucht. Mehr Erfahrungen, mehr Mut und mehr Neugier. Viele neue positive sexuelle Erfahrungen müssen abgespeichert werden und häufige aktive Erinnerungen an die zu erwartende Belohnung stattfinden, damit wir motiviert sind dranzubleiben. Auf diese Weise werden Fluchtreaktionen mehr und mehr ausbleiben.

MANN WILL KEINEN SEX

Wenn sich die Leichtigkeit der ersten Zeit und Jahre verflüchtigt hat, finden manchmal Männer den Sex genauso anstrengend wie einige Frauen. Weil die Zumutungen des Alltags groß sind und ebenso die Angst zu versagen, als Mann und als Mensch. Dabei ist diesen Männern oft besonders wichtig, alles, auch ihr, recht zu machen. Beim Sex sollte ihrer Ansicht nach vor allem sie auf ihre Kosten kommen, denn sein Orgasmus kam ja früher ganz von selbst. Er liebt sie immer noch, aber er spürt einfach keine Sehnsucht mehr. Manchmal befriedigt er sich selbst oder schaut im Internet einen Porno, aber oft nur, um den Motor in Gang zu halten und sicherzugehen, dass es noch funktioniert. Lustvoll findet er das nicht. Der vorwurfsvolle Blick seiner Gattin macht ihn nicht fröhlich, aber das verdrängt er lieber mit einem Bier. Der Druck, den er spürt, erstickt seine Lustgefühle im Keim.

Der Mann ohne Lust passt nicht in unseren Kopf, schon gar nicht, wenn er könnte. Die betroffenen Frauen fragen sich, was mit ihnen nicht stimmt, und fühlen sich unbegehrt, zurückgewiesen und gedemütigt, ungewollt, genauso wie unwillkommene Männer. Nicht die Frau trägt die Schuld an der Unlust des Mannes. Sexuelle Bedürfnisse von Männern sind genauso unterschiedlich wie die von Frauen. Auch wenn vielen jungen Männern in der Pubertät der sexuelle Drang regelrecht »nachgeworfen« wird, ist das eben nicht bei jedermann so. Die sexuelle Lerngeschichte ist von Mann zu Mann total verschieden. Männer ohne Lust haben oftmals nicht den Frauen nachgeschaut, keine Pornografie konsumiert und keinen starken sexuellen Drang verspürt. Es gibt Männer, die lieber emotionale Verschmelzung suchen und Angst vor der Kraft der Gefühle im Sex haben. Manche Männer halten sich so für sie bedrohliche Dinge vom Leib: Bindung und Verpflichtung überhaupt, (noch) ein Kind, zu viel Nähe, etwas schuldig werden, die Beziehungskonflikte, manchmal auch das schlechte Gewissen, weil sie ihre sexuellen Bedürfnisse anderweitig stillen.

Bei mir in der Beratung zeigt sich die männliche Unlust auffallend dort, wo Paare erst nach der »dranghaften« Zeit, also nach dreißig heiraten, vor allem dann, wenn der Mann bis dahin wirklich enthaltsam gelebt hat. Dazu sind Männer in dieser Lebensphase meistens beruflich stark gefordert. Dazu hörte ich vor Kurzem einen sarkastischen Spruch, der leider viel Wahrheit enthält: »Frage: Welche Bevölkerungsschicht hat welche Art von Sex? – Antwort: Arbeiter haben ganz normalen Sex, reiche Leute haben exzentrischen Sex, der Mittelstand hat keinen Sex – die müssen immer arbeiten.«

»Was ist bloß mit den Männern los?« – Diese Suchanfrage bringt bei Google drei Millionen Ergebnisse. Die Zahl der Männer, die explizit sagen, sie haben keine Lust auf Sex, nimmt deutlich zu. Aber gleichzeitig nimmt die Zahl der Frauen zu, denen Sex wichtig ist und über die Jahre wichtig bleibt. Meine Beratungsbeispiele zeigen, dass all die hindernden Faktoren rund um die Sexualität viel weniger entscheidend sind als die Grundfrage der Identität als Mann. In der Frage: »Wer bin ich als sexuelle Person?«, finden wir eine Spur. »Sexualität ist nicht ein Nebenaspekt von Spaß, sondern eine zentrale Ausdrucksform von Persönlichkeit«[99], sagt der Sexualtherapeut Ulrich Clement. Zu sich kommen und bei sich sein, das sehen Experten als eigentliche Voraussetzung für eine glückliche Sexualität, völlig unabhängig davon, wie viel oder wenig Testosteron ein Mann im Blut hat.

Was für die Lustlosigkeit vieler Frauen gilt, gilt auch für den Mann. Er sollte Sex lernen. Lust lernen. Sex und Lust üben. Sicherheit, Technik und Routine gewinnen. Üben und dafür entsprechende Zeiten im Alltag einplanen. Für seine Selbsterfahrung, aber dann auch mit der Partnerin.

DIE FUNKTIONSTÜCHTIGKEIT DES PENIS IST DIE IDENTITÄTSKARTE DES MANNES

Die größte Angst des Mannes ist es, ein Rohrkrepierer zu sein, aber nicht nur im Sex. Sein Selbstwert ist eins zu eins mit seinem Penis verknüpft. Das ist nicht einfach schlecht. Es wäre manchmal wünschenswert, der Selbstwert der Frau wäre auch mehr mit ihrer Vagina verbunden. Doch es ist die Männerangst schlechthin, der Penis könnte versagen. Damit sein gutes Stück funktionstüchtig bleibt, investiert mancher Mann ziemlich viel, oft aber einfach nicht das Richtige. Er fixiert sich auf mechanische Reibung, auf Äußerlichkeiten und auf extreme optische und emotionale Kicks. Oder er holt sich den Sex auswärts, weil es da noch funktioniert und in der Beziehung nicht mehr. Dabei sollte der Mann lieber in die Wahrnehmung seiner Körperempfindungen investieren.

Stattdessen beschäftigt ihn, dass »er« nicht groß genug ist, nicht so, wie die Porno-Penisse. Dass »er« nicht steht, dass »er« nicht lang genug kann und zu schnell kommt. Was meist schon auslöst, dass er nicht steht oder zu schnell kommt. Der Leistungsdruck hat vor dem Sex nicht haltgemacht und löst im Mann die Angst aus, den Vorstellungen von Männlichkeit nicht zu genügen: den eigenen, den gesellschaftlichen und denen der Frau. Doch die Männlichkeit sollte nicht vom harten Penis abhängen, sondern von der innerlich aufgerichteten Festigkeit. Nicht nur der Penis sollte aufgerichtet sein, sondern der ganze Mann. Dann kann er besser damit leben, wenn »er« mal nicht steht. Ein Mann sollte nicht immer penetrieren müssen, um sich gut zu fühlen. Er sollte die Wahl haben, auch andere Formen der Lust zu genießen. Männer sollten ihren Penis nicht mit selbst gemachtem Druck boykottieren. Ein Mann, der das begriffen hat, sagt: »Ich habe Viagra und Cialis probiert, das war ganz gut. Aber um Liebe und Sex zu verbinden, hilft es nicht weiter. Ab einem gewissen Alter wird die Erektion wackliger und jeder Mann muss irgendwie damit umgehen lernen. Meine Erfahrung ist, der Penis wird zwar anfälliger für Störungen, aber auch sensibler für das Schöne. Es war kein einfacher, aber ein befreiender Schritt, zu meiner Störanfälligkeit zu stehen und darüber zu reden.«

Frauen sollten ihrem Mann helfen und das Thema ohne Umschweife ansprechen, denn auf diese Weise nehmen sie den Druck und die Verunsicherung weg. Die Frau sollte von sich sprechen und ohne Anklage sagen: »Ich möchte körperlich mit dir zusammen sein. Ich möchte Sex haben. Ich leide darunter. Ich möchte, dass wir eine Lösung suchen. Ich möchte, dass wir in die Beratung gehen.« Denn letztlich wollen Frau und Mann in der Beziehung Nähe und Kontakt haben. Beide leiden, wenn das nicht stattfindet.

KEINE EREKTION

Kaum ein Mann und schon gar nicht eine Frau rechnen damit, dass der Penis nicht stehen könnte. Die männliche Erregung ist ein komplexer im Hirn gesteuerter Ablauf und wird beeinflusst durch verschiedenste Erregungsquellen sowie durch die Art und Weise des Muskeleinsatzes bei der Erregungssteigerung, und sie hat sehr viel mit den bereits gemachten Lernschritten zu tun. Auch der männliche Körper spannt in der Angst den Beckenbodenmuskel stark an, ebenso reagiert das Nervensystem auf Angst und Stress mit einem Fluchtreflex, ausgelöst durch eine Botschaft des Bewachungssystems.

Manche Frauen können aus Scham beim Sex nicht viel spüren, weil sie die Empfindungen nicht zulassen können oder Ekel dabei empfinden. Aus demselben Grund können manche Männer keine Erektion bekommen oder sie wieder verlieren, sobald sie eindringen wollen. Diejenigen Paare, die mit dieser Problematik in meine Beratung gekommen sind, hatten keinen Sex vor der Hochzeit und haben nicht damit gerechnet, dass es in der Ehe nicht funktionieren könnte. Die Männer haben morgendliche Erektionen und können mit sich allein erregt sein, aber nicht mit ihrer Frau. Die betroffenen Paare sind vor allem deswegen sehr enttäuscht, weil sie ihren Kinderwunsch nicht mit normalem Geschlechtsverkehr erfüllen können, solange diese Problematik besteht.

Wir Menschen realisieren manchmal erst, dass gewisse Dinge im Leben nicht selbstverständlich sind oder ein Ablaufdatum haben, wenn wir davon betroffen sind. So auch Paare, welche in fortgeschrittenem Alter nochmals heiraten und unvorbereitet von Erektionsstörungen betroffen sind. Oft ist der Geschlechtsverkehr bei diesen Paaren von Anfang an nicht möglich, obwohl die Abklärung beim Urologen zeigt, dass alles in Ordnung ist. Der Druck, es unbedingt schaffen zu müssen, ist ein entscheidender Faktor in der Erektionsschwäche. Der Anfang einer neuen (körperlichen) Beziehung kann eine Herausforderung sein und die fehlende Erektion zu einer großen Belastung werden. Die Angst, den Erwartungen der Partnerin oder den eigenen nicht gerecht zu werden, genügt, um den Penis lahmzulegen.

Geht der Beziehung eine längere Phase der sexuellen Inaktivität voraus, vielleicht sogar ohne Selbststimulation, könnte die Funktionalität der Gefäße reduziert sein. Wenn dem so ist, kommt sofort die

Angst dazu, die Erregungsfähigkeit ganz verloren zu haben. Und mit jeder Gelegenheit zum Sex wird der Mann nervöser, angespannter und hat Angst, erneut zu versagen. Probleme mit der Erektion sind für viele Männer beunruhigend bis existenziell bedrohlich. Wenn es nicht »einfach geht«, ist das ein Frontalangriff auf den Selbstwert und das Männlichkeitsgefühl.

MIT DEM GUTEN STÜCK ACHTSAM UMGEHEN

Die Art und Weise, wie sich ein Mann erregt, kann Einfluss auf die Erektion haben. Viele Jahre heftige Reibung und starker Druck auf den Penis und damit auf den arteriellen Zufluss der Schwellkörper, dazu wenig Wahrnehmung der Abläufe im Körper, können die Erektionsfähigkeit beeinträchtigen. Auch ein »ungebrauchter« Penis verliert seine Standhaftigkeit schneller. Ebenso spielt der Alterungsprozess eine Rolle. Im Alter nimmt die Sensibilität des Penis ab, er verliert an Elastizität, wird etwas kürzer, verliert ein wenig an Umfang. Er erreicht deshalb im erigierten Zustand nicht mehr die frühere Größe und Härte. Dabei handelt es sich um normale altersbedingte Umbauprozesse. Wechselnde Erektionsstärken und vorübergehende Schwächen müssen nicht zwingend Versagensängste auslösen, wenn man sich der Veränderungen bewusst ist.

Grundsätzlich ist es für einen Mann gut, wenn er regelmäßige Ejakulationen hat. Sie sind zwar nicht überlebensnotwendig und es wird keinen »Samenstau« geben, wenn er keine hat. Der Körper wird einfach weniger Sperma produzieren, wenn keines benötigt wird. Aber die Erektionen und Ejakulationen sind wichtig für einen Mann, der seine Erektionsfähigkeit möglichst lang erhalten möchte.

DER GANG ZUM THERAPEUTEN

Leider kostet der Gang zum Therapeuten Männer noch immer viel Überwindung. Oft verzichten sie lieber auf Sex. Doch daraus können Beziehungsprobleme entstehen und die Lust kann ganz verschwinden.

Meine Erfahrung ist: Darüber reden hilft. Viele Frauen sind unglücklich darüber, wenn sie keinen Sex mehr mit ihrem Mann haben können. Oftmals würden die Frauen gerne darüber sprechen, aber die Männer ziehen sich zurück und weichen aus.

Der Gang zum Sexualtherapeuten bringt Wissen um die Zusammenhänge und die Zuversicht, dass man etwas dagegen oder dafür tun kann. In der Beratung lernt der Mann entsprechende Übungen und kann Lernschritte bezüglich des Gefühls der Männlichkeit, der persönlichen Anziehungscodes, der sexuellen Fantasien usw. machen.[100]

DER EREKTION NACHHELFEN

Seit den Neunzigerjahren kann der Mann seiner Erektion relativ zuverlässig mit Potenzmitteln nachhelfen. Der Durchbruch war Viagra. Der Stoff Sildenafil wurde ursprünglich als ein Mittel gegen die koronare Herzerkrankung entwickelt. Die Studien verliefen ziemlich enttäuschend, doch manch männlicher Proband war trotzdem entzückt, weil ihm Sildenafil vermehrt zu Erektionen verhalf. Viele Männer wollten die restlichen Medikamente deshalb nach Studienende gar nicht mehr herausgeben. Unbekannte brachen sogar in ein Sildenafil-Labor ein, um sich den magischen Stoff zu beschaffen. Pfizer testete daraufhin die Wirkung von Sildenafil gegen Erektionsstörungen. Noch in der Erprobungsphase erhielt Pfizer Hunderte von Dankesbriefen beglückter Probanden. 1998 wurde Viagra in den USA und Europa zugelassen. Seit ihrer Einführung wurde die Pille Millionen von Männern verschrieben.[101]

Viagra (Sildenafil) und alle später entwickelten PDE-5-Hemmer wie Levitra (Vardenafil) und Cialis (Tadalafil) sind ein Segen. Ein Segen für Männer und ihre Partnerinnen. Denn obwohl Menschen heute länger leben, lässt deswegen die Erektionsfähigkeit nicht später nach. Jedes dieser Produkte wirkt ein wenig anders, und es ist ratsam, die entsprechende Wahl, Dosierung und die Anwendung mit dem Urologen abzustimmen. Viagra zum Beispiel nimmt man kurz vor dem Geschlechtsverkehr ein, was unter Umständen den Leistungsdruck, »dass es klappen muss«, erst recht erhöht. Die »Wochenendpille« Cialis mit einer 17- bis 36-Stunden-Wirkung lässt einen entspannter sein, weil es nicht so wichtig ist, zu welchem Zeitpunkt der Sex stattfindet. Doch haben alle diese Mittel mehr oder weniger unangenehme Begleiterscheinungen wie Kopfschmerzen, Sodbrennen und gerötete Haut, weshalb man unbedingt ausprobieren sollte, mit welchem man am besten klarkommt.

Natürliche Hilfsmittel können bei Erektionsschwierigkeiten ebenfalls helfen. Zink kann die Testosteron- und Spermienproduktion unterstützen. Arginin, das als Nahrungsergänzungsmittel erhältlich ist, wirkt gefäßerweiternd und kann eine Erektionsstörung vermindern. Ganz allgemein kann es sinnvoll sein, bei fortschreitendem Alter der Ernährung zusätzliche Nährstoffe für die Widerstandsfähigkeit beizufügen, zum Beispiel Ginkgo biloba. Am besten lässt man sich von einer orthomolekularen oder alternativmedizinischen Fachperson beraten.

PDE-5-Hemmer sind zwar ein Segen, lösen aber noch lange nicht alle Erektionsprobleme. Und man sollte sich immer fragen, ob man sie sinnvoll einsetzt. Da Sex vor allem eine Kopfsache ist, helfen die Pillen manchmal schlicht nicht. Oder sie werden eingenommen, ohne dass man sich vertieft damit auseinandersetzt, ob die Erektionsstörung vielleicht mit der Mechanik zu tun hat, damit, wie man sich erregt und den Geschlechtsverkehr ausübt. Mancher nimmt sie, ohne sich mit der Scham und Angst hinter der Erektionsstörung zu befassen.

VIAGRA GEGEN DIE ANGST VOR KONFLIKTEN UND GEGEN DIE ENTTÄUSCHUNG

Auch aus lauter Angst vor Konflikten nehmen Männer Viagra. Ein Mann erzählte mir, er nehme Viagra, um möglichst schnell eine Erektion zu bekommen, wenn er sich selbst befriedigt. Und das tue er, damit er »keinen stehen habe«, wenn die Frau sich zum Schlafen zu ihm legt. Er nennt ihre gemeinsame Sexualität ein Trauerspiel, reden könnten sie nicht.

Ein anderer Mann berichtet, dass er Viagra nimmt und deshalb eine Erektion haben kann, aber trotzdem seit zwei Jahren keinen Orgasmus mehr beim Geschlechtsverkehr hatte. Zwar habe er morgens um vier sehr oft eine heftige Erektion. Für seine Frau sei »da unten alles bäh«

und sie habe nur ganz selten Sex mit ihm. Leider könne er mit ihr auch nicht darüber sprechen. Nun will er wissen, ob es sein kann, dass seine Ejakulationsfähigkeit eingeschränkt ist, weil er Viagra nimmt. Das wird zwar als Nebenwirkung bei einem Prozent der Anwender erwähnt, es ist jedoch viel wahrscheinlicher, dass bei diesem Mann seine unerfreuliche Gesamtsituation daran schuld ist.

Auch wenn den beiden erwähnten Männern das Mittel zu einer Erektion verhilft, sind sie mit ihrer Sexualität grundsätzlich sehr unglücklich. In der Folge findet Sex oder Selbststimulation nur als schnelle Entladung statt, um möglichst bald fertig zu sein. Auf diese Weise finden weder die Emotionen noch die Wahrnehmung noch der genussvolle Aufbau der Erregung, welcher erst einen lustvollen Höhepunkt möglich macht, ihren Platz. Alle anderen Schwierigkeiten sind die Folge davon. Der Einsatz von Erektionsmitteln verändert die unerfreuliche Situation kein bisschen. Diese Männer sollten unbedingt versuchen, mit ihrer Frau ins Gespräch zu kommen, und Beratung suchen. Denn hinter dieser ganzen Misere liegen neben einer sicher vorhandenen Paarproblematik wohl auch unverarbeitete Erfahrungen der Frau.

Für sich selbst aber sollten diese Männer ihre ganze Art der Erregung umlernen. Sie sollten ihren Beckenboden in flexible Bewegung bringen. Sie sollten lernen, aus dem Becken heraus die Erregung zu steigern, indem sie ihren Penis zum Beispiel in ihre Hand hinein steuern, und nicht, indem sie heftig rubbeln. Und sie sollten sich dafür viel genussvolle Zeit zugestehen. Wenn das nicht mit der Frau möglich ist, können sie das Bedürfnis nach Sex für sich allein ausleben, wie es im Kapitel »Erotische Fähigkeiten« beschrieben ist.

Ich rate diesen Männern, Potenzmittel nur in Zusammenhang mit regelmäßigen Beckenbodenübungen und Übung der Beckenschaukel einzusetzen. Denn beides trägt viel entscheidender dazu bei, dass Männer bis ins Alter eine genügende Erektion erreichen. Gut spüren, wahrnehmen, Bewegung im Unterleib und langsamer Erregungsaufbau sind die Hauptsache, damit Sex befriedigend erlebt wird und der Penis stehen will.

WENN DIE LIEBE HINFÄLLT

> »Was aber tun Liebende mit dem, was ihnen gemeinsam misslang? Mit all dem Unaufgeräumten, Ungereimten, mit Versagen und auch Verschulden? Mit der Erinnerung an die Stunden, in denen der eine den anderen verließ. Ihn im Stich ließ. Übersah. Vergaß. Beschämte. Kränkte. Krank machte?«[102]
>
> *Jörg Zink*

Manchmal sind Paare jahrelang damit beschäftigt, einander ihr Versagen und ihre Versäumnisse in Erinnerung zu halten. Bei einem Paar in der Beratung führte das dazu, dass sie ständig verglichen, wer jetzt mehr Mist vom anderen aufgehäuft hatte. Um ihre Kränkungen und Enttäuschungen loszuwerden, trugen sie sie dem anderen dauernd hinterher. Ich stellte mir die beiden bildlich vor, wie sie den Misthaufen hinter sich abzutragen versuchten, indem sie etwas davon auf eine Schubkarre luden und diese zum anderen hinüberschoben mit der Absicht, die Ladung auf seinen Misthaufen zu kippen. Was unweigerlich neue Verletzungen zur Folge hatte. Einer der beiden war zudem felsenfest überzeugt, so viel Unrecht erlitten zu haben, dass er für die nächsten Jahre keine Initiative mehr für die Verbesserung der Ehe ergreifen müsse. Wir hatten dann viele schwierige Gespräche über Vergebung.

Dieses Paar führte mir nochmals vor Augen, wie großartig das Geschenk von Jesus ist, der uns nicht nur Vergebung lehrt, sondern Vergebung ist. Der den Misthaufen hinter uns abholt und verschwinden lässt, wenn wir wollen. Wenn wir sagen: Nimm mir, nimm uns diesen Haufen Scheiße ab und mach uns ganz frei für die Liebe, die wir voneinander brauchen.

VERGEBEN

Dieses Paar fragte mich: »Wie mache ich das denn – vergeben?« Paare fragen mich ganz oft und bei allem Möglichen: »Wie mache ich das denn? Soll ich sprechen? Schweigen? Verhandeln?« Es gibt immer nur eine Antwort: »Mach es einfach.« Es ist nicht so, dass wir in diesen Dingen so hilflos wären, dass wir tatsächlich nicht wissen, wie es geht. Meistens sind wir einfach nur zu stolz. Zu nachtragend. Zu wenig bedingungslos in unserer Liebe.

Vergeben funktioniert wie die Lust im Sex. Man denkt oft, der Auftakt zum Sex sei die vorhandene Lust, doch der Auftakt zur Lust beginnt mit Tun. Genauso erwarten wir ein gutes Gefühl, um vergeben zu können. Doch wir vergeben gerade, damit es sich danach wieder gut anfühlt. Vergeben ist eine Entscheidung. Vergeben heißt nicht, dass ich gut finde, was passiert ist, sondern dass ich die Sache hinter mir lasse, damit es in erster Linie mir wieder gut geht. Und damit wir als Paar eine neue Chance bekommen. Deshalb verzichte ich auf Rache und Genugtuung. Vergeben ist der Anfang der Versöhnung. Für Paare, die Stürme nicht ungenutzt vorüberziehen lassen, kommen hinterher immer wieder wunderbare Zeiten. Und je mehr Stürme wir gut gemeistert haben, desto mehr herrliche Gelassenheit gewinnen wir. Wir haben die Wahl. Schaut euch in die Jahre gekommene Paare an. Entweder sie sind voller Gelassenheit oder voller Verbitterung. Die Vergebung macht den Unterschied.

Der Künstler, Autor und KZ-Überlebende Shlomo Graber sagte, man solle vergeben, um nicht von Hass und Zorn zerfressen zu werden. Er ist sich sicher, dass man Vergebung üben kann: »Man sollte es aus tiefster Überzeugung im Kleinen wie im Großen immer wieder üben. Viel zu oft im Leben sind wir erzürnt über andere Menschen und Dinge, die wir dann im Rückblick als Bagatellen betrachten. (…) Denn wer im Kleinen nicht vergeben lernt, wird es im Großen nie schaffen.«[103]

LIEBE SCHEITERT AM PERFEKTIONISMUS

> »Die Liebe muss wissen, dass sie müde werden darf. Darf sie es nicht, muss sie immer, immer wach bleiben, stark und leistungsfähig, so ist die Gefahr, dass sie in Hass umschlägt.«[104]
>
> *Jörg Zink*

Was machen Paare besser, die nach Jahren noch eine erfüllte Beziehung leben? Sie begegnen einander mit Achtung und Wertschätzung. Sie gehen aufeinander ein und hören einander zu. Sie interessieren sich dafür, was den anderen beschäftigt oder was er erlebt hat. Sie begegnen einander mit Respekt und sind ruhig und vertrauensvoll – in der Regel. Sie leben damit, dass nicht immer alles perfekt sein kann, dass sie erschöpft und müde werden können. Sie gestehen einander zu, auch schwach zu sein. Sie verfallen deswegen nicht gleich in Panik.

Hohe Erwartungen und Perfektionismus sind der Ehekiller unserer überstylten, verwöhnten Gesellschaft. Gefühlte tausend Mal habe ich in den letzten Jahren gestressten Eltern und Paaren gesagt: 75 Prozent genügen, schraubt eure Ansprüche herunter. Zudem, so sagen Soziologen, sind wir im reichen Westen zuoberst auf der Empfindlichkeitspyramide. Uns erschüttern geringste Unannehmlichkeiten. Wir sind wie die Prinzessin auf der Erbse aus dem Märchen von Christian Andersen. Wir spüren die kleine Erbse unter Stapeln von Matratzen und sie quält uns.

Die meisten von uns sind, zumindest in der Vorstellung, wie etwas sein sollte, Perfektionisten. Selbst die unperfekten Perfektionisten wollen den zu 100 Prozent richtigen Partner finden. Es muss sich dabei zu 100 Prozent gut anfühlen. 100 Prozent Harmonie, Übereinstimmung, Glücksgefühle. Wir wollen zu 100 Prozent guter Ehemann oder Ehefrau sein, zu 100 Prozent perfekte Eltern, zu 100 Prozent zufrieden mit dem Leben. Doch diese 100-Prozent-Vorstellung richtet uns zugrunde. Wir setzen uns selbst und den anderen permanent unter Druck. 75 Prozent genügen völlig. In diesem Bereich fühlen wir uns gut, sind ausgeglichen, ideenreich und engagiert. Darüber wird es stressig, darunter unbefriedigend. Das heißt: Wenn es mir oder uns als Paar meistens, das heißt mehr als zur Hälfte, gelingt, das zu erleben oder zu tun, was meinen und unseren Vorstellungen und Erwartungen entspricht, kann ich, können wir vollkommen (!) zufrieden sein mit meinem und unserem Leben. Mehr als Zufriedenheit sollten wir nicht erreichen wollen, und wenn es weniger ist, müssen wir an uns und unserer Beziehung arbeiten.

MISSACHTUNG

> »Es scheint, als fügten die Menschen einander nirgends so viel Leid zu wie dort, wo sie eigentlich lieben möchten. Als quälen sie einander nirgends so hoffnungslos wie dort, wo sie der Zartheit des anderen bedürften. Es scheint, als sei die Hölle nirgends so nahe wie dort, wo sie eigentlich den Himmel voneinander erwarten.«[105]
>
> *Jörg Zink*

Die meisten Beziehungen scheitern laut dem Paarforscher und Psychologen John Gottmann wegen Missachtung. Gemäß seinen Forschungen ist die Ursache dafür, dass wir scheitern oder nicht scheitern, ob wir das Liebesangebot, das Gesprächsangebot, das Nähe-Angebot, das Angebot zu verzeihen oder die Bitte um Verzeihung vom Liebespartner annehmen oder ablehnen. Streit gibt es in jeder Beziehung, deswegen scheitert sie nicht. Aber wer nicht die Kompetenz hat, sich zu entschuldigen und wieder auf den anderen zuzugehen, wer es nicht wirklich schafft, mit dem anderen zu sprechen, der steht irgendwann mit der Ehe am Abgrund.[106]

Frauen versuchen eher, einen bestehenden Konflikt zu lösen und den Kontakt zum abweisenden Partner aufzunehmen. Männer hingegen nehmen die Missachtung hin und lassen zu, dass sich der Stress anstaut, alles durchfrisst, bis sie nicht mehr sehen können, was mal schön in der Beziehung war. Bis ihre Geduld am Ende ist, sie resigniert haben und Trennung ihnen als einzig gangbarer Weg erscheint. Oft ist es schon zu spät, bis Männer über ihre Unzufriedenheit zu reden beginnen. Meist steht dann ihr Entschluss, zu gehen, schon fest.

Mit jeder Ablehnung, jeder Abwertung und jedem unerfüllten Wunsch nach Nähe und Vertrauen sinkt der Durchhaltewille und steigt die Wahrscheinlichkeit, dass man einfach aufgibt. Meistens gärt diese Option eine ganze Weile vor sich hin. Frauen machen häufiger Schluss, wälzen Trennungsgedanken oft lange und senden vorher über einen längeren Zeitraum mehr oder weniger deutliche Signale. In der Regel sind die verlassenen Ehemänner trotzdem überrascht. Männer dagegen gehen ohne Vorwarnung, ohne sich beschwert zu haben, dass sie etwas vermissen. Sie leiden still – und eines Tages gehen sie einfach, meistens, wenn eine Alternative in Sicht ist.

KRITIK IST ALLES ANDERE ALS HARMLOS

»Das also wäre das Ziel: im anderen das anzunehmen, was wir in uns selbst verdammen. Ihn zu lieben mit allen Fehlern, Gebrechen, Sünden und Verbohrtheiten, die in uns selbst am Werk sind.«[107]

Jörg Zink

Kritik beginnt ganz beiläufig und eskaliert mit der Zeit. Manchmal höre ich in der Beratung: »Aber wenn ich es dem anderen nicht sage, dann weiß er ja nicht, was mir nicht passt.« Oh doch, der weiß das ganz bestimmt! Aber er ist längst gefangen in der Abwärtsspirale von Abneigung und Flucht, fühlt sich kontrolliert, unterdrückt und ungeliebt. Die Frage ist, ob ich Unzufriedenheit ansprechen kann, ohne den anderen zu attackieren. Indem ich für unerfreuliche Situationen einen Vorschlag mache (»Lass uns doch ...«), einen Wunsch ausdrücke (»Ich hätte gerne/würde mir wünschen, dass ...«) oder einfach von mir spreche (»Mir macht es Mühe, dass ...«).

Vorwürfe, vor allem die von Frauen gegen ihre Männer, klingen immer gleich. Ja, manchmal höre ich mich selbst in den Beispielen meiner Klientinnen. Immer hat er etwas falsch gemacht. Nicht aufgeräumt oder nicht gründlich genug. Etwas nicht getan, weil er es nicht so wichtig fand. Oder völlig vergessen, etwas zu tun. Und schnell ist die Ehefrau zur Stelle, um ihm das genervt um die Ohren zu hauen. Doch Männer sollten es wagen, ihren Frauen zu sagen, was deren Verhalten bei ihnen bewirkt. Dann könnten sich Frauen bewusst machten, was sie eigentlich tun – nämlich sich unmöglich verhalten aus lauter Frust und Unzufriedenheit über sich selbst. Manchmal ist der Ehemann der Nörgler. Wenn dem so ist, besitzt er meiner Erfahrung nach außerdem ein großes despotisches und tyrannisches Potenzial.

Nörgelnde Partner sollten sich ernsthaft fragen: Warum mache ich das? Warum will ich die Art und Weise ändern, wie er etwas tut, selbst wenn es eine Kleinigkeit ist? Weshalb bringt es mich auf die Palme, wenn er den falschen Joghurt gekauft hat? Weshalb stelle ich unsere ganze Beziehung wegen eines unaufgeräumten Wohnzimmers infrage? Weshalb mache ich den Menschen klein, den ich eigentlich in meinem Leben haben möchte? Weshalb gebe ich dem Vater oder der Mutter meiner Kinder ständig zu verstehen, dass er oder sie dumm oder ungeschickt ist? Weshalb bringe ich den Menschen wegen »Peanuts« zur Verzweiflung, den ich noch an meiner Seite haben möchte, wenn ich alt bin? Weshalb will ich partout das Gute nicht sehen, das er in mein Leben gebracht hat und immer noch bringt?

Der Paarforscher John Gottmann meint, dass man am grundsätzlichen Verhalten eines Paares erkennen kann, ob diese Liebe dauerhaft ist oder bald zerbrechen wird.[108] Doch der Zerbruch muss nicht zwingend sein. Man kann sein Verhalten ändern. Man kann lernen, die Angebote des Gegenübers wahrzunehmen und dann auf sie einzugehen. Es ist eine Entscheidung, wie so vieles in der Liebe. Ich entscheide mich, mich dem anderen zuzuwenden, wenn er mir ein Angebot macht. Ich entscheide, erst einmal das Gute im Partner zu sehen. Und wenn ich es tue, wird mir noch viel mehr davon auffallen. Wir werden daran miteinander wachsen und mit uns unsere Liebe.

In den meisten Ehedesastern geht es nicht um schwierige Persönlichkeiten, Manipulation und Gewalt. Es würde oft schon reichen, dass sich beide Partner eingestehen, dass sie bei Weitem nicht alles versucht haben, um die Liebe (wieder) zum Leben zu erwecken, und es dann tun.

Mit »alles versucht« meine ich nicht »von der Liebe in den höchsten Tönen zu schwärmen« und mich mit romantischen Taten in Szene zu setzen, sondern eine ganz grundlegende Beharrlichkeit in der Liebe.

MIT ABLEHNUNG LEBEN LERNEN

> »Was dich nicht herausfordert, wird dich auch nicht verändern.«
>
> *Fred DeVito*

Das Leben ist geradezu prädestiniert dazu, uns Ablehnung zu bescheren. Tatsache ist, dass das Leben uns einiges zumutet und Dinge einfach passieren. Schwierigkeiten aller Art gehören zum Leben dazu und müssen bewältigt werden. Um widerstandsfähig zu werden, brauchen wir von klein auf Frust-Rationen. Zu viele davon machen uns kaputt, aber zu wenige eindeutig lebensunfähig. Ablehnung und Zurückweisung werden vom Gehirn wie körperlicher Schmerz wahrgenommen. Dem wollen wir grundsätzlich reflexartig ausweichen. Der Großteil unserer Gedanken, Emotionen, Impulse und Verhaltensweisen entspringt dem Bedürfnis, akzeptiert zu werden. Doch das Leben bringt Ablehnungen, die wir hinter uns lassen müssen, um den Mut zu finden, uns immer wieder Situationen zu stellen, in denen die Gefahr besteht, eine Abfuhr zu erhalten. Wir wachsen an Ablehnung. Was uns nicht umbringt, macht uns stärker.

Wir sind mit der Fähigkeit geschaffen, Widrigkeiten zu meistern und Negatives, das uns geschieht, nicht persönlich zu nehmen. Das gelingt in der Paarbeziehung, indem wir nicht einfach in Traurigkeit versinken oder die Wut rauslassen, sondern genau benennen, was uns betroffen macht. Zum Beispiel: »Ich fühle mich heute richtig niedergeschlagen. Ich hätte gebraucht, dass mein Mann das sieht, mich in den Arm nimmt und mich tröstet. Hat er aber nicht.« Und statt mich zurückzuziehen oder den anderen anzugreifen, sollte ich ihm genau das sagen und ihn bitten, mich in den Arm zu nehmen.

Interessant ist, was eine gewisse Ablehnung, sofern es keine andauernde Abwertung und Beschämung ist, in uns ebenfalls bewirken kann: Sie macht uns mitfühlender und empathischer, weil wir wissen, was sie bewirkt. Sie kann uns konsequenter und klarer in der Haltung machen. Sie lehrt uns, die Haltung einzunehmen: »Dann eben nicht, aber deswegen geht die Welt nicht unter.«

GRENZEN DES ERTRÄGLICHEN

> »Wer die Welt ändern will, bewirkt es nicht mit Anklage, nicht mit Hass, nicht mit Gewalt. Wahrheit offenbart sich nicht, wo einer im Namen der Wahrheit zuschlägt.«[109]
>
> *Jörg Zink*

Es gibt sie – die wirklich quälende Ehehölle und zerstörerische Abhängigkeit. Manchmal muss man sich eingestehen, dass die Grenze des Erträglichen erreicht ist. Sich andauernd selbst oder Tatsachen zu verleugnen, bringt einen in die Gefahr, sich selbst zu verlieren. In jeder Beziehung gibt es zersetzende Elemente, das ist normal. Doch Folgendes sind ernst zu nehmende Alarmzeichen: Wenn überhaupt keine Wertschätzung mehr da ist, keine schönen Erlebnisse mehr geteilt werden, alles fehlinterpretiert wird, man sich nur noch bekämpft. Wenn einer sich komplett zurückzieht und sich weigert, über Gefühle zu sprechen, und die Bemühungen des Partners nichts fruchten. Und natürlich erst recht, wenn in der Beziehung oder gegenüber den Kindern körperliche und psychische Gewalt ausgeübt wird.

Doch weshalb halten Menschen an Verbindungen fest, die ihnen definitiv nicht guttun? Weshalb lassen sie sich schlecht behandeln? Meiner Erfahrung nach trennen sich nicht die am leichtesten, die am schlimmsten leiden. Erstaunlicherweise zementieren Menschen in zerstörerischen Beziehungen das Ehegelübde erst recht. Sie reden sich beispielsweise ein, Gott werde ihren Partner verändern, wenn sie nur genug dafür glauben und beten. Vor allem Frauen können jahrelang unbegründet Hoffnungen aufrechterhalten und entwickeln einen gewissen Ehrgeiz, die Ehe-Nuss oder Partner-Nuss doch noch zu knacken. Natürlich kann Gebet für den anderen vieles verändern, vor allem die eigene Herzenshaltung und die Einsicht in den eigenen Anteil an den Schwierigkeiten. Gott kann die Herzen anrühren. Aber ob der andere sich ändert, bleibt seine Entscheidung.

Ein geringes Selbstvertrauen und die Angst, es allein nicht zu schaffen, spielen ebenfalls eine große Rolle dabei, wenn Menschen in zerstörerischen Beziehungen bleiben. Und nicht zuletzt bleiben Menschen, weil sie gar nichts anderes kennen. Wer als Kind Gewalt erfahren hat oder in einer dysfunktionalen Familie aufgewachsen ist, landet oft später wieder in einer derartigen Beziehung. Solche Menschen sind es gewohnt, dass ihre Grenzen übertreten werden, weswegen ihr Frühwarnsystem nicht funktioniert. Sie lassen sich auf schwierige Menschen ein, die das Potenzial haben, durch ihr Verhalten jede nahe Beziehung zu zerstören.

Sexualität mit einem solchen Menschen wird sehr herausfordernd, weil dieser tendenziell Sex explizit fordert. Ich erlebte eine Frau, die jahrelang Psychopharmaka wegen Depressionen verschrieben bekam. Irgendwann hatte sie genug vom Leben im Dunst und setzte die Medikamente ab. In der Beratung erstarkte sie in ihrer Persönlichkeit und wagte es, genauer hinzuschauen, was in ihrem Leben wirklich passierte und was sie sich eigentlich vom Leben wünschen würde. Sie hatte jahrelang gefühlsmäßig auf einem Pulverfass gesessen, was es ihr schwer machte, sich hinzugeben, auch aus Angst, in ihren Grenzen nicht respektiert zu werden. Nun war sie in ihren eigenen Worten »erwacht«

und entdeckte, dass ihr tyrannischer perfektionistischer Ehemann sie schon Jahre betrog. Erst versuchte sie mit allen Mitteln, die Beziehung zu retten – für die Familie. Bis sie realisierte, dass sie seit Jahren für diesen Mann unerträgliche Kompromisse eingegangen war, die sie langsam zerstörten.

Längst nicht alle, die in einer schwierigen Situation mit ihrem Partner stecken, können und wollen sich trennen. Der Psychotherapeut Jörg Berger beschreibt in seinem Buch *Stachlige Persönlichkeiten*[110] schwierige Menschentypen und unter welchen Voraussetzungen man mit ihnen zusammenleben kann. Als Jesus zur Ehescheidung befragt wird, zeigt er auf, dass Ehescheidung die Folge von Herzenshärte ist und dass eine gelungene Beziehung Weichheit der Herzen braucht. Er zeigt sozusagen eine ethisch hohe Eheform auf, die aber leider nicht allen Paaren gelingt (Matthäus 5,31-32; 19,3-9; Markus 10,2-12; Lukas 16,18). Das eigentliche Thema ist nicht, unter welchen Bedingungen Scheidung erlaubt ist. Es geht Jesus darum, aufzuzeigen, wie Ehe eigentlich gedacht war, was eine Ehebeziehung ausmacht.

> »Es ist die Kunst, dem anderen Freiheit zu geben, ohne ihn zu verlassen, und bis ans Ende ihm nahe zu sein.«[111]
>
> *Jörg Zink*

DER FREMDGANG

> »Die Geschichte (vom ›schwarzen Mehmed‹, Anm. der Autorin) erzählt, der Gegensatz zur Liebe sei nicht so sehr der Hass als vielmehr das Verlassen, und Liebe sei Bewahrung vor dem Tode der Verlassenheit.«[112]
>
> *Jörg Zink*

Die meisten Seitenspringer sind nicht überzeugte Serientäter. Seitensprünge sind in den allermeisten Fällen Ausdruck von Beziehungsproblemen und Frustration. Und sie richten viel größeren Schaden an, als die meisten von uns wahrhaben wollen. Seitensprünge entstehen oft aus dem Gefühl heraus, es stünde einem mehr zu, man würde etwas anderes benötigen, man gönne sich ja sonst nichts. Man nimmt für sich einseitig Neugier und Lust auf Abwechslung in Anspruch. Oft ist eine grundlegende Unzufriedenheit mit sich und der momentanen Lebenssituation der Auslöser. Die amerikanische Sexualexpertin Esther Perel sagt: »Häufig haben wir Affären nicht, weil wir eine andere Person suchen, sondern weil wir uns selbst suchen. Es geht gar nicht so sehr darum, dass wir die Person verlassen wollen, mit der wir zusammen sind, als dass wir die Person verlassen wollen, zu der wir geworden sind.«[113]

Die meisten von uns haben eine tiefe Sehnsucht nach langjähriger, tiefer Verbundenheit. Wir sehnen uns nach Liebe und vertrauensvoller Bindung, haben das Bedürfnis nach Sicherheit und Geborgenheit. Alle diese Sehnsüchte werden in der Regel auf dem Altar der Affäre geopfert, meistens zu einem hohen Preis. Denn nur gerade mal zehn Prozent aller Affären verwandeln sich in eine feste Beziehung. Ich habe Männer alles verlieren sehen, was ihnen lieb und teuer war, weil sie sich das leider nicht früh genug klargemacht haben.

Wenn wir vom Partner belogen und betrogen werden, verlieren wir den Boden unter den Füßen. Gefühle von Wut, Verzweiflung, Enttäuschung, Trauer, Rache überfluten uns, und wir wissen nicht mehr, was wir für unseren Partner empfinden. Der vermeintlich sichere Boden und das Vertrauen in den anderen und in die Zukunft sind weg. Viele Fragen quälen uns. Wir lesen vielleicht die verbotenen Nachrichten und E-Mails – immer wieder. Löchern den Partner mit Fragen zur Affäre und zur anderen Person. Wir dürfen fragen: »Wie lange hat die Affäre gedauert? Ist die wirklich beendet? Wie siehst du deine Zukunft? Unsere Zukunft?« Es ist wichtig zu erfahren, was der Partner in unserem Zusammenleben vermisst hat. Wir haben ein Recht auf Antworten, denn in der Offenheit des anderen finden wir vielleicht auch wieder Vertrauen. Doch wir sollten dabei unsere Grenzen wahren. Sollten uns nicht selbst mit Details quälen. Uns nicht selbst vergiften. Wir sollten uns die Grenze setzen, nicht wissen zu wollen. Denn die entscheidende Frage wird niemals sein: »Was ist gewesen?«, sondern: »Wie kann ich die verletzende Phase zu Ende bringen und wieder in die Gegenwart kommen?«

Viele Konflikte in der Beziehung kann man nicht einfach lösen, sondern man muss lernen, damit zu leben. Der Fremdgang ist ein solcher Konflikt. Kann man damit nicht leben, wird die Scheidung zur Option. In jedem Fall ist es sehr ratsam, Hilfe in einer Paarberatung, Mediation oder Scheidungsberatung zu suchen, denn Affären sind nicht zwingend ein Trennungsgrund, sondern vielmehr ein Weckruf.

NEUANFANG NACH DEM SCHEITERN

Jede Ehegeschichte ist individuell. Wer will richten darüber, welche Gründe zum Scheitern geführt haben? Doch wenn ich nicht möchte, dass sich meine Geschichte für mich wiederholt, stellt sich die ernsthafte Frage, ob ich meine Geschichte verarbeitet habe oder ob sie unbemerkt eine neue Beziehung zerstören kann. Statistisch gesehen sinkt mit jeder weiteren Ehe die Chance, dass diese hält. Mit großer Wahrscheinlichkeit scheitert die neue Ehe am Unverarbeiteten. Zum Unverarbeiteten gehört auch meine eigene nicht reflektierte Herkunftsfamilien-Geschichte. Es ist sehr ratsam, sich nach einer Scheidung oder Trennung nicht sofort in die nächste Beziehung zu stürzen. Man sollte sich mit seiner persönlichen Lebensgeschichte und der gescheiterten Ehe auseinandersetzen, denn das macht fähig, sich in einer neuen Beziehung besser einzubringen, Altes hinter sich zu lassen, vorwärts zu schauen und nicht die alten Fehler zu wiederholen.

DAS RICHTIGE LEBEN IST KEIN PORNO

Ich habe in *Liebeslust* Pornos romantischen Filmen und Romanen gegenübergestellt, was einigen Frauen nicht gefallen hat. Tendenziell finden Frauen ihre »romantischen« Laster wie Liebesromane, Reality Soaps, Promiportale und Lifestyle Blogs, mit denen sie sich in eine schönere Welt katapultieren, weniger verwerflich als die des Mannes. Wenn ihre Männer Pornos konsumieren, fühlen ihre Frauen sich dadurch mehrheitlich gestresst, herabgesetzt, gedemütigt, vielleicht sogar betrogen. Hingegen finden viele Männer Pornos geil – und bezwecken durchaus, auf diese Weise Stress abzubauen. Die Gruppe religiöser Menschen ist übrigens weit vorne mit dabei. Weshalb? Meine These: weil Sexualität nach wie vor das Tabuthema Nr. 1 in der Kirche ist. Körperfeindlichkeit und strenge Moral sind der direkte Weg in sexuelle Ausschweifungen. Im sogenannten Bible Belt der USA werden am meisten Pornos konsumiert.

Längst nicht alle Männer konsumieren Pornos. Sind es im Alter zwischen 15 und 25 Jahren die Hälfte aller Jugendlichen und Männer, tun es ab 26 Jahren nur noch ein Drittel und ab 40 Jahren noch ein Viertel. Einer der nicht konsumierenden Männer sagt: »Wenn ich Pornos anschaue, sehe ich nur Ejakulationen ohne jede Ekstase. Ich kann nicht verstehen, was Männer daran toll finden.« So denken wohl eher Männer, die richtigen Sex und den Unterschied kennen. Wer mehrmals die Woche Pornos konsumiert, verbaut sich definitiv eine realistische Sicht auf erotische Sinnlichkeit.

Heute ist man sich unter Sexualtherapeuten einig, dass die Art und Weise, wie in der Pornografie Sex gezeigt wird, zu einer Veränderung im Denken darüber, wie Sex sein müsste, führt. Je häufiger man extreme Bilder sieht, desto normaler findet man, was da zu sehen ist. Aus der E-Mail eines 34-jährigen Mannes dazu spricht daher ein deutliches Unbehagen: »Meine Kumpels und ich schauen immer wieder Pornos, obwohl wir merken, dass wir uns selbst, unseren Freundinnen oder Frauen damit schaden. Doch dann suchen wir trotzdem wieder nach diesem Kick. Weshalb tun wir es wider besseres Wissen doch?« In der Pornografie geht es meist um Härte, Aggression und Tempo. Und gerade diese Mischung macht das männliche Hirn abhängig. Pornos zeigen egoistischen Sex und keine Anregung, was Männer gemeinsam mit ihrer Frau erleben könnten. Pornos machen Männer unzufrieden. Sie bekommen das Gefühl, dass sie nicht glücklich werden, wenn sie bestimmte Praktiken nicht haben können.

Porno-Kopfkino zerstört das Vertrauen in die eigenen erotischen Fähigkeiten und in die Liebesbeziehung. Es behindert die erotische Vertrautheit und die Fähigkeit, sich durch Berührungen des Gegenübers an intimsten Stellen von allen Sinnen erfassen zu lassen und mit dem Lieblingsmenschen erotisch zu verschmelzen. Ein Mann, der sich auf diese Weise über längere Zeit aus der Beziehung verabschiedet hatte, beschreibt seine Erfahrung so: »Ich spürte, dass ich mich regelrecht verhärtete. Indem ich mich über lange Zeit auf Selbstbefriedigung reduzierte, schadete ich letztendlich mir selbst. Oberflächlich dachte ich, es macht mir Spaß, aber in stillen Minuten merkte ich, dass es mich seelisch verletzte. Anstatt die Energie und die Lust zu nutzen, um auf meine Frau zuzugehen, ließ ich beides im wahrsten Sinne des Wortes verpuffen und manövrierte mich in eine seelische Einsamkeit hinein. Das ist keine Frage von Moral, sondern eher die Frage: Was tue ich mir und letztlich auch uns damit an?«

VOM PORNOSCHAUEN WEGKOMMEN

Schnell sind wir mit dem Begriff Pornosucht zur Stelle. Der israelische Familientherapeut Haim Omer zeigt in seinem Buch *Feindbilder – Psychologie der Dämonisierung* auf, dass wir dazu neigen, hinter problematischem Verhalten nicht die eigene Verantwortung zu sehen, sondern »dämonische« Ursachen in uns selbst oder außerhalb von uns selbst dafür verantwortlich machen. Aus dieser Sichtweise heraus sollten wir eine »nicht dämonisierende« Sprache wählen, damit wir nicht die Sucht zu einem schädlichen Objekt machen, auf das wir keinen Einfluss nehmen können, nach dem Motto: »Das macht es einfach mit mir.« Magersüchtige sollten sagen: »Ich verweigere das Essen. Ich hungere.« Bulimiesüchtige: »Ich kotze mein Essen raus.« Übergewichtige: »Ich esse zu viel.« Oder ein Pornokonsument: »Ich schaue unglaublich viele Pornos und höre einfach nicht auf damit, obwohl es mir längst keine Befriedigung mehr verschafft und obendrein meine Beziehung ruiniert.«[114]

PORNOS UND SELBSTSTIMULATION ENTKOPPELN

Oft »müssen« Männer auf Druck von außen »aufhören wollen«. Doch die halbe Miete des Erfolgs ist natürlich der eigene Antrieb. Das zweite Problem: In der Seelsorge wird in der großen Regel auf die Abstinenz hingearbeitet, und zwar von Pornokonsum und Selbststimulation. Eine junge Frau schrieb, sie habe seit ihrem dreizehnten Lebensjahr intensiv Pornovideos angeschaut. Mithilfe eines Freundes habe sie nun den Ausstieg geschafft, falle aber ab und zu wieder zurück. Vor allem schaffe sie es nicht, mit der Selbstbefriedigung aufzuhören.

Menschen kommen von Pornos nicht los, weil sie die Filme und die Selbststimulation nicht entkoppeln. Weil sie dadurch nicht lernen, den eigenen Körper zu genießen und auf diese Weise ihre sexuellen Sehnsüchte zu stillen. Selbststimulation bewusst zu genießen, bringt viel eher einen selbstbestimmten Genuss und hilft besser, von einem unkontrollierbaren Drang wegzukommen. Erst wenn ich die Freiheit habe, etwas zu tun, habe ich auch die Freiheit, es zu lassen. Ein sexueller Drang ist immer bestimmt durch einen Automatismus. Aus diesem müssen Menschen herauskommen in eine bewusste Handlung. Dafür müssen sie lernen, bewusst zu spüren und in die Langsamkeit hineinzukommen. Sie müssen lernen, ihr Genital zu explorieren, das heißt zu erkunden, statt es mechanisch und dranghaft zu stimulieren.

Ich habe in der Beratung Männer kennengelernt, deren Selbstbefriedigung eine so dranghafte Dimension angenommen hatte, dass sie erst einmal komplett damit aufhören wollten. Einige müssen wohl ganz damit aufhören, andere aber gerade nicht, weil sie es dann besser schaffen, von der Pornografie wegzukommen, die das eigentliche Problem darstellt.

KINDER – WAS HABEN DIE MIT SEX ZU TUN?

Kinderkriegen hat mit jedem Menschen zu tun, nicht nur mit Frauen. Ganz pragmatisch gesehen kann Sex Kinder zeugen. Also sollte sich eigentlich jede sexuell aktive Person im fruchtbaren Alter mit der Frage auseinandersetzen: Will ich Kinder? Lange Zeit durften gläubige Paare diese Frage nicht offen mit Nein beantworten. Auch Paare mit unerfülltem Kinderwunsch sind der schmerzhaften Dauerfrage ausgesetzt: »Wollt ihr denn keine Kinder?« Die, die Kinder bekommen, sehen sich mit der Tatsache konfrontiert, dass ihr ganzes Leben plötzlich kopfsteht. Nichts verändert unser Leben nachhaltiger, als Kinder zu bekommen, und für einige sind die damit verbundenen Veränderungen ein Schock. Darüber wird geschwiegen und verunsicherte Mütter und Väter bleiben damit allein. Manchmal sind Eltern nicht von Anfang an glücklich mit ihrer Elternschaft, auch Christen nicht. Aber ich durfte viele Paare darin begleiten, es zu werden. Wir schaffen es vor allem dann, in unsere Rolle als Eltern zu finden, wenn wir uns bewusst machen, dass Kinder nicht dazu da sind, uns glücklich zu machen. Kinder sind eine Aufgabe. Und Kinder zwingen uns auf vielfältigste Weise zum Verzicht.

Kinder zu bekommen, egal ob leibliche oder angenommene, ist aber zugleich die größte Chance, unser ganzes Potenzial auszuloten. Nichts im Leben macht uns realistischer. Kinder katapultieren uns aus einer

Welt hinaus, in der es nur um Leistung, Qualifikation und Egotrips geht, hinein in eine Welt des Seins. Kinder zu haben ist und bleibt über die Dauer einer ganzen Generation anstrengend und erfordert viel Disziplin. Nichts, rein gar nichts fordert nachhaltiger heraus. Nichts anderes gibt aber vielleicht aufs ganze Leben betrachtet so viel Befriedigung. Kinder haben wir letztlich nicht für uns selbst. Wir stellen uns damit in den Dienst eines übergeordneten Lebenszyklus.

DER ANFANG VOM UNTERGANG DES SEXLEBENS

Für viele Paare ist die Phase ab der Schwangerschaft oder der Geburt der Anfang vom Untergang ihres Sexlebens. Ein Mann sagte lapidar: »Unsere zwei Kinder haben sich auf Dauer in den Vordergrund geschoben.« Doch es gibt durchaus Frauen, die es nicht erwarten können, nach der Geburt endlich wieder Sex zu haben. Sie wollen mit dem Partner Zweisamkeit und erwachsene Formen von Zärtlichkeit und körperlicher Liebe erleben. Sie wollen nicht nur Mutterliebe ausdrücken, sondern auch Geliebte sein.

Der Alltag mit Kindern kann das Liebesleben ganz schön stressig machen. Nicht nur Zeitmangel, Müdigkeit und Erschöpfung hindern den Sex. Allein die dauernde körperliche Präsenz von kleinen Kindern kann bewirken, dass der Bedarf an Nähe vollkommen gestillt ist und Frauen nur noch den Wunsch haben, in Ruhe gelassen zu werden. Dann benutzen Frauen manchmal bewusst oder unbewusst die Kinder als Schutzschild, um ihren Mann abzuwehren. Und viele Männer lassen sich klaglos zur Seite schieben und begehren nicht auf oder kümmern sich ebenfalls lieber um die Kinder als um die gemeinsame Beziehung.

Wer Kinder will, wird sich diesem Thema stellen müssen, ob es ihm gefällt oder nicht. Und Frauen müssen sich der mütterlichen und der erotischen Seite in sich widmen. Es wäre naiv, den Diskussionen um Elternschaft versus Liebespaar aus dem Weg zu gehen. Spätestens ab jetzt hat Verheiratetsein und Elternschaft weniger mit Romantik zu tun als mit Leben in der Realität des Alltags. Die meisten Seitensprünge passieren während der Schwangerschaft und kurz nach der Geburt. In dieser Zeit betrogen oder verlassen zu werden, ist ganz besonders verletzend. Deshalb gehört zu einem Alltag als Paar mit Kindern, Haushalt, Beruf, Engagement in der Kirche und einem funktionierenden Sexleben: Diskutieren und Verhandeln. Das sollten wir tun, wenn wir lange verheiratet bleiben wollen. Klingt alles nicht sehr poetisch, ist aber eine Notwendigkeit. Verheiratetsein ist großartig, wenn man das alles auf die Reihe bekommt.

SEX IN DER SCHWANGERSCHAFT UND NACH DER GEBURT

Es gibt Frauen, die ihre Sexualität während einer Schwangerschaft mehr genießen, weil die Angst vor einer Schwangerschaft sich erübrigt, andere wollen keinen Sex mehr. Manche Männer haben Angst davor, das Baby zu »stören«. Diese Angst ist unbegründet, wenn keine medizinischen Vorbehalte zum Beispiel wegen einer Risikoschwangerschaft oder Frühwehen bestehen. Im ersten Drittel der Schwangerschaft ist die Lust oft nicht sehr groß, sie steigt im zweiten Drittel bei vielen Frauen aber wieder an. Weil die Geschlechtsorgane durch die Schwangerschaft besser durchblutet sind, erreichen Frauen sogar leichter einen Orgasmus. Gegen Ende der einzelnen Schwangerschaftsdrittel halten die körperlichen Veränderungen die Lust auf Sex eher wieder in Grenzen. Nun kann mit schonenden Sexstellungen experimentiert werden oder anderen erotischen Möglichkeiten. Viele Paare, die keinen Sex während der Schwangerschaft haben, suchen oft auch keinen Körperkontakt, was der Beziehung schadet.

Nach der Geburt wird in der Partnerschaft alles anders, nicht nur im Sex. Das Baby steht im Mittelpunkt, die Mutter muss sich erholen, der Alltag neu erfunden werden. Einige Paare schlafen so schnell wie möglich wieder miteinander, bei anderen dauert es Monate, aus denen dann manchmal Jahre werden, in denen Sex nur noch ab und zu stattfindet. Diesen Paaren rate ich sehr zu einer fachlichen Beratung, um das sexuelle Gleichgewicht wiederherzustellen. Der Kinderalltag ist zwar stressig und herausfordernd, er kann aber der Beziehung auch neue Tiefe geben. Viele Frauen erleben zudem Sexualität nach der ersten Geburt viel ganzheitlicher und empfinden mehr dabei. Für die Zeit nach der Geburt kann es helfen, sich über Küssen und Petting der Sexualität wieder anzunähern, aber auch, sich emotional auszutauschen.

VON DER GEBURT TRAUMATISIERTE MÄNNER

Lange war es ein riesiges Tabuthema, langsam dringt es in unser Bewusstsein. Nicht alle Männer überstehen den Geburtsvorgang unbeschadet. Wenn das passiert, kämpfen sie anschließend mit dem Impuls, dass sie »nie mehr Sex wollen« oder »nie mehr die Geschlechtsregion ihrer Frau sehen wollen«. Manche rücken damit erst nach Jahren heraus. Im Gespräch bekannten einige Männer, sie hätten geahnt, dass sie die Geburt nicht ertragen würden, sich aber nicht getraut, etwas zu sagen. Doch auch manche, die es sich zutrauten und sich gut vorbereiteten, waren schließlich bestürzt und wurden aus der Bahn geworfen, vor allem, wenn bei der Geburt nicht alles glattlief. Kommt es während einer Geburt zu einer Notsituation, hinterlässt das bei den Vätern Spuren. Paare sollten sich unbedingt im Vorfeld der Geburt darüber unterhalten, ob der Mann überhaupt dabei sein will, welche Bedenken er hat, wo seine persönlichen Grenzen liegen und was er tun wird, wenn ihm alles zu viel wird. Nicht wenige Männer sagen: »Hätte ich am Kopfende meiner Frau bleiben dürfen, hätte man mir nicht den Spiegel in die Hand gedrückt, es wäre besser für mich gewesen.«

Werden Männer im Nachhinein ihre Eindrücke nicht mehr los, sollten sie sich unbedingt Hilfe holen. 2013 wies eine Studie der Oxford University nach, dass psychische Folgen nach einer schweren Geburt bei Männern keine Seltenheit sind. Gebären ist eine Extremsituation. Ist die Frau selbst traumatisiert oder erleidet sie eine Postnatale Depression, traut sich der Mann oft nicht, seine eigene Irritation anzusprechen. Während es für Frauen zahllose Beratungsangebote gibt und sie von der nachsorgenden Hebamme und der Frauenärztin im Auge behalten werden, fragt oft niemand die Männer nach ihrem Empfinden.

Das Schweizerische Institut für Männer- und Geschlechterfragen hat gemeinsam mit www.männer.ch und mit Unterstützung von Gesundheitsförderung Schweiz im Rahmen des Projekts MenCare ein Portal für Anlaufstellen geschaffen, an die Männer ihre Fragen zum Vaterwerden richten können. Einige Kliniken – etwa die Universitätsspitäler Zürich und Basel und das Berner Inselspital – bieten im Rahmen ihrer Geburtsvorbereitungskurse separate Blöcke für Männer an.

WIR BEKOMMEN KEINE KINDER

Keine Kinder zu bekommen, wenn man sie sich wünscht, ist hart, auch für den Sex. Nach einer Veranstaltung kam ein Paar auf mich und meinen Mann zu und klagte, ihre Bemühungen um ein Kind hätten ihr Sexleben ruiniert. Sie verzichteten zwar auf belastende Fruchtbarkeitsbehandlungen, aber das habe den gefühlsmäßigen Stress nicht reduziert. Sex auf Bestellung macht mit uns nicht dasselbe wie geplanter Sex. Sex muss in diesem Fall nicht vor allem lustvoll sein, sondern einen Zweck erfüllen und das vertreibt definitiv die Lust, wenn die Bemühungen erfolglos bleiben. Bei diesem Paar verschwand nicht nur die Lust, sondern es stellten sich auch Schmerzen beim Geschlechtsverkehr ein, was nicht überrascht. Zusätzlich verringert Stress in jeder Form die Wahrscheinlichkeit, dass eine Frau überhaupt schwanger wird.

Wir machten dem Paar Mut, den Kinderwunsch gefühlsmäßig von ihrem Sexleben zu trennen und sich vor allem darauf zu besinnen, ihre Lust zu pflegen. Nach einem längeren Gespräch schlug mein Mann vor, noch mit ihnen zu beten, was wir taten. Ein paar Monate später schrieb mir die Frau, dass sie einen Monat nach unserem Gespräch schwanger geworden war und sie sich nun sehr auf ihr Kind freuten. Natürlich kommt diese Geschichte einem Wunder gleich und ist kein Automatismus. Auf natürlichem Weg schwanger zu werden, ist für viele Paare keine Selbstverständlichkeit. Aber sicher ist, dass man versuchen sollte, den Kinderwunsch und Paarsex zumindest im Kopf auseinanderzudividieren, denn einige Paare opfern schlussendlich dem Kinderwunsch unbeabsichtigt ihre Beziehung.

WIR WOLLEN KEINE KINDER

Die einen ersehnen es unbedingt für ihr Lebensglück, die anderen können es sich nicht vorstellen: Kinder. Vor allem Frauen, die keine wollen, fühlen sich oft sehr infrage gestellt. Eine junge Frau schrieb mir: »Ich bin seit vier Jahren verheiratet, liebe meinen Mann sehr, und wir beide könnten uns gut vorstellen, keine Kinder zu haben. Doch nun bekomme ich zu hören: ›Du bist noch jung, das kommt noch.‹ Oder man sagt mir, Kinderkriegen sei doch die Aufgabe, Bestimmung und Erfüllung einer Frau. Oder noch schlimmer, man vermutet, ich hätte eine psychische Störung. Mein Mann wird nie mit solchen Aussagen konfrontiert.«

Frauen haben heute eine echte Wahl dank moderner Verhütung. Sie ermöglicht den Frauen ein selbstbestimmteres Leben. Sie haben nicht nur die Wahlfreiheit, überhaupt Kinder zu wollen, sondern können auch darüber entscheiden, wie viele sie wollen. Wollen wir Kinder, vor allem auf natürlichem Weg, sollten wir früh genug damit beginnen, denn nach dem 32. Lebensjahr sinkt die Fruchtbarkeit der erstgebärenden Frau. Das wollen viele Paare nicht wahrhaben und denken, sie hätten alle Zeit der Welt und unzählige medizinische Möglichkeiten. Doch dem ist nicht so, nicht mal mit einem hohen finanziellen Budget.

Nicht nur gläubige Frauen müssen sich für eine selbst gewählte Kinderlosigkeit rechtfertigen. Außerdem findet sich im Neuen Testament kein Auftrag zur Vermehrung. Folglich ist diese Frage eine kulturelle Norm und eng mit dem Frauenbild verknüpft. Die Frau ist und bleibt die Gebärerin, ohne sie entsteht zumindest bis dato kein neues Leben. Kinderlose Frauen müssen sich quasi rechtfertigen, weil sie der Rolle als Stammmutter nicht nachkommen. Diese Tatsache ist in allen Kulturen mythologisch besetzt. Stammbäume werden zudem in rund dreizehn Prozent der weltweit 1300 ethnischen Gesellschaften über die Linie der Frau, ihrer Mutter, deren Mutter und so weiter zurückverfolgt.

Wir sind im Leben nicht davor gefeit, zu befürchten, dass wir uns falsch entscheiden könnten oder bereits falsch entschieden haben. Deshalb ist es für ein Paar wichtig, zu überlegen und miteinander zu klären, aus welchen Gründen es die Entscheidung gegen Kinder fällt und ob diese Entscheidung in zehn Jahren noch Gültigkeit haben wird. Letztlich bleibt es die Entscheidung des Paars, ob es Kinder bekommen möchte oder nicht, und geht Außenstehende nichts an.

AUFKLÄRUNG BRINGT AUFKLÄRUNG

Ab und zu werde ich mit einem skeptischen Unterton gefragt, weshalb es denn mein Buch überhaupt brauche. Und jetzt noch ein zweites dazu. Es gebe doch schon genügend Bücher auf dem christlichen Markt zu Sexualität. Doch christliche Sex-Bücher sind meist reine Ehebücher und setzen sich nicht mit dem Thema Sex in der christlichen Lebenswelt auseinander. Genau darin liegt vermutlich die Skepsis einiger Menschen gegenüber meinen Büchern begründet: Dass ich mich nicht auf die Ehe beschränke, sondern die ganze Lebenswelt ins Blickfeld nehme. In meinen Publikationen spreche ich Sex so an, dass jedermann Fakten darin findet, die ihn befähigen, sich im Kontext von Gemeinde, Beratung, Seelsorge, Hausgruppe, mit Jugendlichen oder in der Familie selbst Gedanken zu machen und darüber zu sprechen.

Vieles, was heute in der christlichen Lebenswelt vermittelt wird, entspringt einem längst vergangenen Weltbild, nämlich der Antike. Wir nehmen unsere Begrifflichkeit von Ehe und Familie aus einer Zeit zwischen König David (um 1000 v. Chr.) und dem neuen Testament (ca. 100 n. Chr.). Dabei berücksichtigen wir nicht, dass damals Ehe und Familie etwas ganz anderes bedeuteten. Den heutigen Familienbegriff gab es überhaupt nicht, schon gar nicht die Liebesehe. Es gab »das Haus«, eine Zweckgemeinschaft von 20 bis 50 Personen. Ehen wurden arrangiert, für Frauen um die 14 Jahre und für Männer um die 17 Jahre, zu einer Zeit, als man damals geschlechtsreif wurde. Frauen gehörten erst dem Vater und danach dem Mann. Sie mussten ihr Haus verlassen und zu seiner Sippe ziehen. Dies entsprach nicht dem, was Gott vorgesehen hatte: »Darum wird ein Mann seinen Vater und seine Mutter verlassen und seiner Frau anhängen, und sie werden zu einem Fleisch werden« (1. Mose 2,24; Matthäus 19,5). Diese Ordnung hätte der Frau die Rechte ermöglicht, die Gott vorgesehen hatte.[115]

Frühere Gesellschaften haben sich über Jahrhunderte hinweg wenig verändert. Doch in den letzten hundert Jahren ist unsere Lebenswelt in rasanter Bewegung. Seit 1900 wurden Schulsysteme für alle eingeführt, Universitäten gegründet, Frauen zur Bildung zugelassen. Neue Technologien haben unser Leben grundlegend verändert. Das Heiratsalter verschiebt sich immer mehr nach hinten, weit über die Geschlechtsreife und die dranghafteste Zeit hinaus. Die Ehe und der Sex in der Ehe wurden in den letzten dreißig Jahren von der christlichen Lebenswelt extrem hochstilisiert, gleichzeitig aber keinerlei Anstrengungen unternommen, sich Gedanken über die veränderten Lebensbedingungen zu machen und die sexuelle Entwicklung in der Jugend und den Lerneffekt vor der Ehe zu thematisieren. Die Kirche hat mit der Unterdrückung der Sexualität sehr viel Leid angerichtet und Täter und Opfer hervorgebracht. Deshalb müssen wir dringend darüber reden: Was ist überhaupt Ehe? Was heißt Beziehung zwischen Mann und Frau? Was bedeuten Selbstwirksamkeit und Eigenverantwortung des Menschen in Bezug auf Sex und überhaupt? All diese Fragen müssen beantwortet werden.

Und es braucht nach wie vor Aufklärung. In der christlichen Lebenswelt stehen wir in dieser Hinsicht nach wie vor erst am Anfang. Eine gute Aufklärung würde verhindern, dass ein 17-Jähriger mir besorgt schreibt, er habe Angst davor, unfruchtbar zu werden, weil er sich einmal die Woche selbst befriedigt und dabei doch Sperma »verloren gehen« würde.

Die Vermittlung von gesunder Sexualität ist eine Herausforderung, nicht nur für Eltern, sondern auch für die Gemeinde. Darin sollte neben viel grundsätzlichem Wissen zu Sex die Botschaft enthalten sein, worum es in einer Beziehung geht, was eine Beziehung lebenswert macht, wie Verantwortung aussieht – Verantwortung für den eigenen Körper, die eigene Sexualität und gegenüber einem Partner. Da gäbe es so viel zu vermitteln, das bislang mehrheitlich brachliegt. Gleichzeitig wünsche ich mir von der Kirche mehr Respekt vor dem Privatleben einzelner Menschen, kein Drängen junger Menschen zur Heirat, keine Idealisierung rund um Sex und Ehe und keine disziplinierende Einmischung.

DER WANDEL IST DIE EINZIGE KONSTANTE

Wir Christen haben ein zwiespältiges Verhältnis zur Aufklärung. Einerseits, weil durch die Strömung der revolutionären Aufklärung des 17. Jahrhunderts damals der Glaube und die Kirche sowie die adlige Obrigkeit als alleinige zivilisatorische Richtschnur durch die Wissenschaft arg in Bedrängnis kamen und seither in Bedrängnis geblieben sind. Andererseits, weil im Zuge dieser Strömung viele Jahre später die sexuelle Revolution und die sexuelle Aufklärung Teil unserer Lebenswelt wurden, und das fordert uns heraus. Eine systemische Wahrheit lautet: Wandel ist die einzige Konstante. Anders ausgedrückt: Wir können nichts tun, und es wird sich trotzdem etwas verändern, weil Leben fließend ist.

Der Aufklärung geht der reformatorische Aufbruch im 16. Jahrhundert voraus. Luther stellte die Macht der Kirche und ihre Macht über das Seelenheil der Menschen infrage. Seine Bibelübersetzung gab den Menschen nicht nur Autorität über deren Inhalt, sondern auch Zugang zur Sprache und damit zu Lesen und Schreiben.

> »Das Christentum ist durch die drei Feuer der Reformation, der Aufklärung und der Religionskritik gegangen. Mit der Säkularisation und dem Ende der selbstverständlichen Volkskirche hat es dafür einen hohen Preis bezahlt. So ist es aber in der Moderne angekommen, jedenfalls zu seinen wesentlichen Teilen. Die Alternative zu kritisch reflektiertem Glauben kann leicht zu Fundamentalismus führen – und wie viel Hass und Gewalt durch ihn in die Welt kommt, das haben wir nicht nur in vergangenen Jahrhunderten gesehen, nein, wir erfahren das auch heute fast täglich.«[116]
>
> *Joachim Gauck*

Durch Luther sind wir zu einem liebenden und persönlichen Gott gekommen. Mit großem Erstaunen nahm damals seine von liturgischen Gebeten geprägte Umgebung wahr, dass er mit Gott sprach wie mit einem Menschen. Die Geschichte der Emanzipation wurde nun möglich, weil Menschen direkt, ohne Vermittlung, vor Gott standen. Diese Tatsache machte Frauen und Männer zu mündigen und selbstständigen Gläubigen. Das wirkte sich auf das zivile und staatliche Leben aus, daraus entstand Demokratie. Und es machte schließlich aus der Hierarchie Mann-Frau wieder eine gleichwürdige Beziehung auf Augenhöhe zwischen Mann und Frau.

Von Luther bis heute musste die Befreiung der Sexualität noch einen weiten Weg gehen. Aber irgendwie ist es erstaunlich, wie wenig sich die Fragen in Bezug auf Liebe und Sex über die Jahrhunderte verändert haben. Oder vielleicht müsste man sagen, es ist erstaunlich, wie die Verunsicherung der Menschen bezüglich ihrer Lebenswelt, ihrer Empfindungen und Liebe und Sex geblieben ist.

DER MYTHOS SEXUALTRIEB

Unser Denken über Sexualität und sexuelle Triebe ist trotz Aufklärung oft einem magischen Denken unterworfen. Und obwohl es zuhauf leicht zugängliche, nachweisbare Fakten zu diesem Thema gibt, hörte ich letzthin einen jungen Mann predigen, der Sexualtrieb sei vom Teufel. So etwas macht im 21. Jahrhundert sprachlos. Wenn jemand ungehemmt und unkontrolliert seine Sexualität auslebt, wird er nicht von einem »teuflischen« Sextrieb dazu gebracht oder getrieben. Das ist selbst gewählte Zügellosigkeit.

Der Mythos Sexualtrieb ist tief in unseren Köpfen und unserem Wortschatz verankert. Selbst Sexualwissenschaftler und Sexualtherapeuten verwenden ihn, obwohl er eigentlich überholt ist. Die Trieblehre verdanken wir Sigmund Freud. Er ging davon aus, der Mensch werde von einer mehr oder weniger großen Anzahl von Trieben gesteuert, vor allem in der Sexualität. Der Lehre zufolge bauen sich sexuelle Spannungen ständig auf, als stünde ein Kessel Wasser unter Dampf. Inzwischen ist die Triebtheorie Geschichte. Das sexuelle Potenzial ist allen anderen menschlichen Potenzialen wie Singen, Tanzen, Sprechen usw. gleichgestellt. Zudem ist die sexuelle Begierde bei Weitem nicht so dominierend, wie oft behauptet wird. Sexuelle Lust ist bei jedem unterschiedlich ausgeprägt und hat viel mit dem gesellschaftlichen Kontext zu tun. Das Bild vom bösen Trieb in einem verantwortungslosen Leben wäre zu schön gewesen, nach dem Motto: »Das war nicht ich – das war der böse Trieb.« Die Bibel ist in ihren Aussagen aber ganz klar. Es sind unsere eigenen Begierden, die wir aufsteigen lassen, nähren und denen wir im schlechtesten Fall erlauben, uns zu verschlingen. Wir sind einmal mehr bei der Selbststeuerung gelandet:

> »Jeder Mensch wird durch seine eigenen Begierden (seinen eigenen Willen, seine eigenen Wünsche und seine eigene Vorstellungskraft, Anm. d. Autorin) dazu verleitet, Böses zu tun.«
>
> *Jakobus 1,14; NL*

Wenn man sich von sexuellen Begierden getrieben fühlt und in der Konsequenz die Sexualität vehement bekämpft, ist das laut der Bibel eher Unwissen: »Als Kinder des Gehorsams passt euch nicht den Begierden an, die früher in eurer Unwissenheit herrschten« (1. Petrus 1,14).

Dass die christliche Lebenswelt jahrhundertelang die sexuelle Lust, die sexuellen Bedürfnisse und das sexuelle Begehren dämonisiert hat, ist schlicht Unwissen, dient aber auch dem Machterhalt von patriarchalen Strukturen. Sexualkriminologen gehen davon aus, dass hinter sexuellen Straftaten oft keine sexuellen Motive stehen, sondern aggressive Bedürfnisse und Machtdemonstrationen, die auf diese Weise ausgelebt werden. Und hinter ausschweifender Sexualität stehen erwiesenermaßen häufig mangelnde Selbstkontrolle, mangelnde Selbststeuerung und mangelndes Selbst(wert)gefühl, oft enthemmt durch Alkohol, Drogen oder Pornokonsum.

INNERE DREHBÜCHER

Doch woher kommen dann die sexuellen Bedürfnisse? Die rein biologische Fähigkeit des Menschen, auf äußere Reize mit einer sexuellen Erregung bis hin zum Orgasmus zu reagieren, ist nur einer der Bausteine der Sexualität. Diese biologische Fähigkeit ist angeboren und beruht auf Nerven und Muskeln. Doch vieles, was Sexualität ausmacht, wird erst im Laufe des Lebens erworben und ausgestaltet. Die heutige Sexualforschung besagt, dass Menschen in ihrem (Sexual-)Verhalten inneren Drehbüchern folgen aus der Familie, der Erziehung, der Schule, den Medien, dem Freundeskreis, der Religion. Diese Drehbücher widersprechen sich jedoch. Pubertierende müssen daher aus all diesem Input ihr ganz eigenes Drehbuch entwickeln. Heute weiß man zudem, dass der Einfluss der Freunde in dieser Zeit viel prägender ist als der elterliche. Im Alltagsleben verhalten wir uns nach diesen vorgelebten und verinnerlichten Drehbüchern. Viele Fremdgänger hatten schon fremdgehende Väter. Wenn junge Männer in Horden ins Bordell gehen oder ständig Frauen abschleppen, steuert sie nicht ihr Trieb, sondern sie gehorchen schlicht dem Gruppendruck oder einer angeeigneten Vorstellung von Männlichkeit. Wenn christliche junge Männer oder Frauen kein Sexabenteuer auslassen, überwältigt sie nicht ihr Trieb, sondern sie geben ihren

Wünschen und ihrem Verlangen oder der Vorstellung der Gleichaltrigen mehr nach als dem Drehbuch der sexuellen Enthaltsamkeit.

STATT MYTHOS SEXUELLE KOMPETENZ

Wir sollten uns auch zugunsten der nächsten Generation Gedanken über sexuelle Kompetenzen machen. Zuallererst leiten, führen und erziehen wir uns selbst in eine kompetente Sexualität hinein. Der Pädagoge Paul Moor sagte zur Sexualität: »Im sexuellen Trieberleben erfahren wir unsere Verbundenheit mit den Grundkräften der Schöpfung, haben wir doch Teil am großen kosmischen Geschehen, das durch uns hindurch wirkt.«[117] Das ist die spirituelle Dimension der Sexualität. Moors Gedanken sind aktueller denn je: »Die Sexualität ist eine Grundkraft des Naturgeschehens, der Grundgehalt unseres Daseins. Vergleichen wir sie mit anderen elementaren Bedürfnissen des Lebens wie das Essen und Trinken. Es ernährt sich nicht richtig, wenn das Essen nicht zur Freude wird!«[118]

In der christlichen Lebenswelt aber ist Aufklärung immer noch Schadensbegrenzung, wird Lustvolles kaum erwähnt. Wollen wir der nächsten Generation tatsächlich eine hilfreiche Botschaft mitgeben, brauchen wir ein unverkrampftes Verhältnis zum eigenen Körper, zur eigenen Sexualität, und den entsprechenden Wortschatz. Eltern dürfen sich nicht erst mit Sexualität befassen, wenn sich unübersehbare Schwierigkeiten zeigen oder sie völlig überrumpelt davon sind, wie in der Schule aufgeklärt wird. Viele Reaktionen darauf sind stark angstmotiviert. Von unserer eigenen Haltung abweichenden Strömungen begegnen wir am besten mit einer offenen Gesprächskultur. Wir hätten allen Grund, jede Form von Aufklärung willkommen zu heißen. Natürlich sollen wir unseren Kindern Leitplanken für ihre Lebensführung mitgeben. Aber äußere und innere Leitplanken entstehen vor allem durch Gespräche und Vorbild, viel weniger durch Regeln. Auf diese Weise erwerben Kinder Haltungen, die zu ihren eigenen inneren Werten werden.

VIELE NEUE ERKENNTNISSE

Vor allem die Freikirchen tun sich je nach Thema immer noch schwer damit, Glauben und Wissenschaftlichkeit, Geisteswirken und Management, Theologie und Naturwissenschaft gleichwertig und als einander ergänzend zu sehen. Doch am allerschwersten tun sie sich mit der Sexual- und Ehe-Ethik. Dies ist die letzte umkämpfte Bastion, begründet mit den immer gleichen Bibelstellen. Doch der Systemfehler liegt in deren Interpretation.

Im 20. und 21. Jahrhundert hat nicht nur die Biologie für neue Erkenntnisse gesorgt, sondern auch die Psychologie, Ethnologie und Soziologie. Dazu kam die neue Disziplin der Sexualwissenschaft. Zum Beispiel fand die Forschung heraus, dass Masturbation bei beiden Geschlechtern in fast jeder Gesellschaft überall auf der Welt vorkommt. Oder dass sich keine einheitlichen Normen für vorehelichen oder außerehelichen Sex finden lassen. Viele dieser Informationen relativierten die absoluten, allgemeingültigen traditionellen westlichen Normen und veränderten die Rollen von Mann und Frau nachhaltig. »Besonders die Stärkung des weiblichen Selbstbewusstseins, vor allem in den letzten 50 Jahren, brachte eine signifikante Lockerung traditioneller Sexualnormen. Jahrhunderte, in denen eine von Grund auf falsche Weltwahrnehmung dem Sexismus zur Blüte verhalf, ließen viele Frauen an der Gültigkeit fast aller früheren Lehren zu den Grundsätzen der Sexualmoral zweifeln. Frauen haben die Irrationalität sexueller Tabus unmittelbar erfahren.«[119]

Über Jahrhunderte wurden die sexuellen Bedürfnisse und damit einhergehend auch die Frau dämonisiert. Es ist mein Wunsch, dass dieses Buch seinen Teil dazu beitragen kann, dass Männer und Frauen und die christliche Lebenswelt zu einer befreiten Haltung zu Sexualität kommen, wie sie Gott geschaffen hat. Mein eigener Name ist mir zu einem Credo für mein Leben geworden. Veronika bedeutet im Griechischen »Siegbringerin«. Diese Siegbringerin will ich mit Leidenschaft sein und Frauen und Männern verändernde Impulse für ihr Leben und Liebesleben geben.

Ich wünsche mir, dass dieses Buch vielen Paaren hilft, zu der Beziehung zu kommen, die sie sich von Herzen wünschen. Beziehung und Familie ist manchmal kompliziert und banal zugleich. Wir sehen uns immer wieder gezwungen, Erwartungen anzupassen und auszuhandeln. Eine Liebesgeschichte in der Realität übersteht vor allem mit Durchhalten und Beharrlichkeit. Doch was ist so falsch an dieser Definition von Liebe? Wollen nicht die meisten von uns einfach sein, zu Hause sein bei einem anderen liebenden Menschen? Wollen einem Lieblingsmenschen sagen können:

> »Ich bin glücklich, dass du da bist. Einfach da. Es muss nichts geschehen, nichts Erregendes, nichts Großartiges. (...) Ich lege mich in deine Hand und will weiter nichts, als dass du mich in der Hand hast. (...) Ich will nicht tun und nicht leisten. Ich will nur sein, und ich will, dass du sein kannst.«[120]
>
> *Jörg Zink*

INDEM WIR LIEBEN, ERFÜLLT UNS SEIN GEIST

»Was kein Auge sieht und kein Ohr vernimmt,
was kein Herz sich erdenkt,
das macht Gott aus den Liebenden.[121]

Nun aber bleiben Glaube,
Hoffnung, Liebe.
Glaube wird sich wandeln in Schauen.
Hoffnung in dankbaren Lobgesang.
Einzig die Liebe bleibt, was sie war.

Darum, was bleibt
in Zeit und Ewigkeit,
stiftet der liebende Gott,
stiften die Liebenden mit ihm.«[122]

Jörg Zink

DANKESCHÖN

Zuallererst danke ich all den Frauen und Männern, die in der Beratung ihr Herz geöffnet und mit mir über ihr Sexleben und ihr Beziehungsleben gesprochen haben. Ich danke allen Menschen, die mir in den letzten Jahren ihre Erfahrungen geschrieben, ihr Leid mit mir geteilt und mir Fragen gestellt haben. Ich bedanke mich für alle inspirierenden Begegnungen und Gespräche zwischen Tür und Angel nach Veranstaltungen. Viele dieser Geschichten schwingen in diesem Buch mit.

Danke allen, die Publikationen von und Referate mit mir möglich gemacht und so längst fällige Türen zur ganzheitlichen Frau- und Mannwerdung aufgestoßen haben. Sehr viele Menschen sind euch von Herzen dankbar dafür. Auch dank euch wird sich das Bild der Sexualität für gläubige Menschen nachhaltig verändern.

Danke dem SCM-Verlag für die wertschätzende Betreuung, das kompetente Coaching, das Lektorat und besonders für die Gelegenheit, nochmals ein Buch zum Thema Sex veröffentlichen zu dürfen.

Danke dir, meine Fachkollegin Monika Büchner (www.sexualberatung-in-frankfurt.de), für dein erotisches Know-how und die wertvollen, inspirierenden Anleitungen für die Abschnitte über die sexuelle Stimulation. Danke, meine Fachkollegin Renate Häring, für die Assistenz beim Beckenbodenkapitel.

Danke, liebe Paare, dass ihr mit euren Bildern ein Statement abgebt, dass gläubige Paare in der Liebe Lust und Lust am Leben haben können. Danke, dass ihr euch für mich und dieses Buch habt abbilden lassen.

Danke dir, Sophia (sophialangner.com), für deine erneut wundervollen Bilder. Du bist und bleibst meine kreativste, schönste Gebetserhörung und Entdeckung und meine allererste Wahl, wenn es darum geht, Sinnlichkeit in Bilder zu übersetzen. Dein Auge für Schönheit spiegelt die Schönheit deiner Seele wider.

Danke dir, mein Liebesleben! Die folgenden Worte sind nicht von dir, sondern von Jörg Zink. Doch wenn sie jemand lebt, dann du, und deshalb lege ich sie dir in den Mund: »In der ruhenden Gelassenheit des Liebens lass uns lebendig bleiben und bis zu einem gewissen Grade ›jung‹«.[123] »Ich nehme dich, wie du bist. Ich liebe dich und möchte, dass du dein eigentliches Wesen, deine eigene Gestalt, deine Freiheit gewinnst. So bist du, und so liebe ich dich. Aber es ist noch mehr in dir, das noch nicht sichtbar ist. Das wollen wir gemeinsam finden.«[124] Es ist einfach erfüllend, mit dir unterwegs zu sein und mit dir zusammen das Liebes- und Glaubensleben zu teilen. Danke für deine tatkräftige Freisetzung und dass du mich begleitest, wann immer es dir möglich ist.

WEITERFÜHRENDE LITERATUR

ZUR SEXUALITÄT VON FRAU UND MANN

Bragagna, Elia & Prohaska, Rainer: Weiblich, sinnlich, lustvoll. Sexualität erfüllt erleben. Ueberreuter, Wien 2013.

Clement, Ulrich: Think Love. Das indiskrete Fragebuch. Rogner & Bernhard, Berlin 2015.

Ekman, Søren: Vom Regenwurm zur Anakonda. Die Muskeln und Funktionen des Männlichen Beckenbodens. Frydenlund 2015.

Henning, Ann-Marlene: Make More Love. Ein Aufklärungsbuch für Erwachsene. Rogner & Bernhard, Berlin 2014.

Nagoski, Emily: Komm, wie du willst. Das neue Frauen-Sex-Buch. Droemer Knaur, München 2015.

Rackelmann, Marc: Make Love. Das Männerbuch. Verlag KEIN & ABER AG, Zürich-Berlin 2017.

Rammler, Christina: Egosex. Was Porno mit uns macht. SCM-Verlag. Holzgerlingen 2015.

Rammler, Christina: PorNö. Aussteigen aus dem Egosex. SCM-Verlag, Holzgerlingen 2016.

Schmidt, Veronika: Liebeslust. Unverschämt und echt genießen. SCM-Verlag, Holzgerlingen 2015.

Zilbergeld, Bernie: Die neue Sexualität der Männer. Was Sie schon immer über Männer, Sex und Lust wissen wollten. DGVT-Verlag, Tübingen 2000.

ZUR GESCHICHTE DER SEXUALITÄT

Angenendt, Arnold: Ehe, Liebe und Sexualität im Christentum. Von den Anfängen bis heute. Aschendorff, Münster 2015.

Farley, Margaret: Verdammter Sex. Für eine neue christliche Sexualmoral. Theiss, Konrad 2014.

Nansen & Piccard: Zehntausend Jahre Sex, Ecowin Verlag, Salzburg 2016.

Schüngel-Straumann, Helen: Eva. Die erste Frau der Bibel: Ursache allen Übels? Ferdinand Schöningh, Paderborn 2014.

ZUR AUFKLÄRUNG IN DER FAMILIE

Henning, Ann-Marlene: Make Love. Ein Aufklärungsbuch. Rogner & Bernhard, Berlin 2012.

Raith-Paula, Elisabeth: Was ist los in meinem Körper. Alles über Zyklus, Tage, Fruchtbarkeit, Pattloch 2008.

Schütz, Esther Elisabeth & Kimmich, Theo: Körper und Sexualität. Atlantis / Pro Juventute 2007.

Zep: Titeuf – Gott, Sex und Hosenträger, Comic. Carlson Comic 2000.

INTERNETSEITEN

www.doch-noch.tv
Ann-Marlene Henning: Doch Noch TV. Der Video-Blog erklärt direkt, humorvoll und informativ Phänomene rund um Partnerschaft und Sexualität.

www.familienwerkstatt.ch
Veronika Schmidt: Familienwerkstatt für Erziehung und Beziehung. Systemische Beratung und Coaching von Einzelpersonen, Paaren, Eltern, Familien.

www.liebesbegehren.ch
Veronika Schmidt: Blog zum Thema Sex & Glaube.

www.lilli.ch
Verein Lilli: Anonyme Onlineberatung und Information rund um Sexualität, Gewalt, Beziehungen, Frauen- und Männerthemen.

www.make-love.de
Ann-Marlene Henning: Make Love – Liebe machen kann man lernen! Homepage der Fernseh-Dokumentation.

www.sexmedpedia.com
ECF Health Media GmbH (Hrsg.): SexMedPedia. Sexual-Medizinische Enzyklopädie.

www.sexualpaedagogik.at/sex-we-can
ISP Österreichisches Institut für Sexualpädagogik und Sexualtherapien: Aufklärungsfilm »Sex – we can?!«

www.ziss.ch
Zürcher Institut für klinische Sexologie & Sexualtherapie: Weiterbildungen nach dem Konzept von Sexocorporel und Veröffentlichungen zum Download.

NACHWEISE

BIBELNACHWEISE

Soweit nicht anders angegeben, sind die Bibelverse folgender Ausgabe entnommen:
Elberfelder Bibel, © 1991, 2006 SCM-Verlag GmbH & Co. KG, Witten.
Weiter wurde verwendet:
Neues Leben. Die Bibel, © der deutschen Ausgabe 2002 und 2006 SCM-Verlag GmbH & Co. KG, Witten.

BILDNACHWEISE

Astrid Shemilt (© Astrid Shemilt, München): Seiten 105, 111, 159-162, 188, 206-207

Christiane Schmitt (© Christiane Schmitt, www.illustration-schmitt.de): Seiten 146-149, 154

Sophia Langner (© Sophia Langner, concept|design|photography, munich, germany, sophialangner.myportfolio.com): Seiten 25-32, 59-66, 87-93, 135-142, 166-169, 219-226, 237-241

ANMERKUNGEN

1 Jörg Zink: Was bleibt, stiften die Liebenden. Ein Lesebuch für alle Zeiten der Liebe. Durchgesehene Neuausgabe, Kreuz Verlag in der Verlag Herder GmbH, Freiburg i. Br. 2014, S. 87.

2 Jörg Zink: Was bleibt 2014, S. 177.

3 Christina Brudereck in: Torsten Hebel; Daniel Schneider: Freischwimmer. SCM-Verlag GmbH & Co. KG, Holzgerlingen 2015, S. 106.

4 Margaret A. Farley: Verdammter Sex. Für eine neue christliche Sexualmoral, Theiss, Konrad 2014.

5 Jörg Zink: Was bleibt, stiften die Liebenden. Kreuz Verlag Stuttgart, 1979, S. 239. Rechtschreibung angepasst (auch in den folgenden Zitaten aus dieser Version).

6 Ebd.

7 Hebel; Schneider: Freischwimmer, S. 67.

8 A. a. O., S. 17.

9 A. a. O., S. 83.

10 Nicolai Franz: Torsten Hebel verliert den Glauben – und sucht Gott. <http://www.jesus.ch/themen/glaube/glaube/281545-torsten_hebel_verliert_den_glauben_und_sucht_gott.html> (zuletzt abgerufen am 27.02.1017).

11 Christina Brudereck in: Hebel; Schneider: Freischwimmer, S. 104.

12 Jörg Zink: Was bleibt 1979, S. 9-11.

13 A. a. O., S. 260.

14 Caroline Fux: Warum wir die Bedeutung von Sex nicht unterschätzen sollten. Die schönste Hauptsache der Welt. Blick vom 23.11.2016. <http://www.blick.ch/ratgeber/liebe/warum-wir-die-bedeutung-von-sex-nicht-unterschaetzen-sollten-die-schoenste-hauptsache-der-welt-id5795834.html> (zuletzt abgerufen am 07.02.2017).

15 Jörg Zink: Was bleibt 2014, S. 177.
16 A. a. O., S. 164.
17 A. a. O., S. 59-60.
18 Jörg Zink: Was bleibt 1979, S. 9-10.
19 Jörg Zink: Was bleibt 2014, S. 75.
20 Vgl. Hartmut Rosa, Resonanz. Eine Soziologie der Weltbeziehung, Suhrkamp 2016.
21 Caroline Fux: Fux über Sex. »Ich möchte spontanen Sex«. Blick vom 20.01.2017. <http://www.blick.ch/ratgeber/liebe/fux-ueber-sex-ich-moechte-spontanen-sex-id6078772.html> (zuletzt abgerufen am 09.02.2017).
22 Vgl. watson (Hg.): Psychologie-Studie: Einmal Sex pro Woche reicht, 2015. <http://www.watson.ch/Sex/Gesundheit/127001350-Psychologie-Studie--Einmal-Se> (zuletzt abgerufen am 27.02.1017).
23 Alain de Botton in dem Interview: »Tinder ist ein Feind der Liebe«. Tages-Anzeiger, 10.10.2016. <http://www.blick.ch/news/schweiz/schweizer-philosoph-alain-de-botton-kritisiert-dating-apps-tinder-ist-ein-feind-der-liebe-id5586531.html> (zuletzt abgerufen am 14.03.2017).
24 Jörg Zink: Was bleibt 2014, S. 26.
25 Dietrich Bonhoeffer: London 1933–1935, Werkausgabe Band 13, zitiert nach: Dietrich-Bonhoeffer-Portal. <http://www.dietrich-bonhoeffer.net/zitat/id/519> (zuletzt abgerufen am 28.02.2017).
26 Jörg Zink: Was bleibt 2014, S. 193.
27 Jörg Zink: Was bleibt 1979, S. 10.
28 Jörg Zink: Was bleibt 2014, S. 194.
29 A. a. O., S. 224.
30 Güzin Kar: Muschisprech. Güzin Kar über eine sehr zweifelhafte Einschätzung der Frau. Tages-Anzeiger vom 10.06.2016. <http://www.tagesanzeiger.ch/kultur/diverses/muschisprech/story/31436238> (zuletzt abgerufen am 09.02.2017).
31 Peter Höhn: Warum wir Paradigmenwechsel brauchen. In: Magazin Amen 1/17, Campus für Christus, Zürich 2017 <https://amen-magazin.ch/warum-wir-paradigmenwechsel-brauchen> (zuletzt abgerufen am 28.02.2017).

32 Jörg Zink: Was bleibt 2014, S. 131.

33 Vgl. Veronika Schmidt: Liebeslust. Unverschämt und echt genießen, SCM-Verlag GmbH & Co. KG, Holzgerlingen 2015, S. 161.

34 Vgl. David Schnarch: Die Psychologie sexueller Leidenschaft, 14. Auflage. Piper, München 2013, S. 11.

35 Vgl. Interview von Melanie Carstens mit Eleonore Dehnerdt: Katharina Luther. In: Sonderheft »Luther – Eine Entdeckungsreise«. SCM-Verlag 2016, S. 32-33.

36 Vgl. ebd.

37 Claudia Wittke-Gaida: Deutschlands Frauen. Sex nach der Luther-Regel. Berliner Kurier vom 21.03.2016. <http://www.berliner-kurier.de/news/panorama/deutschlands-frauen-sex-nach-der-luther-regel-23761334> (zuletzt abgerufen am 28.02.2017).

38 Vgl. Katja Nele Bode: Sex lass nach. Focus Online vom 16.01.2006. <http://www.focus.de/panorama/boulevard/gesellschaft-sex-lass-nach_aid_217804.html> (zuletzt abgerufen am 14.03.2017).

39 Jörg Zink: Was bleibt 2014, S. 46.

40 Don Richard Riso; Russ Hudson: Die Weisheit des Enneagramms. Entdecken Sie Ihren inneren Reichtum. Goldmann 2000.

41 Vgl. Veronika Schmidt: Liebeslust, S. 25.

42 Vgl. Ulrich Clement: Dynamik des Begehrens, Systemische Sexualtherapie in der Praxis. Carl-Auer-Systeme Verlag und Verlagsbuchhandlung, Heidelberg 2016, S. 151.

43 Bader, M. (2008): Male Sexuality. Why women don't understand it – and men don't either. Lanham: Bowman & Lillefiled, S. 21f., Zitiert nach: Ulrich Clement: Dynamik, S. 151.

44 Vgl. Ulrich Clement: Dynamik, S. 153.

45 Ebd.

46 A. a. O., S. 154.

47 Vgl. Neuronation (Hg.): Körpersprache. Wie unser Körper unser Denken beeinflusst. <https://www.neuronation.de/science/koerpersprache-wie-unser-koerper-unser-denken-beeinflusst> (zuletzt abgerufen am 01.03.2017).

48 Jörg Zink: Was bleibt 2014, S. 93.

49 Birgit Schmid: Werdet erwachsen. Das Magazin des Tages-Anzeigers 07/2015, S. 31.

50 Jörg Zink: Was bleibt 2014, S. 231.
51 Vgl. Anselm Grün; Linda Jarosch: Königin und wilde Frau. Lebe, was du bist!, Vier-Türme-Verlag, Münsterschwarzach Abtei 2010, S. 188-192.
52 Vgl. Karoline Bischof: Lustvoller Sex lässt sich trainieren. Blick vom 13.10.2016. <http://www.blick.ch/gesundheit/wellness/sexocorporel-therapeutin-karoline-bischof-sagt-wie-es-geht-lustvoller-sex-laesst-sich-trainieren-id5579873.html> (zuletzt abgerufen am 10.02.2017).
53 Vgl. Ulrich Clement: Lustlosigkeit als Kompetenz. Zur Dialektik von Nein und Ja. In: Angelika Eck (Hg.): Der erotische Raum. Fragen der weiblichen Sexualität in der Therapie. Carl-Auer-Systeme Verlag und Verlagsbuchhandlung, Heidelberg 2016, S. 36.
54 Vgl. Veronika Schmidt: Liebeslust, S. 117-118.
55 Jörg Zink: Was bleibt 2014, S. 43.
56 Elia Bragagna; Rainer Prohaska: Weiblich, sinnlich, lustvoll. Sexualität erfüllt erleben, Ueberreuter, Wien 2013, S. 80-81.
57 Vgl. Emily Nagoski: Komm, S. 44.
58 Jörg Zink: Was bleibt 2014, S. 47-48.
59 A. a. O., S. 257.
60 Vgl. Ulrich Clement: Think Love. Das indiskrete Fragebuch. Rogner & Bernhard, Berlin 2015.
61 Vgl. a.a.O.
62 Jörg Zink: Was bleibt 2014, S. 189
63 A. a. O., S. 120.
64 A. a. O., S. 121.
65 Vgl. Anselm Grün; Ramona Robben: Grenzen setzen – Grenzen achten. Damit Beziehungen gelingen – spirituelle Impulse, Verlag Herder GmbH, Freiburg i. Br. 2004.
66 Dieser Abschnitt und der folgende Kasten vgl. Anselm Grün, Linda Jarosch: Königin, S. 188ff.
67 Jörg Zink: Was bleibt 2014, S. 76.
68 Vgl. a. a. O., S. 48.
69 A. a. O., S. 233-234.
70 A. a. O., S. 224.
71 Vgl. ebd.
72 A. a. O., S. 10.
73 Veronika Schmidt: Liebeslust, S. 81-84.

74 Mehr Informationen finden sich auf den folgenden Homepages (alle zuletzt abgerufen am 15.03.2017): Feldenkrais-Methode: <www.feldenkrais.ch>, <www.feldenkrais.de>, Franklin-Methode®: <www.franklin-methode.ch>, CANTIENICA® : <www.cantienica.com>, BeBo®: <www.beckenboden.com/ch-de>, Tanzberger-Konzept®: <www.tanzberger-konzept.de>, Beckenbodenschule®: <www.ag-ggup.de>

75 Søren Ekman: Vom Regenwurm zur Anakonda. Die Muskeln und Funktionen des Männlichen Beckenbodens, Frydenlund 2015.

76 Vgl. Intimina (Hg): Homepage. <www.intimina.com/de/laselle-kegel-vaginalkugeln> (zuletzt abgerufen am 15.03.2017).

77 Jörg Zink: Was bleibt 2014, S. 44-45.

78 A. a. O., S. 20.

79 Joachim Bauer: Selbststeuerung. Die Wiederentdeckung des freien Willens, Karl Blessing Verlag, 2015, S. 17.

80 Jörg Zink: Was bleibt 2014, S. 45.

81 Alexandre Lacroix (2013): Kleiner Versuch über das Küssen, Matthes & Seitz.

82 Gabriela Herpell: »Als wäre es das letzte Geheimnis zwischen den Menschen«. Süddeutsche Zeitung Magazin, Heft 18/2013. <http://sz-magazin.sueddeutsche.de/texte/anzeigen/39879/1/1> (zuletzt abgerufen am 13.02.2017).

83 Arthur Domig in einem Interview mit Iris Muhl: »Frauen möchten begehrt werden«. Verein Livenet. <http://www.jesus.ch/lebenshilfe/beziehungen/sexualitaet/146067-frauen_moechten_begehrt_werden.html> (zuletzt abgerufen am 08.03.2017).

84 Der folgende Abschnitt ist eine Zusammenfassung aus: Emily Nagoski: Komm, S. 454-457.

85 Benedict Cumberbatch in einem Interview mit der britischen Ausgabe der Zeitschrift ELLE vom 29.10.2014, zitiert nach: watson, Zürich. <http://www.watson.ch/People/TV/831866385-OMG!-Mr--Cumberbatch-verr%C3%A4t-uns--wie-awesome-er-im-Bett-ist!> (zuletzt abgerufen am 13.02.2017).

86 Monika Büchner: Homepage. <www.sexualberatung-in-frankfurt.de> (zuletzt abgerufen am 15.03.2017).

87 Vgl. Ann-Marlene Henning (2014): Make More Love – Ein Aufklärungsbuch für Erwachsene, Rogner & Bernhard, Berlin S. 289.

88 Vgl. ebd.

89 gofeminin (Homepage): Kamasutra Video – die besten Kamasutrastellungen. <http://www.gofeminin.de/sex-praxis/kamasutra-video-tp27638.html> und <http://www.gofeminin.de/kamasutra/stellung__der-patronengurt.html> (zuletzt abgerufen am 06.03.2017).

90 Vgl. Cinzia Venafro: Sex-Report Schweiz. Wer macht es wie am liebsten? Blick vom 21.11.2016 <http://www.blick.ch/news/wer-macht-es-wie-am-liebsten-sex-report-schweiz-id5785439.html> (zuletzt abgerufen am 14.03.2017).

91 Malteser Arbeitsgruppe NFP (Hg.): Homepage Sensiplan. <http://www.sensiplan-im-netz.de> (zuletzt abgerufen am 20.03.2017).

92 NER (Hg.): Homepage. <https://iner.org/kennenlernen/was-ist-ner/was-ist-ner.html> (zuletzt abgerufen am 15.03.2017).

93 Jörg Zink: Was bleibt 2014, S. 256.

94 Vgl. Anuschka Roshani: Die Lustlosigkeit der Männer. Das Magazin. <http://mobile2.12app.ch/articles/17758808> (zuletzt abgerufen am 15.02.2017).

95 Jörg Zink: Was bleibt 2014, S. 240.

96 Vgl. Tina Olszewksi: Schlechter Sex ist ein Segen. Zeit Online vom 23.05.2012. <http://www.zeit.de/lebensart/partnerschaft/2012-05/schnarch-partnerschaft-sexualitaet> (zuletzt abgerufen am 15.02.2017).

97 Mehr dazu: Karoline Bischof: Vaginismus und Dyspareunie der Frau. In: Peter Gehrig & Karoline Bischof (Hg.): Leitfaden Sexualberatung für die ärztliche Praxis. Pfizer AG, Zürich 2010. <http://ziss.ch/veroeffentlichungen/vaginismus_dyspareunie.pdf> (zuletzt abgerufen am 06.03.2017).

98 Das Magazin (Hg.): Zum Beispiel: Aus Scheiße Geld machen. Das Magazin 08/2016.

99 Julia Schaaf; Ulrich Clement: »Sex, der nur Spaß ist, bleibt flach.« Frankfurter Allgemeine bom 16.06.2015. <http://www.faz.net/aktuell/gesellschaft/menschen/paartherapeut-ulrich-clement-sex-der-nur-spass-ist-bleibt-flach-13645927-p3.html> (zuletzt abgerufen am 07.03.2017).

100 Mehr dazu: Peter Gehrig: Erektionsstörung – Erektile Dysfunktion – ED – Sexualtherapie und Sexualberatung. In: Peter Gehrig & Karoline Bischof (Hg.): Leitfaden Sexualberatung

für die ärztliche Praxis. Pfizer AG, Zürich 2010. <http://ziss.ch/veroeffentlichungen/erektionsstoerungen_peter_gehrig.pdf> (zuletzt abgerufen am 06.03.2017); Peter Gehrig: On- oder Offline mit dem eigenen Phallus, Männerzeitung #38 online 2/2010. <http://www.ziss.ch/veroeffentlichungen/Sexsucht_Peter_Gehrig_Maennerzeitung_38.pdf> (zuletzt abgerufen am 06.03.2017).

101 Vgl. Martina Keller: Prof. Dr. med. Zufall. DIE ZEIT Nr. 30/2013. <http://www.zeit.de/2013/30/entdeckungen-medizin-geschichte-zufall/seite-3> (zuletzt abgerufen am 15.02.2017).

102 Jörg Zink: Was bleibt 2014, S. 57.

103 Shlomo Graber im Interview, Tages-Anzeiger, 07.01.2017. <http://www.tagesanzeiger.ch/leben/gesellschaft/vergeben-ist-menschlich/story/14001021> (zuletzt abgerufen am 15.02.2017).

104 Jörg Zink: Was bleibt 2014, S. 55.

105 A. a. O., S. 93-94.

106 Vgl. Sabrina Hoffmann: Wissenschaftlich belegte Gründe, warum Männer die Frauen verlassen, die sie lieben. Business Insider Deutschland vom 17.06.2016. <http://www.businessinsider.de/wissenschaftliche-belegte-gruende-warum-maenner-die-frauen-verlassen-die-sie-lieben-2016-6> (zuletzt abgerufen am 15.02.2017).

107 Jörg Zink: Was bleibt 2014, S. 184.

108 Vgl. Sabrina Hoffmann: Wissenschaftlich belegte Gründe.

109 Jörg Zink: Was bleibt 2014, S. 217.

110 Jörg Berger: Stachlige Persönlichkeiten – Wie Sie schwierige Menschen entwaffnen. Francke-Buchhandlung 2014.

111 Jörg Zink: Was bleibt 2014, S. 48.

112 A. a. O., S. 202.

113 Oskar Holzberg: Eine Affäre zu überstehen, stärkt die Beziehung. In: Brigitte (o. J.). <http://www.brigitte.de/liebe/beziehung/partnerschaft--eine-affaere-zu-ueberstehen--staerkt-die-beziehung-10212730.html> (zuletzt abgerufen am 16.02.2017).

114 Haim Omer: Feindbilder – Psychologie der Dämonisierung, Vandenhoeck + Ruprecht GmbH, 2015.

115 Vgl. Siegfried Zimmer (2015): Christliche Sexualethik. Der Un-

terschied in den Paarbeziehungen zwischen antiken und modernen Gesellschaften. Video auf: Worthaus, Mediathek. <http://worthaus.org/mediathek/christliche-sexualethik-der-unterschied-in-den-paarbeziehungen-zwischen-antiken-und-modernen-gesellschaften> (zuletzt abgerufen am 16.02.2017).

116 Joachim Gauck, Rede zum Festakt »500 Jahre Reformation«, Berlin 31.10.2016, Bundespräsidialamt. <http://www.bundespraesident.de/SharedDocs/Reden/DE/Joachim-Gauck/Reden/2016/10/161031-Festakt-Reformation.html> (zuletzt abgerufen am 16.02.2017).

117 Paul Moor: Kinderfehler, Erzieherfehler, Verlag Hans Huber Bern 1974, S. 130.

118 A. a. O., S. 132.

119 Margaret A. Farley: Verdammter Sex, S. 20.

120 Jörg Zink: Was bleibt 2014, S. 199.

121 A. a. O., S. 261.

122 A. a. O., S. 262.

123 A. a. O., S. 200.

124 A. a. O., S. 199-200.

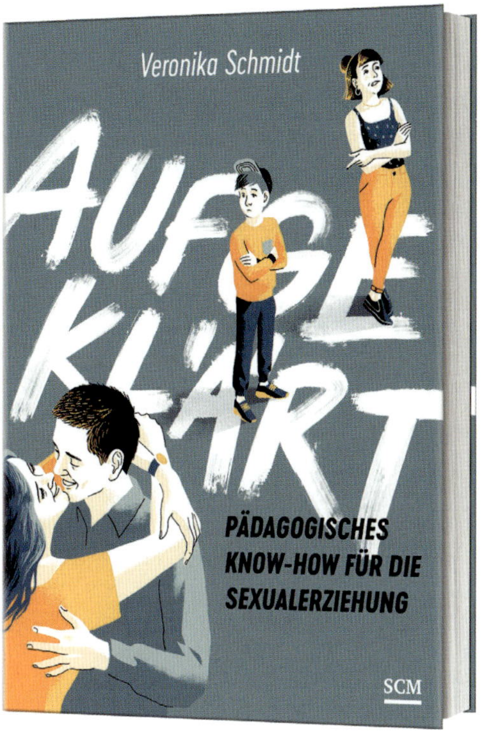

Veronika Schmidt

Aufgeklärt
Pädagogisches Know-how für die Sexualerziehung

Gerade wenn es um Geschlechteridentität und Aufklärung geht, wollen viele bei der Erziehung mitreden. Wie finden wir die richtigen Haltungen und eine altersgerechte Sprache um unsere Kinder geschützt in die Reife zu begleiten? Ein Buch voller Tipps, Ermutigung und Expertise.

Flexcover, 14,8 × 21 cm, 208 S.,
4-farbige Innengestaltung
Nr. 396.118, ISBN 978-3-7751-6118-3

Auch als E-Book *e*

Bitte fragen Sie in Ihrer Buchhandlung nach diesem Buch!
Oder schreiben Sie an: SCM Verlag, D-71087 Holzgerlingen;
E-Mail: info@scm-verlag.de; Internet: www.scm-verlag.de

SCM
Hänssler

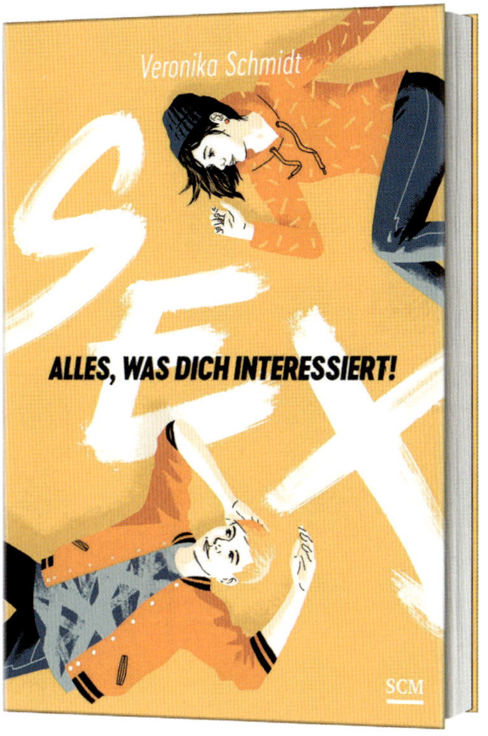

Veronika Schmidt
Sex
Alles, was dich interessiert!

Dieses Buch begleitet Teenager auf dem Weg ins Erwachsenwerden, in direkter Ansprache. Immer mit dem Ziel, dass sich aus Mädchen und Jungs selbstbewusste, junge Frauen und Männer entwickeln, die wissen, wer sie sind, und die sich ihrer gottgegebenen Sexualität nicht schämen.

Flexcover, 14,8 × 21 cm, 272 S.,
4-farbige Innengestaltung
Nr. 396.119, ISBN 978-3-7751-6119-0

Auch als E-Book e

Bitte fragen Sie in Ihrer Buchhandlung nach diesem Buch!
Oder schreiben Sie an: SCM Verlag, D-71087 Holzgerlingen;
E-Mail: info@scm-verlag.de; Internet: www.scm-verlag.de

SCM
Hänssler